U0917570

Ultrasonography of the Eye and Orbit

Secend Edition

眼和眼眶超声学

第二版

编　著〔美〕 D. Jackson Coleman
Ronald H. Silverman
Frederic L. Lizzi
Mark J. Rondeau

主　译　孙丰源

主　审　宋国祥

译　者（以姓氏笔划为序）

王　雁　孙丰源　何广辉　杨　军
张　虹　张　蕾　张文静　周晓冬
唐东润　潘　叶

Lippincott Williams & Wilkins Inc. 授权
天 津 科 技 翻 译 出 版 公 司 出 版

著作权合同登记号：图字：02-2006-101

图书在版编目（CIP）数据

眼和眼眶超声学/（美）科尔曼（Coleman，D.J.）等编著；孙丰源译.—天津：天津科技翻译出版公司，2008.1

书名原文：Ultrasonography of the Eye and Orbit

ISBN 978-7-5433-2212-7

Ⅰ.眼…　Ⅱ.①科…　②孙…　Ⅲ.①眼病-超声波诊断　②眼眶疾病-超声波诊断　Ⅳ.R770.4

中国版本图书馆 CIP 数据核字（2007）第 164606 号

ISBN 0-7817-4650-7

授权单位：Lippincott Williams & Wilkins Inc.
出　　版：天津科技翻译出版公司
出 版 人：蔡 颢
地　　址：天津市南开区白堤路 244 号
邮政编码：300192
电　　话：022-87894896
传　　真：022-87895650
网　　址：www.tsttpc.com
印　　刷：山东新华印刷厂临沂厂
发　　行：全国新华书店
版本记录：880×1230　16 开本　10.75 印张　彩插 12 页　200 千字
2008 年 1 月第 1 版　2008 年 1 月第 1 次印刷
定价：120.00 元

（如发现印装问题，可与出版社调换）

中译本序

眼及其附属器官位于人体表层，组织结构规则，界面清楚；眼球内液体含量多，超声衰减少；眶内血管向前或向后流动，适于多普勒超声检测；眼内病变多位于透声的玻璃体内，眶内病变在强回声的脂肪包围之中，因此，眼部超声检查病变揭示率高，图像清晰，诊断明确，简便易行。而且眼部是人体最适于超声诊断的部位，也是应用超声类型最多的器官。

从1956年Mundt 和Hughes首次利用工业探伤仪诊断眼病，1958年B型超声应用于临床，至今眼科超声诊断已经历了半个世纪。在这50年内，超声诊断仪在不断更新换代，尤其是上世纪后期，相关科学技术突飞猛进，促进了眼科超声的迅速发展，如超声测厚仪、高分辨B型超声、三维超声、超声生物显微镜、多普勒超声等的应用，现在已成为眼科疾病诊断和一些精细手术不可缺少的影像显示技术。

在眼科超声诊断发展过程中，许多专家学者做出了突出贡献，如Oksala、Ossoinig对A型超声的开发，Baum和 Greenwood 对B型超声的研究，Pavlin设计的三维超声。特别值得一提的是Coleman的贡献，他既是眼科超声的实践者又是理论家，在上世纪60年代末期已精于眼部的生物测量，对B型超声的应用有诸多改进，并把M型超声引进眼科领域。Coleman及时总结个人经验和国际上在该领域的成就，于1977年出版了《眼和眼眶超声学》一书，对普及和推进眼科A、B型超声技术和眼的测量起了重大作用。之后的30年内，眼科超声又经历了能谱分析、立体成像、超高频换能器、弧形扫描、微波扫描、彩色多普勒超声以及数字化处理等一系列新技术的开发运用。在这些新成就的基础上，于2006年Coleman教授等又出版了《眼和眼眶超声学》第二版，本书特点是新、全、精。对眼科超声新进展，包括超声造影等技术均有所描述。所有眼科范畴应用的超声类型均包罗在内，而且论述精辟，简明扼要，并附有光盘，增加了示范操作和典型的实时图像，对初学者帮助更大。尽管国内不乏类似著作，但本书特点明显，值得译述，可作为超声专业和眼科医生的必读参考书。

宋国祥

2007年8月

前言

从我们准备本书第一版编写工作至今，整整经历了30年的时间。这其间经历了能谱分析、三维立体扫描、超高频或UBM、弧形扫描、微波扫描、多普勒和数字化处理，以及Swept型扫描的发展过程。超声的基础是利用横向、纵向回声对比，线性和定向换能器排列以及通过计算机处理，这些都更便于眼部的超声诊断，运用这些技术将预示着未来更大的发展潜力。

非常遗憾的是我们的老朋友和同行Fred Lizzi不能与我们一起共同完成新版书的出版。否则，本书的物理等部分及第一章将继续由Fred Lizzi来编写。但无论怎样，我们将非常珍视这一章节。Fred Lizzi是一个天才，具有幽默感和洞察力。

在Weill Cornell我们超声组的成员在一起进行研究和探索工作，收集数据并努力提高诊断力。在第二版书中，我们保留了基本物理原理介绍，同时阐述了技术进步带来的准确率、分辨率、诊断力和超声影像的改进。与第一版一样，我们不准备提供全部的眼超声的参考文献。不过，我们认可许多其他研究人员的成果。超声很明显是眼部疾病诊断的主要设备。在眼诊断章节，我们强调了多频和数字化处理技术的优越性。在眼眶章节，我们强调了超声作为补充诊断的特性和其他影像检查手段，如CT和MRI，因为这些技术也取得了同样的进步。

在第二版书中我们增加了DVD，增强超声诊断的实时特性，同时要求出色的外科同行们描述一些实时所见的最好的画面。

我们感谢国家健康研究所对我们研究的支持，感谢Dyson基金会、圣Giles基金会、Whitaker基金会和防盲组织的信任和支持。

此外，还要感谢我们家人的支持，让我们为爱而工作……

D.Jackson Coleman

目录

1
超声物理

1956年超声首次用于眼科检查[1]，从此对眼科的临床实践产生了深远的影响。目前，超声检查已经成为一种测量眼球径线，诊断和随访眼及眼眶疾病的标准临床手段。现代超声系统可以快捷、无创地提供实时、高清晰度的眼部结构影像，同时对眼部组织不会造成明显的损害。超声生物测量可以在眼内晶状体植入手术和角膜手术前提供眼轴的数据，作为制定手术计划和估计术后视力改善程度的参考指标。由于不受屈光间质透明度的影响，实时超声显像基本上对于所有眼部疾病诊断和治疗均有明显的辅助作用。眼眶疾病的超声显像及血流参数检查对其他影像检查方法，例如核磁共振检查(MRI)，也有一定的补充作用。

只有掌握超声的物理特性及有关其传播与散射等现象的知识，才能有效地应用眼科超声检查。只有这样，才能正确地解释一些临床表现，避免检查中所产生伪影的误导。也只有这样，才能进一步扩展超声波检查应用范围，以及使其他技术更好地发挥其辅助诊断作用。

超声是一种可以在液体和固体物质中传导的声波[2-4]，包含致密波和疏松波。根据其定义，超声的频率大于20kHz，由于频率很高，所以它们不同于声波，不会被人耳察觉。同样，超声也遵循其他一些波(如光波)的原理，具有定向、聚焦及反射等现象。高频率(如10MHz)、短波长(如150μm)的超声可以提供较高的分辨率，适于眼部检查。现在的技术更新甚至可以提供更高的频率(如50MHz)，使波长接近30μm，从而可以显示前房内的细微结构[5,6]。

软组织的超声检查采用反射(“脉冲回声”)系统，类似于雷达或声呐技术。这种方式可以对组织的细微结构进行检查。压电换能器既发生和传导超声，也发射和接收超声。它先生成一个短促的超声波能量沿眼部组织传播，再接收由组织界面(当机械特性，如密度和硬度突然发生变化)向回反射的部分声能。这些反射回的声能，又称回声，由换能器转换为电信号并被检测。A型超声将这些回声以时间函数形式以图形显示在显示器上。B型超声是将超声束逐层扫描，通过眼部，显示为体层灰阶图像(灰阶像的亮度与A型超声的振幅高度相对应)，灰阶像的亮度与回声的振幅高度相对应，回声越强图像越亮。A型超声、B型超声、C型超声及M型超声等名词都来源于早期使用脉冲定位指示装置 (PPI)的雷达术语。

以下的章节将讨论如何理解A、B型超声并应用于临床诊断。只有正确理解A、B型超声回声图像与相应组织特性之间的关系以及超声机与换能器对回声的影响，才能对回声图像做出正确的解释。超声成像原理与其他影像检查方式不同。CT检测的是X射线穿过人体时被吸收的情况，而MRI则是检测组织中的分子被激发的信号。光相干断层成像(OCT)检测的不是组织的机械性质变化，而是局部光折射指数变化引起的光的反向散射情况[7]。OCT可以提供眼部组织，例如视网膜的高分辨率体层图像，但是像其他眼部光学检查技术一样，其穿透深度受不透明介质，例如巩膜和玻璃体内不透光物质的影响。

本章将回顾一下超声波的一些物理原理，如超声的发生和接收，如何被组织反射和吸收，以及在进行眼球和眼眶检查时影响分辨率的多种因素(参考文献2-4是阐述超声物理的讲义)。

超声的发生和探测

任何种类超声装置的关键部件都是压电换能器，给换能器施加一个特定的电压后会发出超声，而换能器还用来接收从眼部反射而回的回声。一个典型的换能器单元(图1.1)包含一个由压电材料制成的晶片，如锆钛酸盐(PZT)，背衬装置，以及声透镜，声透镜可将生成的超声束聚焦。全部装置通常被称为换能器，或称作探头。尽管实际上这一名称指的只是压电转换元件，但在本书中我们沿用习惯上的称法。在大多临床超声仪使用时，换能器的表面会覆有一薄层耦合剂，而后与眼球或眼睑接触。耦合剂可以为超声提供一条传导径路，否则声束会很快被空气吸收。将液体溶剂置于小型容器或手术用橡胶指套并置于超声探头前可同样达到耦合剂的效果。

超声的发生和接收都在压电材料中完成。图1.2显示压电材料单晶体的分子结构模式图。该物质在加电荷后会显示出极性，这是由它的晶体结构决定的。其分子都排列在一条直线上，所以有效的正向电压都指向同一方向。在输出发射模式下，通过在晶体物质表面的外部电极上施加脉冲电压，就产生了超声波。分子有可能发生伸展或收缩，这取决于电压的极性使得电性中心之间互相吸引还是排斥。这种分子效应对晶体物质密度的影响与所加电压的振幅成一定比例。当所加电压的极性快速变化时，晶体也相应发生快速的延伸和收缩，于是就产生了超声振荡。

在接收回声时，晶体被回声脉冲压缩或延展，引起分子电荷的变化，诱发输出电压，该电压的振幅和波形取决于回声脉冲。这个电压的变化以时间为序是可测的，因此，从眼部返回的声波可以被检测到。

早期的换能器通常由精确定向切割的石英晶体制成，该晶体往往需要较大的激发电压。现在，多数换能器由更为敏感的材料制成，例如硫酸锂、陶瓷(如PZT)、复合材料，以及为了获得高频而采用的氟化聚乙烯(PVDF)薄膜[8]。现代的换能器材料可以探测到小到微瓦的超声信号。这些材料在被用作换能器之前必须先进行“磁极化”。即在持续高电压和高温条件下，使这些物质的分子排列成线性结构。这种结构一旦形成，这些物质就会按照上文描述的方式来发生超声和接收回声。

压电换能器对与其固有频率接近的电压信号和超声波脉冲的反应最活跃，即产生共振。这一频率取决于换能器的厚度，厚度越薄所产生的超声频率越高。共振现象可导致超声振动时间延长，因此需要使用背衬装置来获得较高的分辨率，这将在下面的章节进一步讨论。

超声的传播

当压电换能器浸入到液体中并被电激发时，其厚度变化就会产生在液体中传导的疏密波。这些波被定义为纵向波或压力超声波，适用于组织显像的一类超声波。它们在软组织中传导的方式与在液体中是一样的。

图1.3说明了超声波的传播方式。电脉冲使压电换能器发生了一个小而快速的膨胀，换能器的前表面的扩张最初使邻近的液体层受到挤压，使其密度和压力增加。受压区域的分子碰撞加剧，并最终导致相邻液体层的密度和压力增加，而最初的受压区域恢复正常。就这样，压力从第一层传导到第二层，并以相同的方式继续向液体中更远的部位传导。当换能器不是扩张而是收缩时，类似的现象也会发生。在此情况下，以液压和密度降低为特征的扩张经由换能器向外传播。

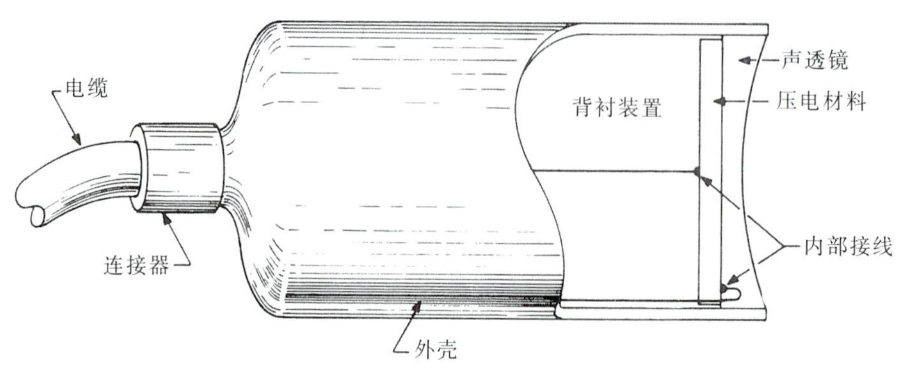

图1.1 换能器剖面图。

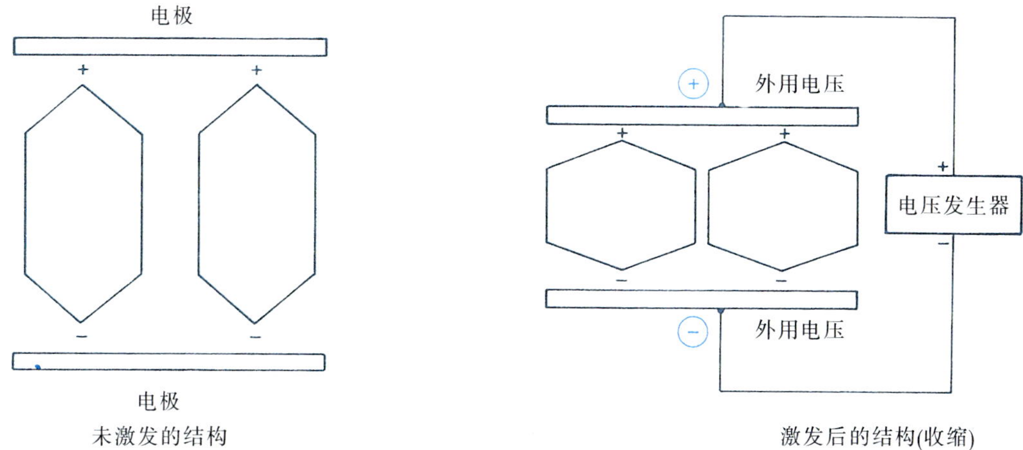

图1.2 外用电压引起压电材料收缩的分子形状模式图。

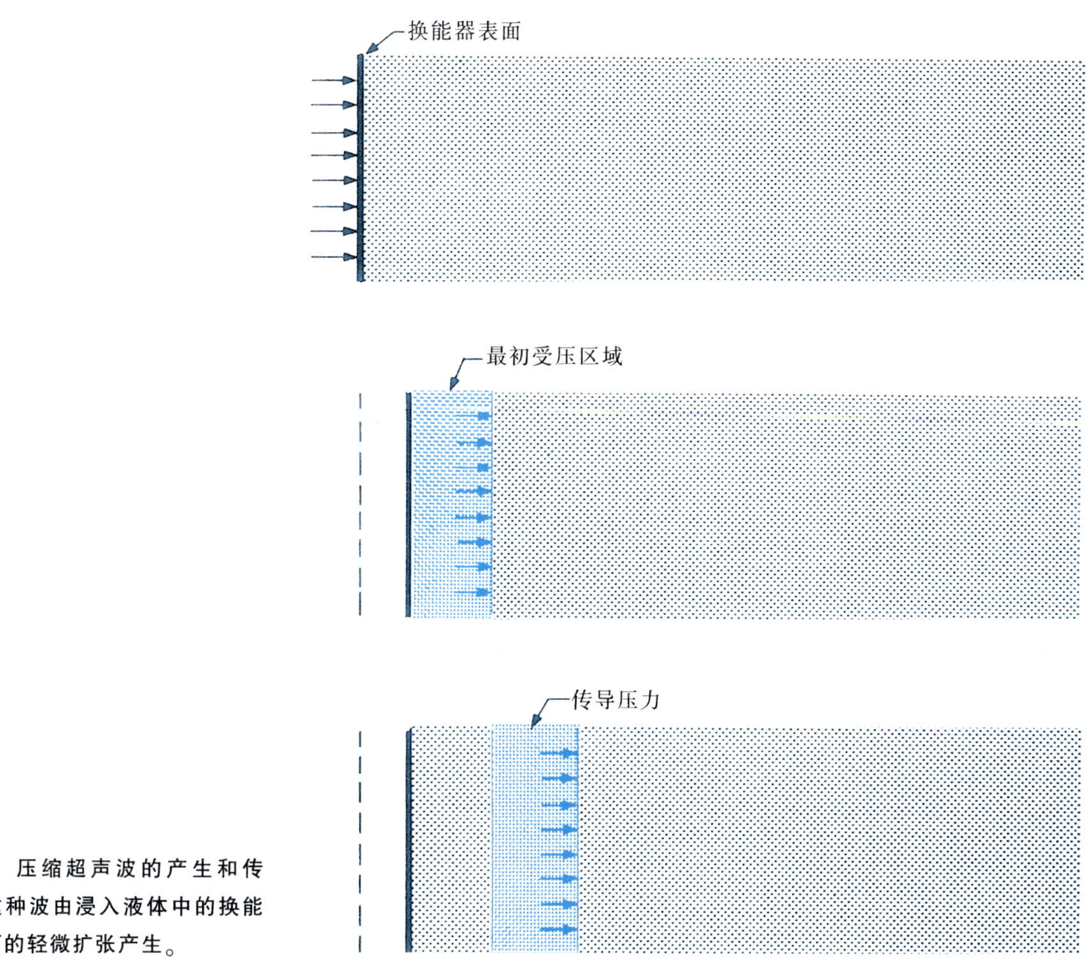

图1.3 压缩超声波的产生和传播。这种波由浸入液体中的换能器表面的轻微扩张产生。

电能使压电材料表现出压缩或扩张的微细变化，这种变化以一定的速度(传播速度)在物质中传播，该速度大小取决于传播介质的密度和可压缩性。在可压缩性小的物体，如金属中，压力在层与层之间传导很快，因此传播速度很快(如6 000m/s)。相反，在易于被压缩的物体，如液体和组织中，传播速度就很低(如水中传播速度仅为1 524m/s)。如表1.1所示，超声波在眼部组织中的传播速度与在水中相近[9-17]。其中在晶体中的传播速度最快。超声的传播速度具有温度依赖性[18]。接近37℃时，温度每升高1℃，传播速度增加1~2m/s，但在脂肪中，情况相反。

在医疗仪器中使用的是短促的激发电压，使换能器的表面与其共振频率(如10MHz)相同的速率前后振动。这一系列的振动就产生了几个相延续的收缩和舒张的区域，并以上文所述速度传播，如图1.4所示。这些区域以超声脉冲形式在眼部传导时，使眼部组织产生正弦波形式的密度和压力改变。临床用于检查设备的换能器运动度很小(全部位移不超过1μm)，对眼球和眼眶内组织造成的压力改变细微且难以察觉。

正弦波形式的超声波脉冲的波长是很多运行参数，如分辨率的重要决定性因素。波长，Λ，是指压力的波动经过一个完整周期时的空间距离。波长由换能器振动的频率f和在介质中的传播速度c决定：

$$\Lambda=c/f$$

表 1.1 超声在眼组织内的平均声速

组织公认速度	速度 (m/s)	温度 (℃)	频率 (MHz)	研究者 (参考)
角膜 1 639 m/s	1 632	22	4	Chivers[9]
	1 550	22	4	Oksala[10]
	1 553	22	10	Thijssen[11]
	1 572	20	20	De Korte[13]
	1 575	37	60	Ye[14]
巩膜	1 744	22	4	Chivers[9]
	1 630	22	4	De Oksala[10]
	1 583	22	10	Thijssen[11]
	1 597	20	20	Korte[13]
	1 622	37	60	Ye[14]
玻璃体 1 532 m/s	1 508	22	4	Chivers[9]
	1 495	22	4	Oksala[10]
	1 532	37	4	Jannson[12]
	1 506	22	10	Thijssen[11]
	1 514	20	20	De Korte[13]
晶状体 1 641 m/s	1 548	22	4	Chivers[9]
	1 650	22	4	Oksala[10]
	1 641	37	4	Jannson[12]
	1 620	22	10	Thijssen[11]
	1 659	37	15	Coleman[15]
	1 590	20	20	De Korte[13]
白内障性晶状体	1 629	37	—	Coleman[15]
水	1 524	37	—	Willard[16]
房水	1 532	37	—	Jannson[12]
脂肪	1 476	24	—	Frucht[17]

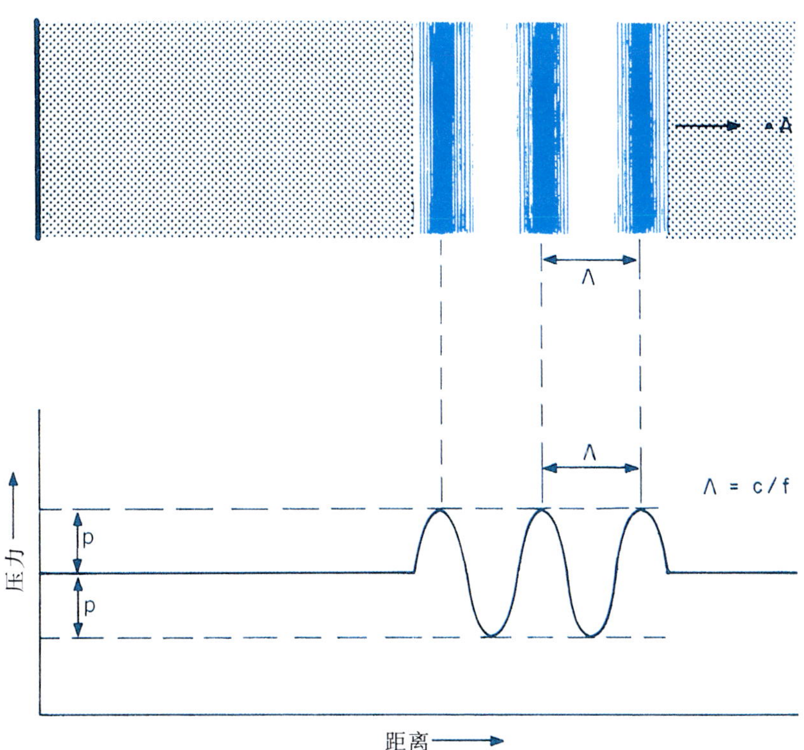

图1.4 液体介质中两个瞬时时间点的正弦超声脉冲传播。下图显示波幅顶端P的压力变化。静压水平被显示出了脉冲所占区域。

这种关系表明转换器每1/f秒产生相同水平的压力，且这种压力以相当于c的速度传播。在水中，10MHz仪器产生的超声波波长为0.15mm，相当于视网膜的厚度；频率增加至50MHz时，波长减至0.03mm，从而使分辨率提高。

波长反映的是在某一时刻的压力的空间分布情况。然而，超声波脉冲以相当快的速度连续地穿过眼部组织结构，使其间各点发生快速的压力振荡。如图1.5所示，事实上，眼内某一点的压力会以与换能器的振动一样高的速度(如10MHz)变化。

非线性传播效应导致超声脉冲发生变形，而且在超声压力振幅提高时更为显著[19]。这种效应的产生是由于声波的传播速度与介质密度成反比。由此，超声在图1.4中所示的高压力(高密度)区域的传播速度较在低压力(低密度)区域相对较低。这种效应的大小取决于组织的非线性传导特性(“B/A”参数)。这种速度上的差别随着超声脉冲的传导逐渐加大，并可以通过缩短压缩区域及加长舒张区域使脉冲波发生扭曲。

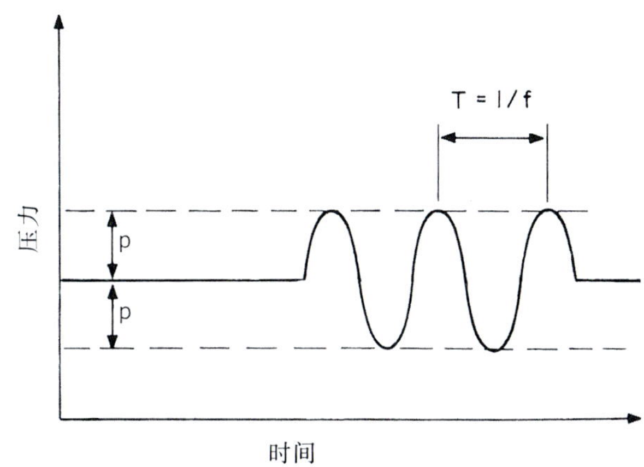

图1.5 超声脉冲通过图1.4中的A点时产生的压力变化，这些变化的频率与换能器振动频率相同。

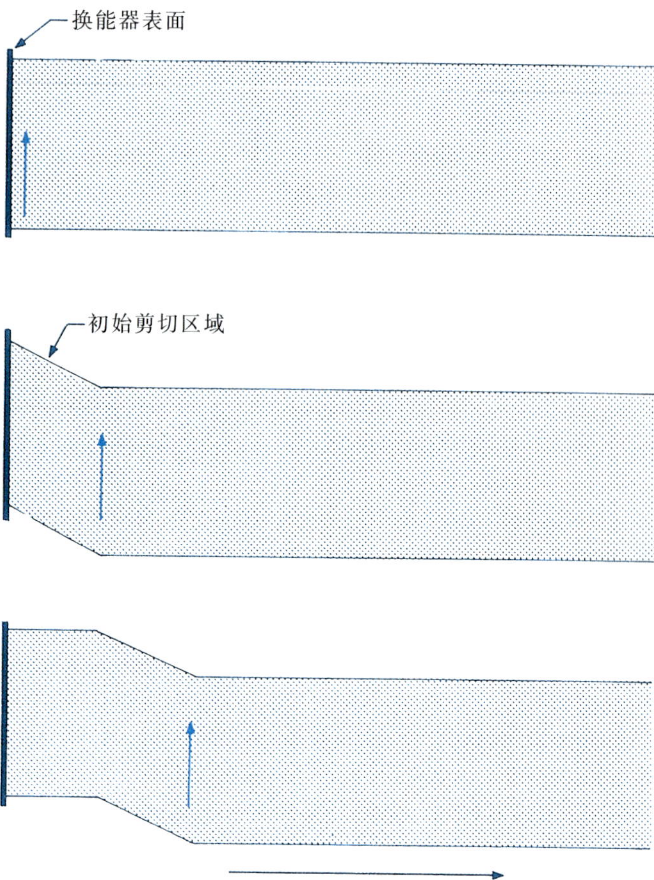

图1.6 在固体中切应力超声的产生与传播。这种波由换能器表面的切应力产生。内部粒子的移位与传播方向垂直。

上文探讨了纵波，或称压力超声波。在某些特定物质中还会产生其他类型的几种超声波，但对于眼科检查来说并不重要。例如表面波(瑞利波)和切应力波(横波)。切应力波是当转换器表面在同一平面内振动时，在固体中产生的(图1.6)。这种运动会产生切应力，并在固体物质内逐渐向较远的区域传播，由此引发的粒子运动方向与传播方向垂直。切应力波由于不能和组织进行很好的耦合，且由于黏滞性的因素会很快消散，未被应用于眼科成像。

超声的反射和散射

超声在经过两种机械特性不同介质的界面时发生反射现象。如图1.7所示，超声从一定深度(L)的液体向一个坚硬的平面入射时发生全反射。当入射引起的压力变化到达该平面时，伴随分子碰撞造成的扩张性力量会反弹回液体中去，上文中提到的连锁反应会使这种声脉冲向相反方向的液体内传播。被反射回的声脉冲在相当于2L/c的时间之后返回到转换器，并产生一个相应的输出电压。通过检测这一电压，就可以探测到这个边界，如果已知c(速度)值，则L(深度)也可测知。

眼部超声检查也会发生类似的反射现象，超声波在眼的不同结构的界面发生反射。但是，由于眼内的大部分组织结构的机械特性相似，因此入射的超声脉冲在传导过程中只有一小部分能量发生反射。绝大部分的入射能量能够穿越各个界面继续向前传播，仅在各个相连续的界面发生部分反射。

正常眼球的主要反射界面包括角膜、晶体和眼球后壁。图1.8所示为这些界面的标准厚度，并标明超声通过该部位时换能器产生的回声电压的大小。图1.9所示为相应的临床检查图像。图中显示了在换能器处直接测得的射频(RF)回声及其包被信号(或称视频信号)，以便于该视频信号用于在B型扫描模式下调整亮度和灰阶的水平。

由于超声传播速度已知，回波电压的脉冲间隔时间可以用来测定相关组织层面的厚度。假使设定组织厚度为L，两个相连的回波的间隔时间为2L/c。这样的话，由于标准的晶体厚度(L)为4mm，c=1 641m/s，标准的晶体回波间隔时间就是5μs[微秒(μs)，10^{-6}秒；纳秒(ns)，10^{-9}秒]。通过这种方法，生物测量系统对眼轴的测量精确度(可重复性)可以达到±20μm，而40MHz仪器对

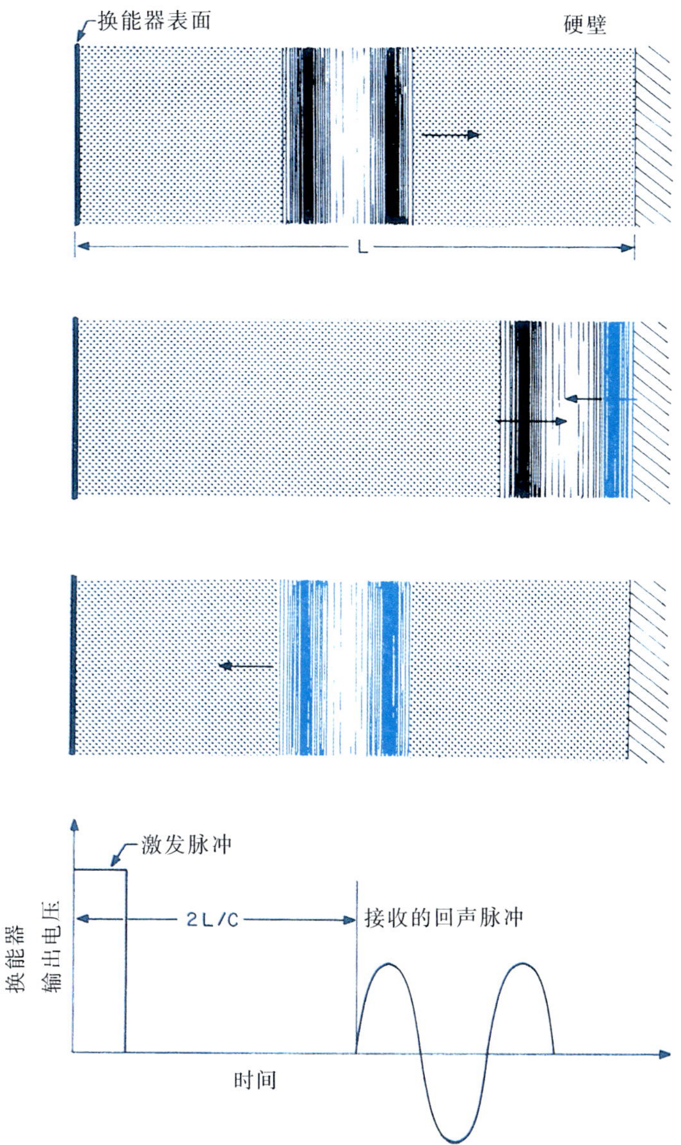

图1.7 来自致密物体表面的超声脉冲的全部反射。换能器输出电压显示了激发脉冲和回声脉冲，以便测量整个传导时间。

角膜上皮厚度的测量精度甚至可以达到±2μm。

反射的超声波的振幅取决于相邻组织所特有的声阻抗Z。组织固有的阻抗值等于其自身密度和传播速度的乘积：

$$Z=\rho c$$

压力反射系数R_p，是指反射压力的振幅与入射压力的振幅之比。在入射组织表面光滑且与超声波束垂直的情况下：

$$R_p=\frac{Z_2-Z_1}{Z_1+Z_2}$$

下标指的是超声波经过的两种不同组织（图1.10）。

反射系数是组织界限的一个重要参数；它影响A型超声的回声幅度和B型灰阶超声影像的亮度。因为R_p取决于Z_2-Z_1，其数值受分界两侧的组织的声阻抗值共同影响。因此，当异物（Z值大）位于致密的血块（Z值中等）内时，发生反射会小于其位于玻璃体（Z值小）内时。在同质的结构，如正常玻璃体、晶状体，甚至视神经之间，Z值是恒定的，不发生反射。在不均质的结构（如白内障的晶状体）中，不同部位Z值不同，就会产生许多间隔很密的回波。

大多数正常和病理结构都会引起小的反射。正常眼球的反射系数不一，其范围从晶状体-房水界面的7%到脉络膜-视网膜界面的近似1%[20]。当入射时碰到坚硬的异物时，反射系数会高于10%。当反射发生在角膜-房水界面时，Z_1（角膜）大于Z_2（房水），R_p为负值。从物理学上讲，这提示入射波的压缩部分反射后变成了舒张波，反过来也是这样。这种声学上的反转现象使相应的*RF*回声信号也发生逆转，但不改变视频信号（因为视频信号是RF信号整流后的包被信号）。

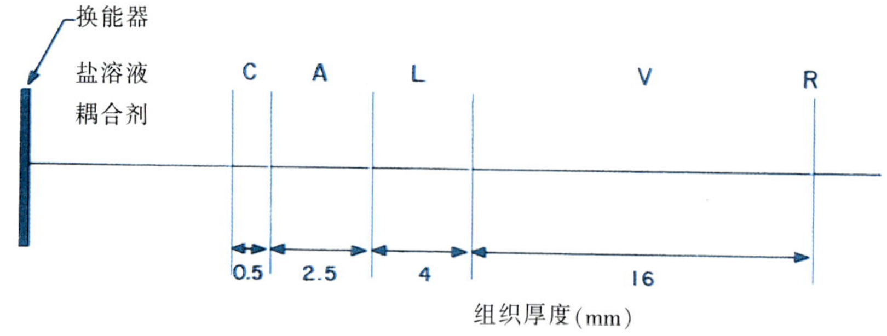

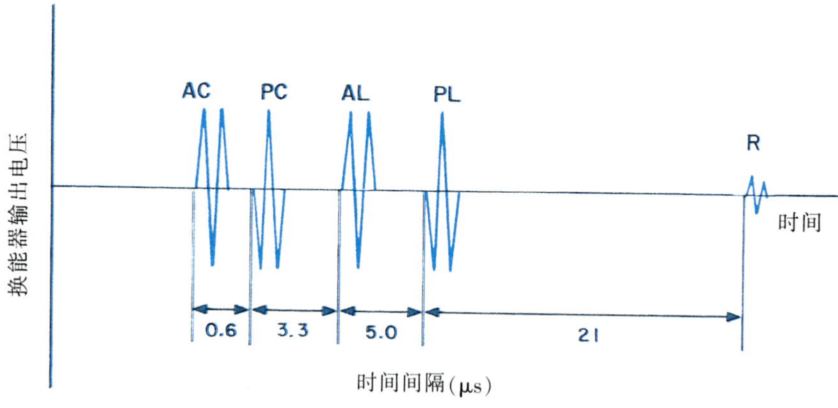

图1.8 角膜(C),房水(A),晶状体(L),玻璃体(V)所显示的界面的示意图。换能器电压显示角膜前后面(AC和PC),晶状体前后面(AL和PL)及视网膜的回声。利用测量的时间间隔结合速度值可得出眼内各部分的厚度。

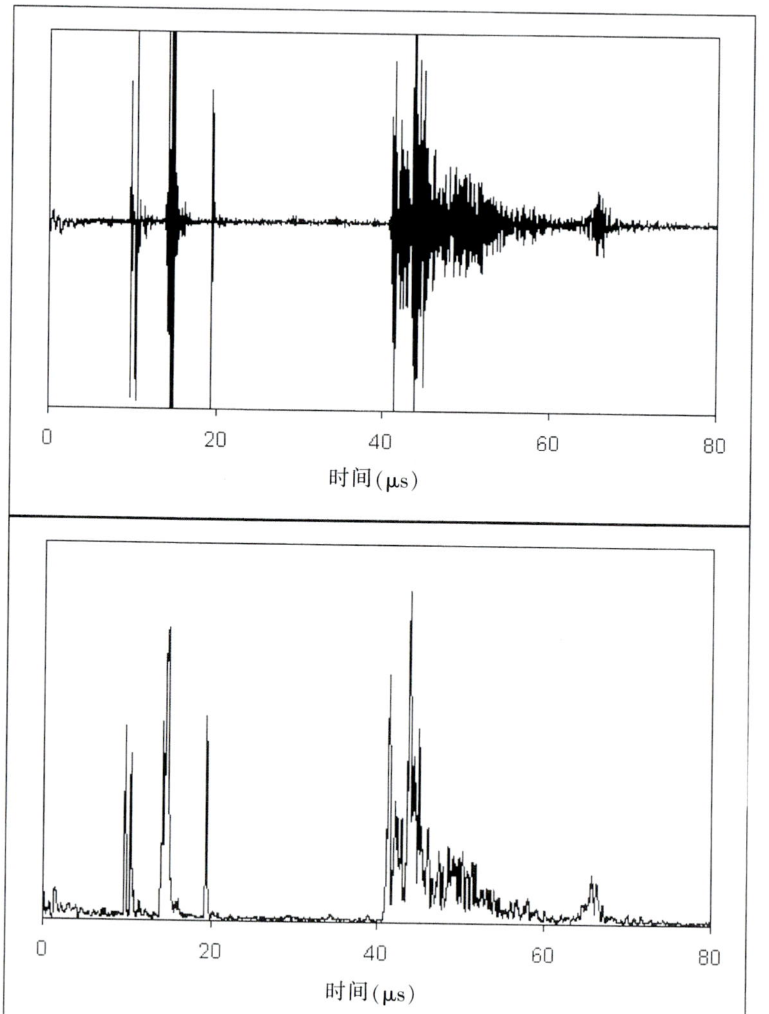

图1.9 来自于眼部的回声电压。上图显示与图1.8中相关的射频回声。下图显示在第2章中描述的相关波形。后面的回声,是由眶脂肪散射产生的一种复杂的回声形式。

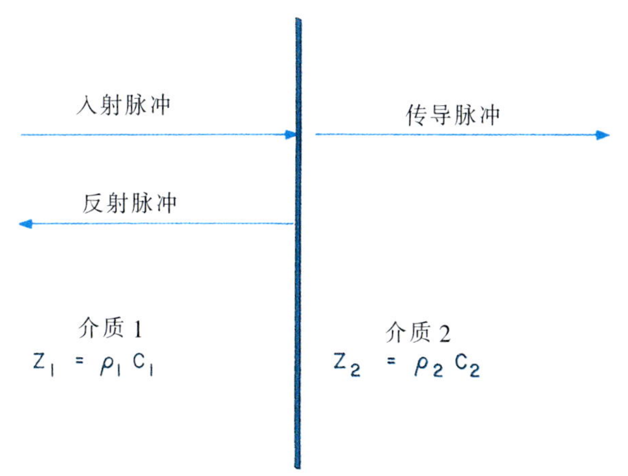

图1.10 射线示意图显示在正常入射情况下入射脉冲,反射脉冲及超声传导脉冲在组织分界面的路径。这两种组织声阻抗的特性决定这些脉冲振幅之间的关系。

在实际操作中,回波的振幅受多种因素影响。如果超声波束以倾斜的角度射向组织边界,那么在换能器接收到的反射回声将小于前面讨论的情况。在此情况下,反射系数受入射角度、入射面光滑程度及超声波长等因素影响。如图1.11和1.12所示,从粗糙面反射回来的回波振幅随入射角度改变的程度要小于从光滑(垂直)面,如角膜和晶状体表面反射回来的变化程度。如果组织边界有显著的弯曲,由于聚焦和发散的作用,回波强度也会有所变化,如图1.13所示。此外,由于超声可在入射组织内发生衰减,也会对超声的反射发生明显影响,正如后文将要讨论的,组织吸收及其他因素将导致衰减,使得入射及反射的超声脉冲的振幅减低。

超声回波另一个重要特征是散射,是由超声束内小而细密的间隙反射界面产生的。许多组织内都会发生散射现象,包括肿瘤内结构(小血管、钙质沉积、细胞团等等),睫状体带和眶脂肪间的结缔组织间隔。这些结构可发生许多散射现象,使得回波变得更为复杂,如图1.14所示。整体的回波图形取决于很多因素,包括散射的几何学特点(大小、形状和方向),散射在空间的分布情况,组织成分的声阻抗,组织的吸收以及超声波波长等。当发生散射时,通过研究回波模式的"特征"和相应的B超图像,以及分析随入射深度增加,回波的振幅以何种速度衰减,来获得对诊断有价值的信息。波谱技术可以用来对这些回波的模式进行定量分析,进而联系产生该种波形的组织形态,从而做出定性诊断[21,22]。

超声造影剂的开发利用产生了一种特殊的散射现象,这是由很多气泡暴露于超声之下产生的[23]。超声造影剂通常由被包裹的直径几个微米的气体微粒组成。它们通常被注射到静脉血管中,增加血液中发生的散射作用,从而可以发现、追踪并分析血管内的血流情

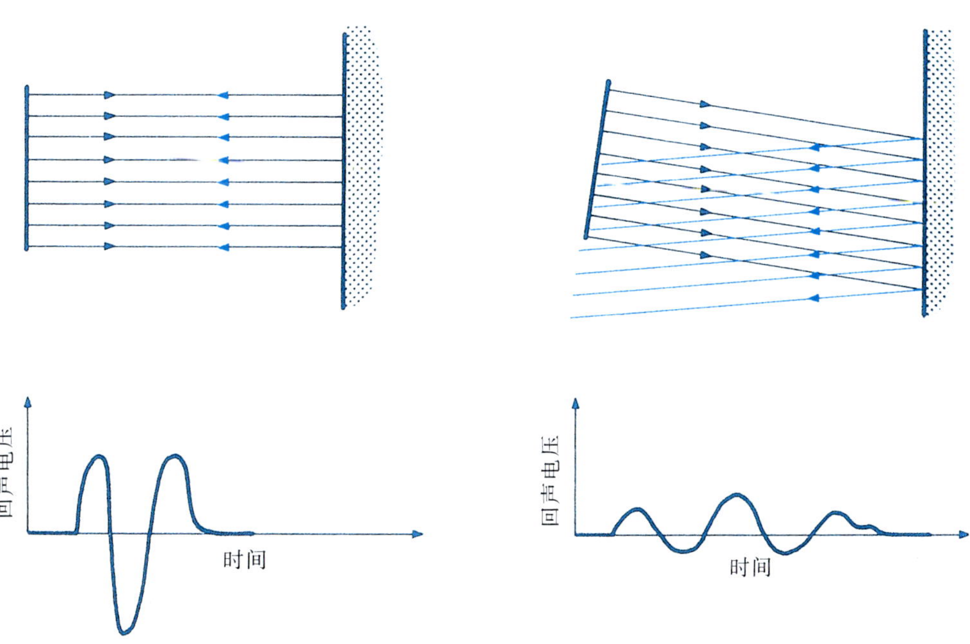

图1.11 正常情况下平的界面(左)和以倾斜角度(右)入射的反射。斜角入射产生低振幅回波并且由于沿不同射线传递时间不同而使持续时间延长。

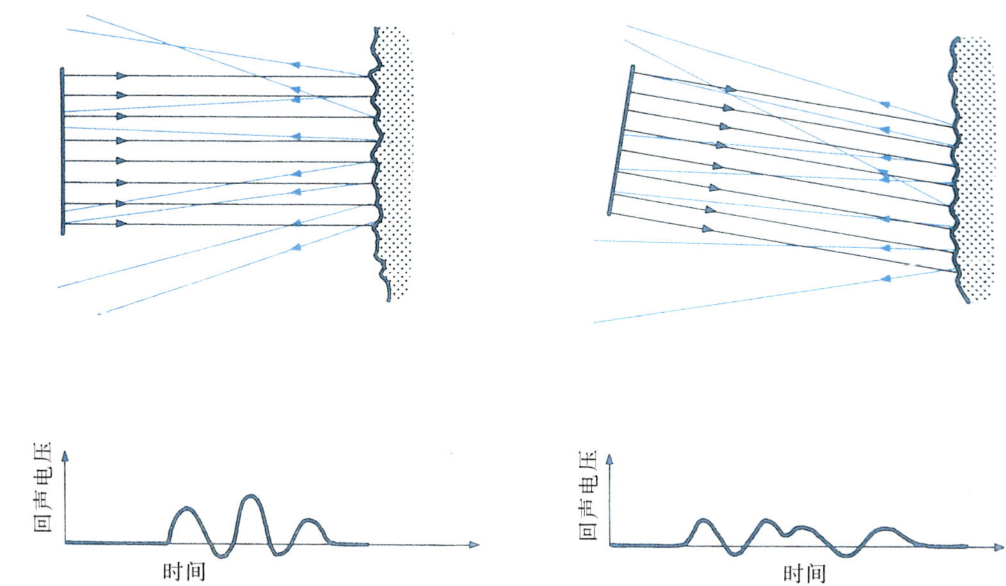

图1.12 **粗糙界面反射。粗糙界面使反射波向不同方向发散，从而降低了回波振幅，增加了持续时间。以倾斜角度入射产生的回波振幅同在光滑表面倾斜入射产生的振幅大致相等。**

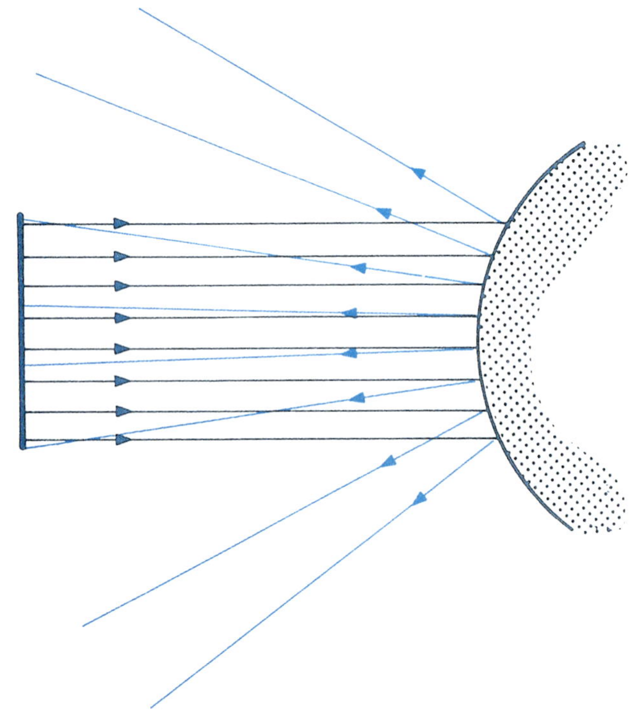

图1.13 **弯曲表面的反射。声束将出现散开状反射，降低回波振幅。**

况。这些循环微粒产生的散射增强情况，是由于气体与液体的可压缩性之间存在很大差别。当入射超声波的频率与气泡的共振频率相等时，散射作用增强。在水中，半径1微米的气泡的共振频率约为3MHz；当气泡半径变小时，频率增加。

超声的衰减

当超声波在媒介中传播时，由于散射和吸收，它的能量会逐渐减少。散射的发生使得入射能量的方向发生改变，结果，到达远处组织的能量水平将有所下降，吸收作用将声能转变成热能。吸收作用所致的发热是由多种原因造成的。比如黏度，其可以阻止媒介对超声波压力变化立即作出反应。生物媒介的吸收作用是由许多复杂的细胞和分子现象所引起。这些现象的特性还没有完全澄清。吸收热可以引起温度升高，但在诊断用的低能量系统中，这并不明显。

吸收和散射引起的超声波衰减非常重要，因为它可使深部组织产生的回波有较明显的下降。由于衰减随着深度和频率的增加而增加，它不仅限制了检查的最大深度，而且还限制了可以使用的最高频率。

随着超声波传播距离的增加，超声波衰减呈指数增加。当超声波传播到一段距离x后，它的压力振幅以$e^{-\alpha x}$的大小进行下降，α是媒介的压力衰减系数。超声波的衰减经常以分贝(dB)为单位，计算方法是$20\log e^{-\alpha x}$，因为α对频率的增长近似于线性，所以，一般把衰减系数的单位定义为dB/cm-MHz。如果衰减系数是0.5dB/cm-MHz，就意味着在10MHz条件下，每厘米丧失5dB，

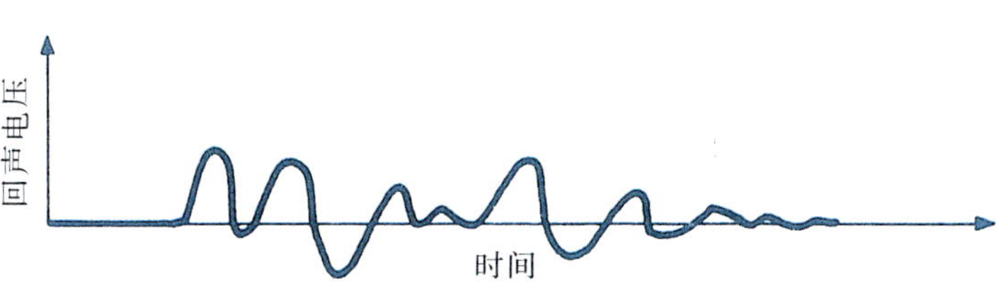

图1.14 细小分散的不均质产生的散射。回声电压由许多散射返回重叠产生。

相当于每1cm组织深度丧失44%的压力。如果深度是2cm,则丧失10dB,相当于70%的压力。无论是入射波还是反射波都存在这一部分压力的丧失。

不同的物质其衰减系数变化很大，一般的具有高传播速度的物质(如金属)它们的衰减系数较小。具有低传播速度的物质其衰减系数较大。空气的衰减系数很大，所以在百万赫兹范围内超声波连几厘米都不能传播。对于眼睛，报道的衰减系数从房水的0.1dB/cm-MHz到晶状体的2dB/cm-MHz[24,25]。在20MHz条件下最新的测量结果也已有报道[26]。

超声的折射

当超声波以一定的斜角度到达传播速度不同的媒介交界处时,其传播方向发生改变(折射)。折射现象可以被利用制造声学透镜。然而,折射也会导致超声波在遇到眼部弯曲的组织表面时方向会发生改变，波束也会变得发散。

图1.15显示了在正常情况下当超声波以一定的角度θ入射某平面时,发生反射和折射的情况。在这种情况下,反射波的角度也是θ,然而,进入第二种媒介继续传播的超声波,它的角度是ϕ,ϕ的大小由Snells公式可算出：

$$sin\phi=\frac{c_2}{c_1}sin\theta$$

c_1和c_2是超声波分别在第一个媒介和第二个媒介中的传播速度。图1.16描绘了折射的物理学原理。图中显示了在连续的每个间隔1μs超声波所在的位置,在这个例子中,c_2小于c_1,所以当超声波进入第二种媒介时,在同样的1μs时间间隔，超声波传播的距离就较小。在t_2时刻，图示的脉冲上部分刚刚接触到界面，在下一个微秒，这束波在传播速度较低的媒介中传播相对较短的距离d_2。另一方面,在这一时间内,波束下部分依然在传播速度较快的媒介中传播，并且在同一时间内传播较长的距离d_1,由于d_1和d_2的不同,导致传播的超声方向发生倾斜,倾斜的程度可由Snells公式算出。

超声波遇到弯曲的表面时也会出现同样的折射现象,它可使超声波会聚或发散。会聚作用可以通过使用传播速度较高的凹透镜来实现,如图1.17所示,图中也是显示了在连续的时间间隔中传播中的超声波所在的位置。会聚作用发生在凹的表面,因为从透镜出来的那部分波比还在透镜中的那部分波传播得更慢。从凹透镜外周出来的波束都向透镜的焦点聚焦。焦点长度F,与透镜曲度A有关,其关系是：

$$F=\frac{c_L}{c_L-c}A,$$

c_L和c分别是指超声波在透镜中和与之耦合的媒介中的传播速度,这种关系与光学折射的情况一样。(会聚作用的光学透镜使用凸面，因为光线在透镜物质中的传播速度小于其在空气中的传播速度),实际上,通过声学透镜对换能器发出的超声波进行聚焦过程还因为衍射作用发生变化,这将在下部分中进行讨论。

图1.17还显示了超声波在凸型结构是如何进行散开的。比如在晶状体,超声波的传播速度是快的,当一束超声穿过晶状体中心时，就会出现波的散开和吸收衰减。如果超声波在晶状体周边传播,折射就会导致传

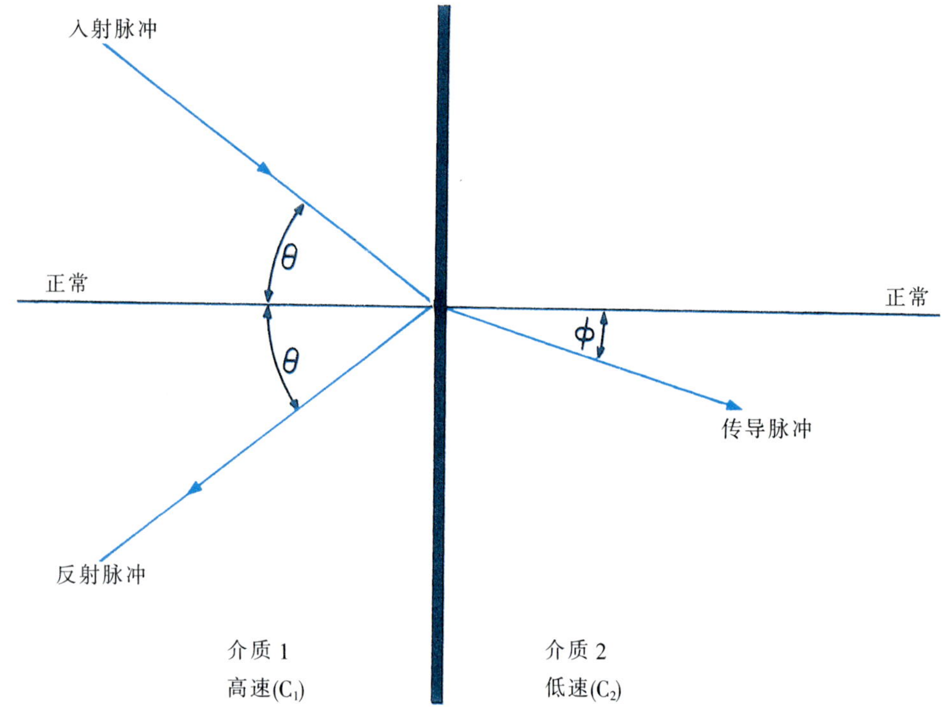

图1.15 在不同传播速度的两种媒介的边界以斜角入射产生的反射和传递的射线示意图。

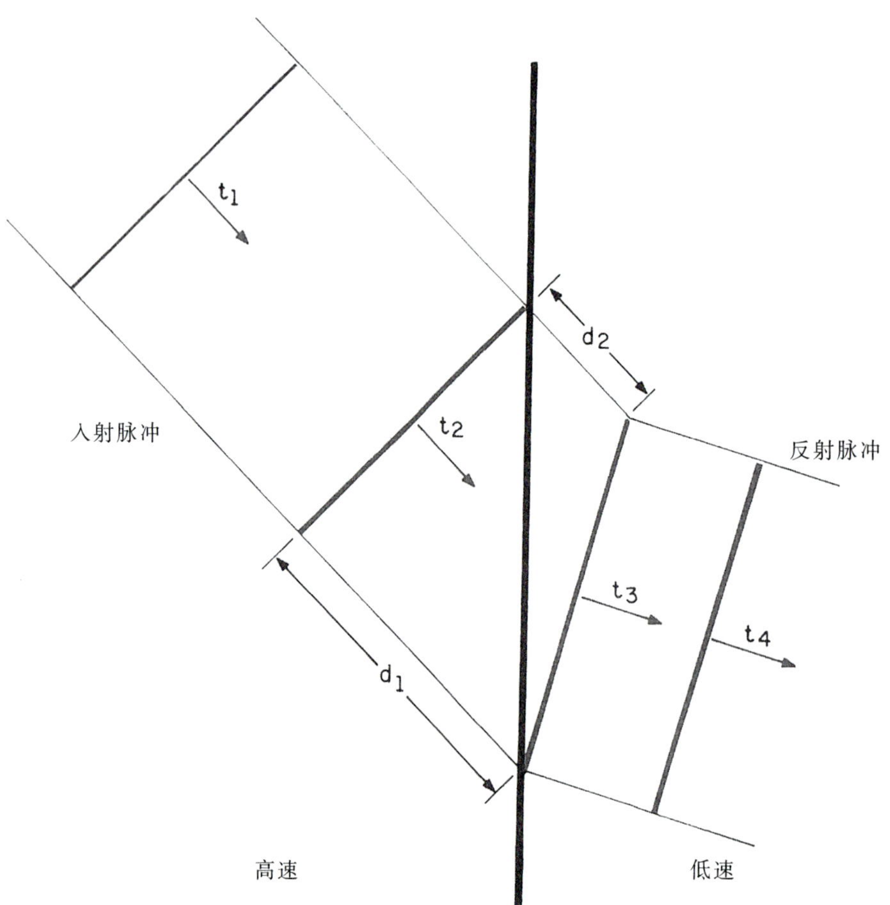

图1.16 在平面边界入射和反射超声波的连续位置。

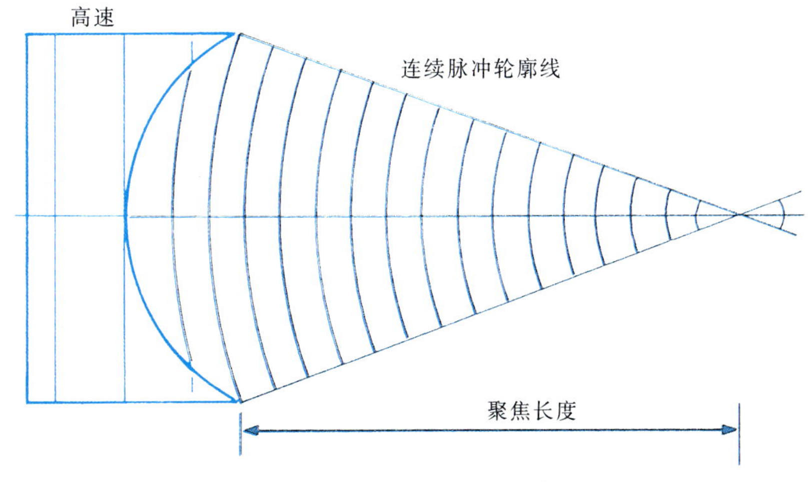

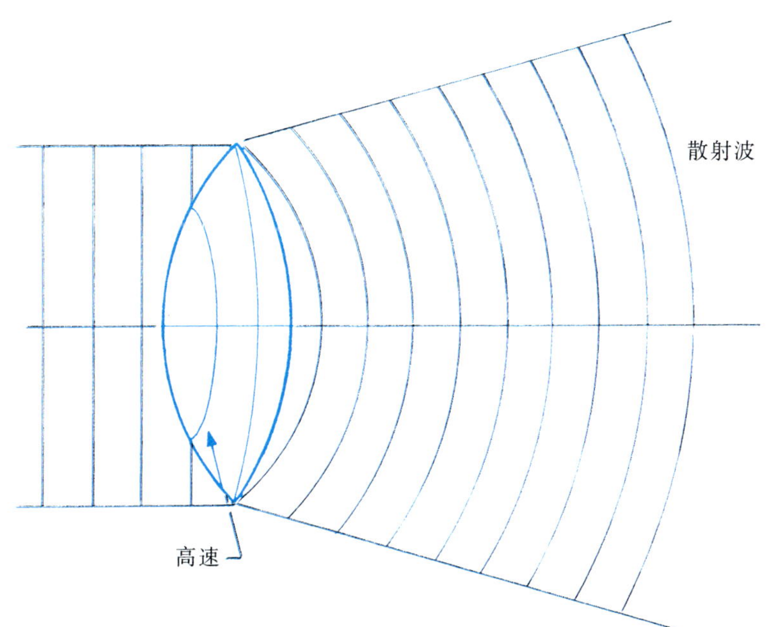

图1.17 **弯曲的高传播速度结构的反射作用。上图：高速度的凹透镜聚焦一平面超声波。下图：眼部晶状体产生的散射。**

播方向发生改变，这个效应将影响对晶状体后方组织的检查。然而，超声波在通过巩膜时，超声波的性质将不会发生变化，除非超声波以近似切线的方向射入巩膜表面[27]。

轴向分辨率

在实际应用中，组织结构在多大程度上能够被超声波装置分辨出来取决于如下因素：例如超声波的衰减和衍射。这一部分讨论这些现象是怎样影响轴向(厚度)分辨率的，下一部分将讨论它们对侧向(宽度)分辨率的影响。

能被一个超声波装置区分出来的组织最小厚度被称为轴向分辨率，轴向分辨率取决于超声波的周期，我们需要短周期的超声波以便区分薄的组织结构。这个事实可以通过研究能够分辨角膜的超声波条件来说明。典型的角膜厚度是0.5mm，这个厚度可以被相差0.6μs的超声波脉冲所分辨出。图1.18描述了三种不同周期的超声波在角膜发生反射的情况。在前两例中，脉冲周期小于0.6μs，所以这两个回波可以被区分开，也就是说角膜被分辨出。如果脉冲周期大于0.6μs，例如在第三个例子中，回声互相交叉，结果角膜表面就不能被辨认出来。

一般来说，脉冲周期T产生的轴向分辨率相当于$cT/2$，c是超声波在相应组织中的传播速度，为了方便起见，我们认为超声波在组织中的平均传播速度是1.5mm/μs，结果可得到以下公式：

$$\text{轴向分辨率(mm)}=0.75T$$

在这里，T的单位是微秒。这个公式为确定轴向分辨率

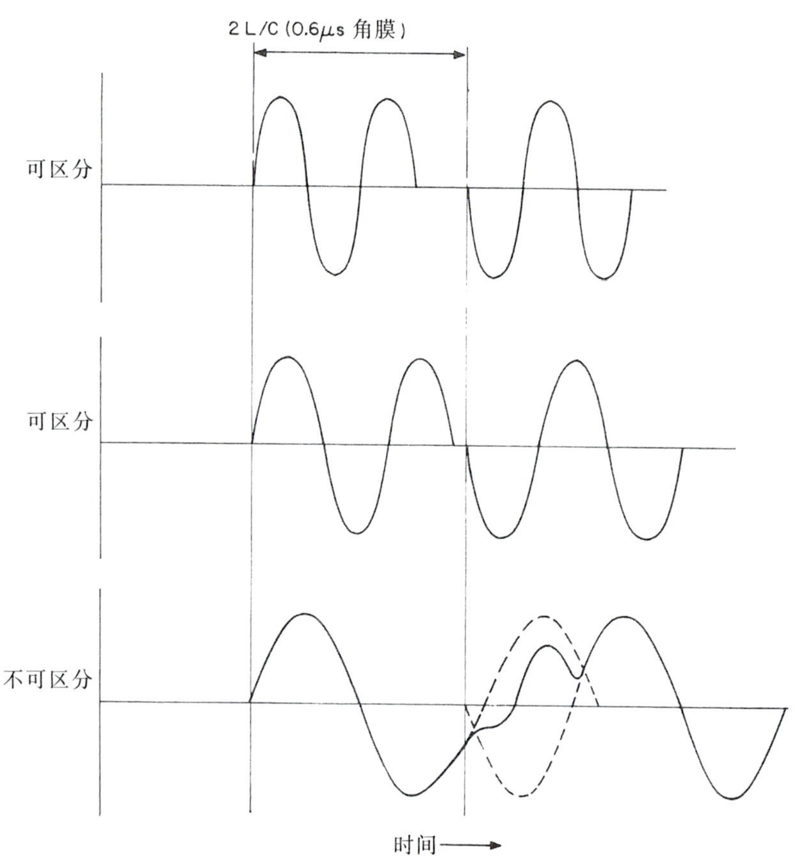

图1.18 脉冲周期对轴向分辨率的影响。上两个图例中超声波周期很小，能够分辨角膜的前后界面。下图表明超声周期太长而不能分辨角膜表面。

提供了很方便的计算方法。因为T可以通过测定回声从一个试验性的平面被反射回来的时间来测定。例如，如果探测到一个周期为0.15μs的回波，那么就可以辨认出组织厚度为0.11mm。另一种描述轴向分辨率的办法是换能器的带宽(B)，带宽相当于1/T，所以，轴向分辨率(mm)相当于0.75/B，B的单位是兆赫。这样，为了得到较好的轴向分辨率，就需要宽带的换能器和相应的电子系统。相反的，一个窄带的换能器可能会产生更高的敏感性，例如，在探查低回声的物体如玻璃体时。

要产生短的超声波脉冲就要仔细设计和制造换能器。即使持续很短的电压脉冲所产生的超声波也可能过大，因为是在无阻尼的换能器中产生的回波。就像图1.19所展示的那样，一个被激发的换能器在它的前表面上产生了两个超声波脉冲，其中一个脉冲向耦合的介质中传播，另一个脉冲沿相反方向通过换能器。这种内部脉冲在换能器元件的两个表面反复进行部分反射和传导。这样许多单个的脉冲在时间上互相交错后向液体中传播，组成一个长周期的脉冲。在转换器接收到超声波回波时也会发生同样的内部反射，进一步延长了有效脉冲的周期。

对于有阻尼的换能器，内部反射会被一个背衬装置所减弱，就像图1.1中所显示的那样。所选背衬装置的声阻抗要与换能器的相近，如果阻抗完全相同，则反射系数可以降为0，也就是消除了内部反射。就像图1.20所显示的那样。设计良好的背衬装置可使回声的总周期正好等于1.5/f，f是转换器的共振频率。这样我们可以通过选择具有较高共振频率的换能器来使脉冲周期降至最小。尽管其他电子机械方面的考虑使这个简单的问题更加复杂化，但是理想的具有阻尼的换能器还是被制造出来供临床应用[28,29]。

在换能器前面还需要有一薄层(匹配层)，它的作用是使换能器的声阻抗与组织的声阻抗相匹配。这层物质必须被设计为了获得特殊的频率范围。它的功能如同一层光学上的抗反射覆盖物，它可以提高超声进入耦合介质的能量效率。

在高的频率下，我们可以获得较短的脉冲周期和高质量的轴向分辨率。但是，在高频率下超声波衰减很快，而且回波振幅也逐渐减少，限制了共振频率在20MHz以上的超声在眼科检查中的应用。以这个频率为中心，最小的脉冲周期(1.5/f)是0.075μs，理论上可得到接近0.06mm的轴向分辨率。但在实际应用中只获得了0.1mm的轴向分辨率。眼科检查要求深部组织的穿透

耦合介质

换能器晶体

1

2

3

4

多重回声

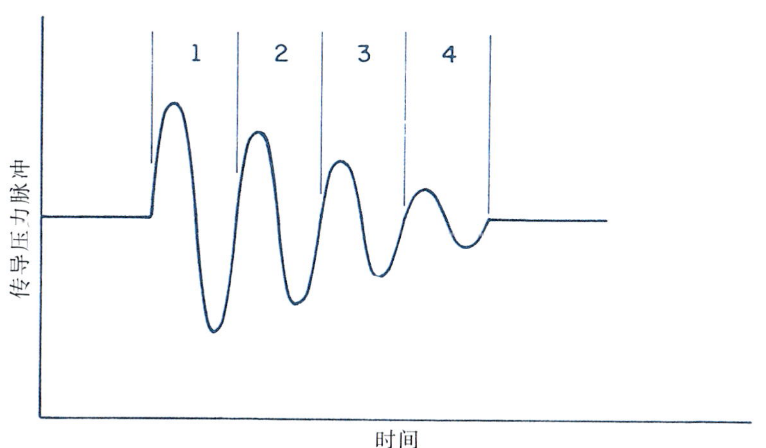

图1.19 多重回声在无阻尼的换能器中使脉冲延长。连续的多重的反射波相继传入耦合介质。

力。随着吸收的增加,超声波的能量丢失也增加,从而限制了频率在10MHz以上的超声波的应用。

以铅钛合金(PZT)和锂-铌合金制造的材料用同样的设计方案也可获得高频换能器,比如40MHz。而且,设计者已经用聚乙烯-氟化物(PVDF)作为材料,这种材料的低声阻抗与水和组织的声阻抗非常相似, 可以减少其前表面的内部反射的强度。这些换能器仅限于探查前房,因为在40MHz的条件下,超声波双向衰减速率是40dB/cm,其衰减系数是0.5dB/MHz-cm,使用这种装置获得的脉冲周期还不到50ns(0.05μs),允许轴向分辨率接近30μm。

侧向分辨率

眼和眼眶详细检查,不仅依靠轴向分辨率,还需要侧向分辨率 (有时被定义为角分辨率或方位分辨率)。侧向分辨率是由换能器产生的超声波的宽度所决定的。由于转换器已被精心筛选,窄宽度的超声波有利于提高侧向分辨率, 以便区分出小的物体及勾画出组织的轮廓。

侧向分辨率的重要性可通过举例说明。例如,要检查眼部的一个小的反射体(比如一个眼部异物),只要这个异物受到超声照射,它就会产生回声,它的侧向位置和尺寸不能通过宽波的超声波进行精确判断。并且,如果有好几个这样的反射体位于同样的组织深度,它们将不会被认为是不同的物体, 除非它们的侧向距离大于波宽。

侧向分辨率对于检查弯曲或不规则的眼界面也很有价值。在轴向测定长度时,例如用一个宽束的超声波去探测视网膜或某个位置时,会在相邻区域发生回波产生误差(图1.21)。相应的,在探查玻璃体时,可能出现误以为过浅的深度, 波宽为1cm的超声波可造成1mm的误差, 同样的效果也可使由于早期肿瘤发展或退化过程所造成的表面出现的小的不规则变得模糊

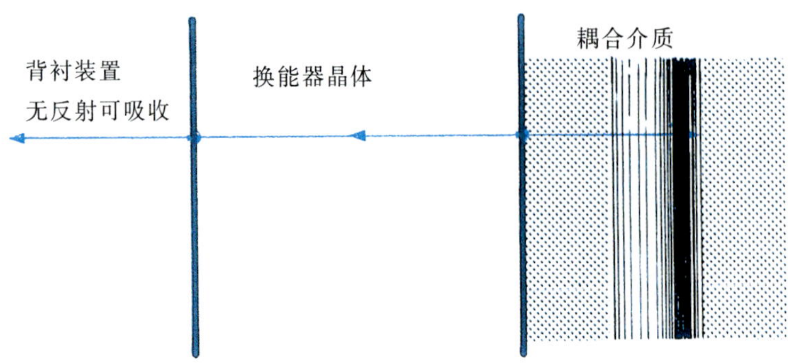

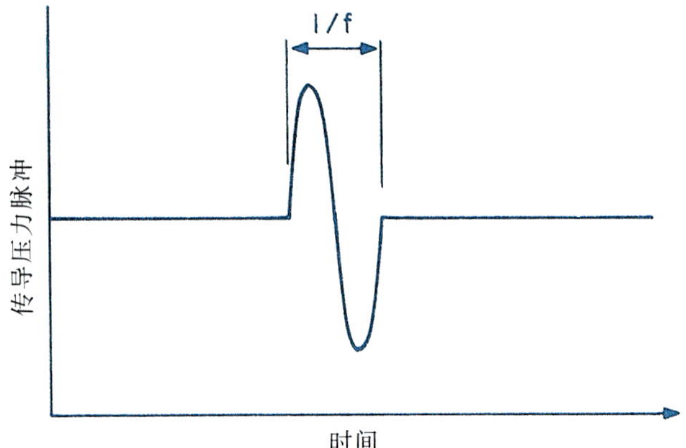

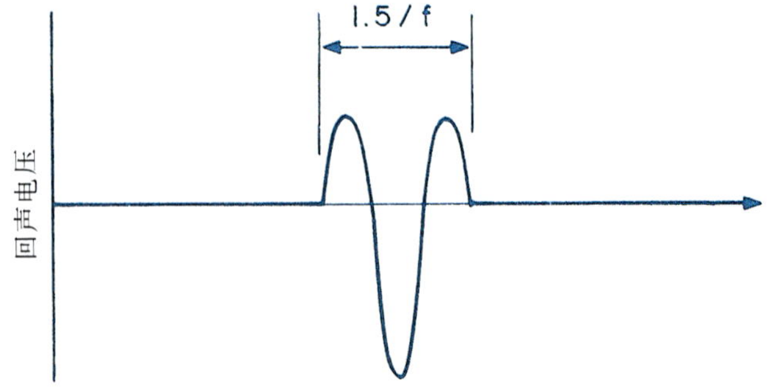

图1.20 具有理想背衬装置的换能器的射线示意图和波形。在接收期间，由于通过换能器的短传递时间，回波电压增加了1/2周期。

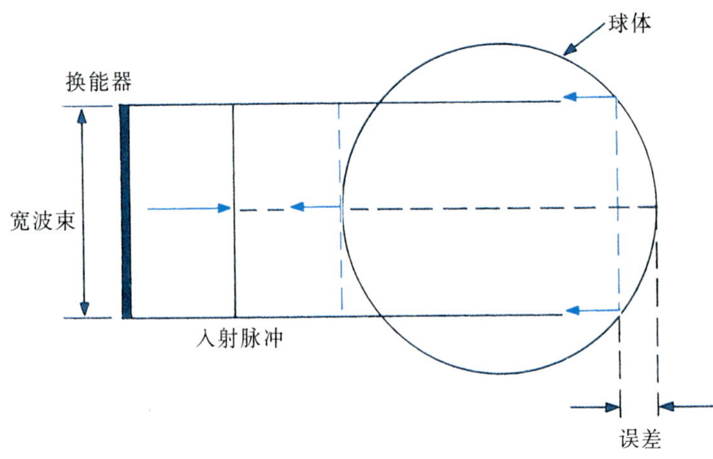

图1.21 波宽引起的生物学误差。后壁的初始回声部分由离轴点产生，引起轴长错误，出现短轴长的假象。

不清。

超声波的波宽可以通过几何光学中的射线跟踪技术来确定。但是,这种简单的方法并不完善,因为这种技术没有考虑衍射的因素,衍射发生在超声波波长的范围之中。下面的部分显示衍射如何限制侧向分辨率(通过聚焦或不聚焦的转换器)。

不聚焦的转换器

由非聚焦的换能器产生的超声可以认为是由Huygens点源产生的。而这些Huygens点源分布在换能器平的或球形表面。Huygens源描述了超声波与光波的辐射方式是一样的[2]。图1.22描述了从各个点源产生的球形超声微波重叠后形成的超声波(为了描述清楚,只画出三个点)。当换能器被激发后,各小波通过介质传播时,导致在相加干涉各点之间产生较大的压力振幅。在另一方面,在相消干涉各点压力都没有变化,在这些点上,一些点产生的致密成分被另一些点同时产生的疏松成分抵消。当波束依次穿过媒介时,几种不同的效应便出现了,这些效应便引出了一些概念如近场(时间t_1的条件)和远场(时间t_3的条件)

近场(Fresnel区域)条件适用于接近换能器的声脉冲,近场长度计算公式是a^2/Λ,a是换能器外壳的半径。这里波束较窄,它的波宽与转换器的直径是相等的,波的振幅在短距离内变化很大,其原因是在这个区域内发生了复杂的干涉现象,振幅的快速变化在换能器的轴向各点上更为明显,如图1.23。当脉冲通过这一区域后,它就进入了远场,然后经历一个振幅逐渐降低的过程,其原因是随着超声波的传导而衰减。

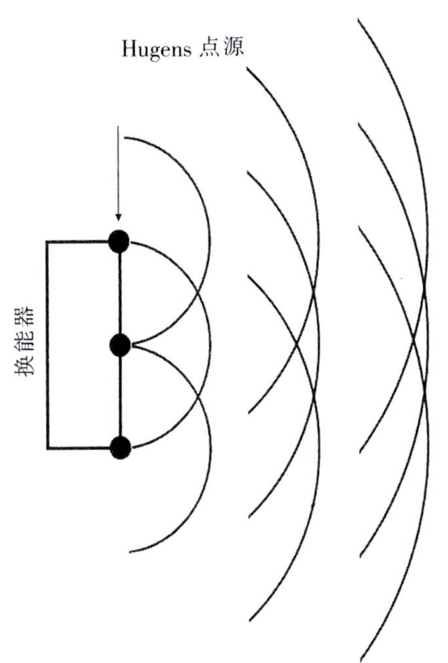

图1.22 来自三个Huygens点源的超声波前部散射。在连续的时间间隔t_1, t_2, t_3显示合成的超声成分。

在远场(Fraunhofer区域),当脉冲行进到距换能器较长的距离R后,其波宽会逐渐增加,如果检查超声波通过的部分,则可以看到不同的波束(如图1.24和1.25)。中间主瓣包括了80%的超声波能量,并且表现出压力振幅的逐渐下降。在主要波周围还包绕着一系列旁瓣,旁瓣的特征是它们的压力振幅较小,而且它们是由微弱的相加干涉所形成的。它会产生微弱的组织回声。如果使用高电压振幅的超声波,这种现象就更为严重。

在远场,有效的波宽经常通过测量主瓣波束之间的点来确定,主瓣声压振幅下降3dB,即其最大振幅的70%,这个宽度相当于$0.5(\Lambda/a)R$。我们经常选择一个角度使其更有意义,这个角度一般是主瓣3dB外周的夹角(图1.25),大约相当于(弧度)$0.5(\Lambda/a)$。

超声的波长和换能器的尺寸决定了近场和远场的特性。当Λ减少时(频率增加),则近场的长度增加,远场的波宽变窄。例如,如果a是2.5mm,Λ是0.1mm(15MHz),则近场的长度是62.5mm,远场的角度是1.2°。

使用非聚焦的转换器对眼部进行检查时经常利用近场,在这里,超声波的波宽仅有几毫米。这种程度的侧向分辨率对于许多眼部检查来说过于粗糙,特别是B超,这时我们可以使用聚焦的转换器,如下所述。

聚焦的转换器

聚焦的转换器可通过声学透镜来实现,正如折射部分所说的那样。然而,聚焦后的超声波在焦点的位置其合成波的宽度也不是0,如同图1.17中所显示。由于衍射的存在,总会存在一定的波宽,其波宽决定于超声波的波长和转换器的尺寸。

经典的有关Huygens点源分析指出,聚焦的波都会有侧影,正如图1.26所显示[30]。在焦点平面中,这些超声波束显示出与非聚焦转换器的远场条件下类似的分层结构。在这里,旁瓣在窄的焦点区域出现分叉,而主瓣的波宽是$0.5(\Lambda/a)F$,F是转换器焦点的长度,而a依然是换能器的半径。典型的情况下,Λ是0.15mm(10MHz),a是5mm,F是30mm,波宽就为0.45mm。当频率增加时,同样的换能器直径将产生更小的波宽。

在选择临床使用的聚焦转换器时,可以通过选择波长和换能器参数(a和F)来获得所需要的波宽。然而,要得到足够的组织分辨率还需要考虑其他因素。必须选择焦点长度以便在希望的组织区域内形成聚焦。焦点长度接近30mm,可以在眼内形成聚焦,更长的焦点长度有利于对眼眶深部组织进行检查。而且,在眼眶检

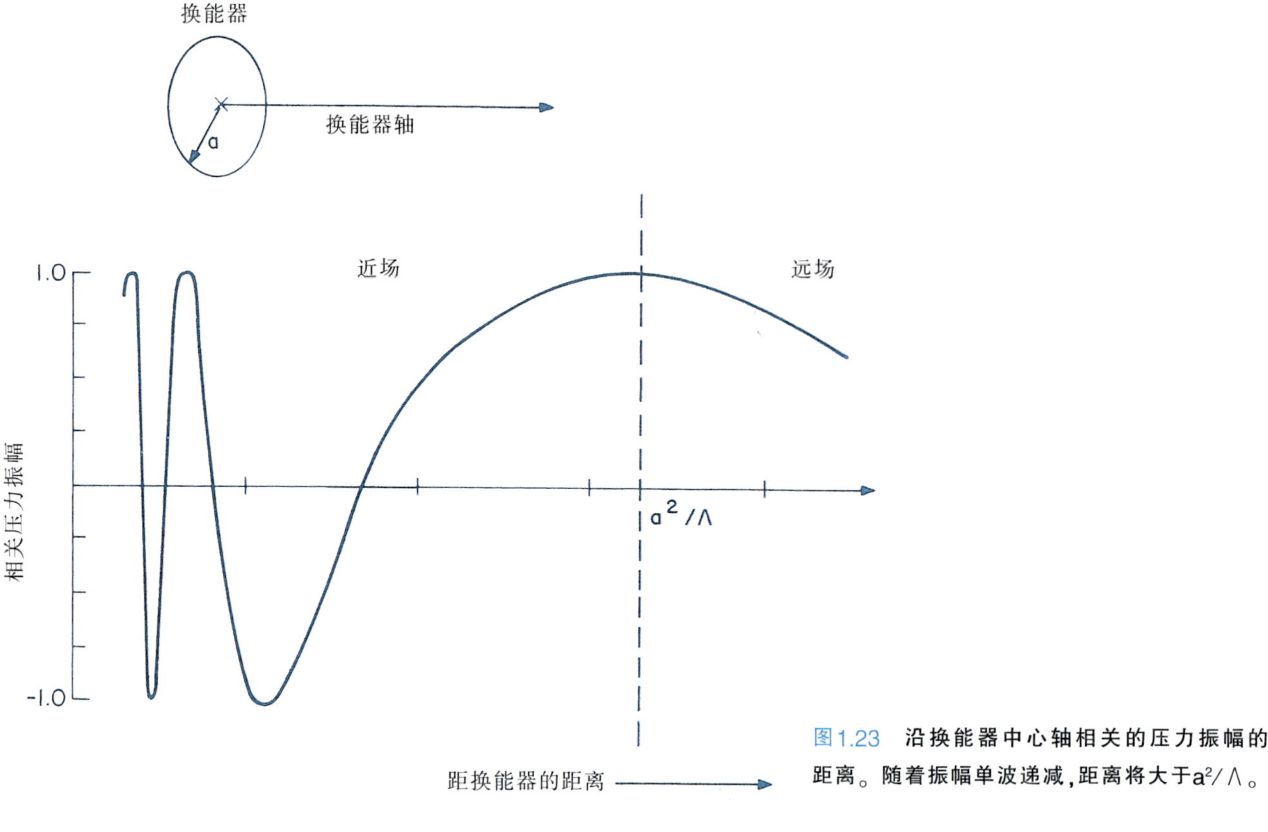

图1.23 沿换能器中心轴相关的压力振幅的距离。随着振幅单波递减，距离将大于a^2/Λ。

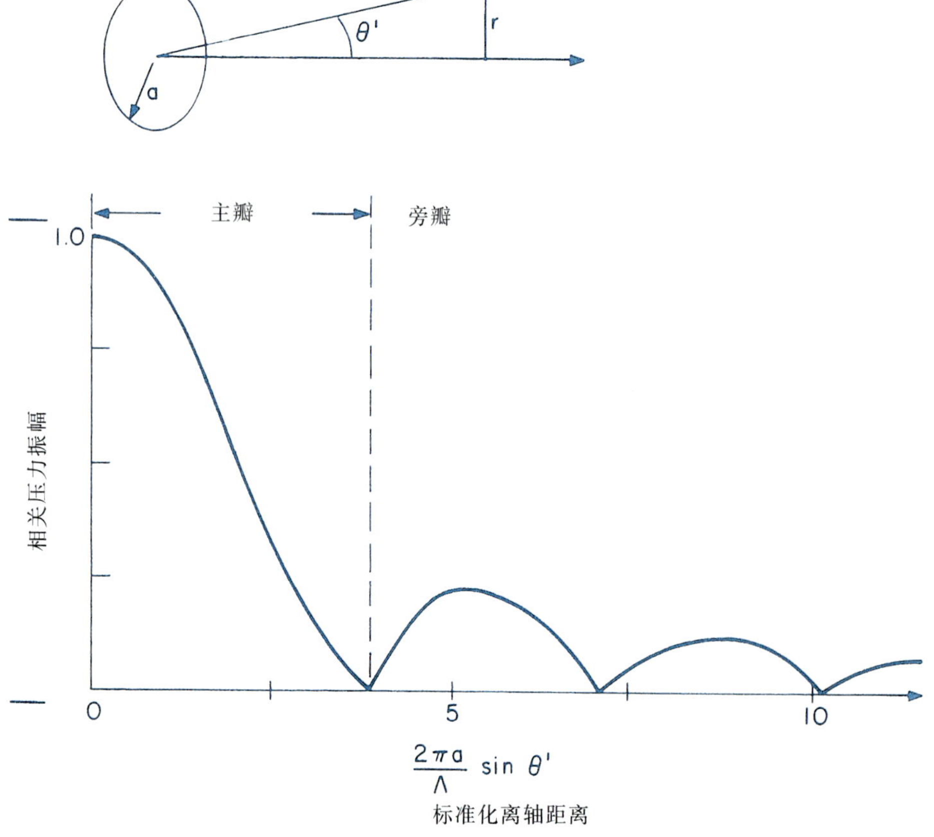

图1.24 依据远场压力振幅角度位置。远离换能器中心的固定距离R上各点的图；横坐标值与离轴距离r成比例。

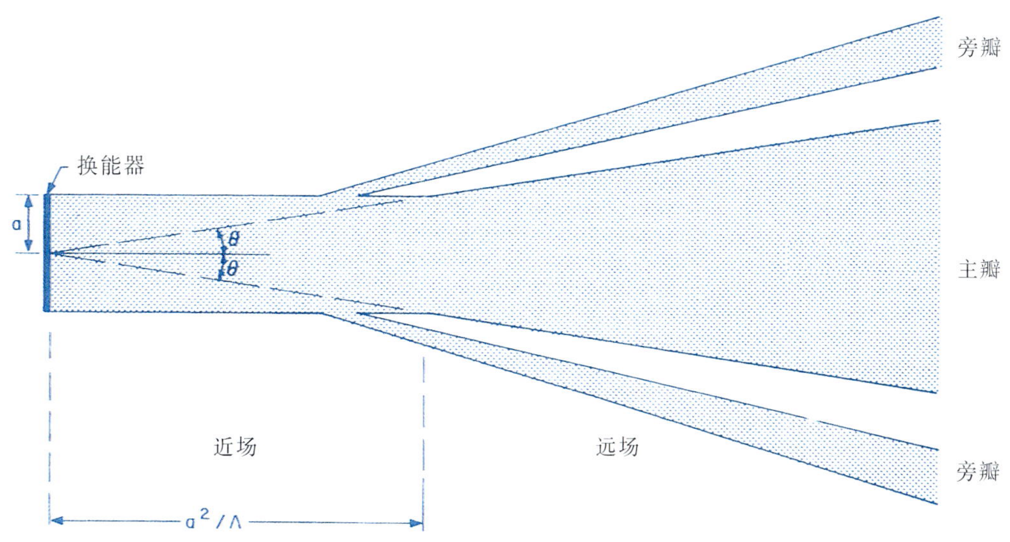

图1.25 不聚焦换能器的超声束形式显示近场和远场区域。主瓣的3dB角宽是2θ。

查中不适合使用高频,其原因是高频超声波易衰减。这些综合焦点长度和频率的限制因素使侧向分辨率对眼眶的检查比对眼球的检查受到更多的制约。而且,临床所用的换能器聚焦作用必须不是很强,以便在相对深的组织中产生窄的波宽。通过大直径的换能器产生的强聚焦并不经常应用。尽管强的聚焦可以产生窄的波宽,但是它只能在很短一段深度的组织中达到上述效果,失去了使用价值。f常数(等于F/2a)的详细说明总结了上述应考虑的因素,它与光学的情况是一样的,即小的f数值(比如1.5)可以在有限的深度进行精确聚焦,而大的f数值(比如3~4)可以在较长的深度进行中等程度的聚焦。

用超高频(VHF)换能器如40MHz检查前房结构时也将遇到同样的问题。例如,转换器的半径是3mm,焦点距离是12mm,可以产生接近50μm的波宽,其侧向分辨率很好,然而,其焦点距离还不到1mm,所以在使用时必须使换能器的焦点区覆盖过要被检查的组织结构。

这些有关聚焦和非聚焦换能器超声波束的讨论在所有情况下都是有用的,但是它们只有在有几个振荡同时存在时方可适用。如果换能器只产生一个很短的脉冲,则这些讨论还需被修改,比如,像图1.20,只产生了一束波。短的脉冲周期不能提供足够的时间以形成标准的干涉。对于一个单脉冲而言,它的主瓣宽是3dB,与前所述是一致的,但是旁瓣和近场特点在某些方面与前述有所不同[31]。

合成分辨率

合成的分辨率(轴向和侧向)决定于超声波的频率和换能器的几何形状。这些因素反过来要受到所做检查类型的影响。作为对前边所述部分的一个概述,对眼球前部的检查可采用高的分辨率,对于眼球的检查也可用较高的分辨率,而对于眼眶的检查必须在低分辨率的条件下进行。

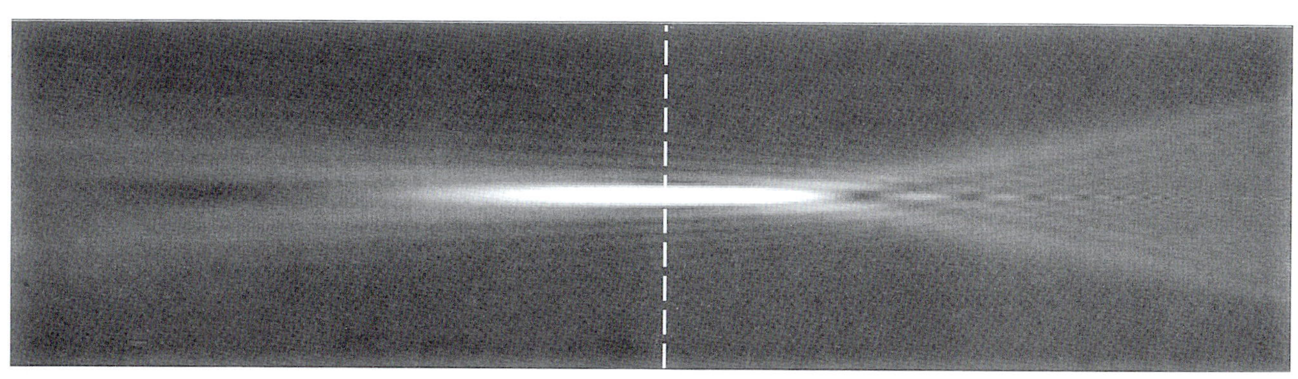

图1.26 聚焦换能器的超声束形式。点线指的是聚焦平面。

对于一个理想的转换器，当共振频率提高时，影响分辨率的两个因素也都有提高，但是随着频率的提高，超声波衰减也有所增加，限制了在实际中的使用价值。在前部，近40MHz的频率其轴向分辨率是30μm，侧向分辨率是50μm。在眼中，接近20MHz的超声波所得到的轴向分辨率是0.1mm，焦点距离是30mm，如果转换器的半径是5mm，则侧向分辨率是0.2mm。在对眼眶进行检查时，由于吸收较多，所以频率最大只能是接近10MHz。这些较低的频率和较长的焦点距离(如60mm)使轴向分辨率下降到0.3mm，侧向分辨率则下降至0.9mm。新开发的几种更灵敏的转换器可能突破上述限制，特别是在眼眶前部的区域[32]。

阵列换能器

单个转换器，如图1.1所示，是眼科中的标准应用工具。机械扫描可以产生B型图像。其他特种医学用到的频率用压电阵列来进行电子聚焦和扫描[33]。阵列是由一系列小的独立的换能器排列组成的。这些阵列换能器均可以发射和接收超声脉冲，如同Huygens点源一样可以被分别控制电子聚焦及波束方向。电子波束控制提供快速灵活操作，而且不需要机械扫描。然而，将转换器排列起来将增加超声波系统的复杂性和成本。对于高品质的超声波装置，换能器元件大小和体积必须类似或短于超声的波长。在超声系统中常使用的阵列频率是7MHz，目前还没有找到一种可以广泛用于眼科检查的更高频率及短波长的超声波。

阵列有三种基本的排列方式：线性（用于线性扫描）、相控(用于扇形扫描)、环阵(用于在单个扫描线中控制焦点区域)。它们可以控制脉冲激发时间，使发射脉冲聚焦，并通过延迟接收回波来聚焦接收到的信号。

线性排列由一组窄的平行的矩形振元(换能器)组成，并被放置在一个基座上。在传递中通过按事先计划好的顺序依次激发各单元形成聚焦。这种情况可参见图1.27（3振元）。在要求的波束周边的振元首先被激发，中间部分振元最后被激发。激发时间被精心调整以便使所有振元同时同步到达所希望的焦点。且在焦点处产生一个压力很大的脉冲(在图中t_2时间)。在接收模式下，从振元接收到的回声用同样的方法对时间进行了调整，使中部振元的时间延迟达到最大从而使焦点处的回波在时间上对齐。经延迟的RF回波相加得到期望的接收聚焦。这种排列允许动态聚焦，这样可以延长有效的接收波的焦距。在这种模式下，通过连续调整延迟时间对各深度的回波进行聚焦。相应的，随着时间的推移，有效的聚焦长度(F_e)也逐渐增加，$Fe=ct_e/2$，c是假定的传播速度，t_e是激发后所经历的时间。

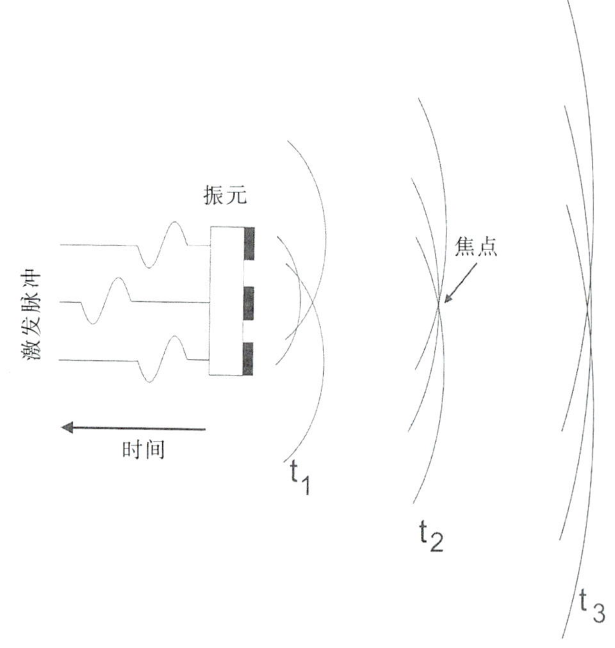

图1.27 在三个连续的时间点来自三个振元的超声波前部散射。激发脉冲已经计时以便超声束中心聚焦于t_2。

时间延迟操作在一个扫描线上提供了聚焦的探查，线阵可以包括256个振元，并且可以使用一组(例如16个元件)在这个线上进行探查。线性波束扫描可以通过逐渐改变激活元件的组别来实现。这样，被扫描区域的全部侧向宽度就等于换能器的长度。线阵使得超声波在水平面上形成电子聚焦，这个面与振元的长轴是垂直的，使用一个圆柱形透镜可以在正交的平面上提供固定的聚焦。

相控阵使用同样的操作以获得扇形扫描，而不是线性扫描。扫描区域是一个扇形区域，这些换能器包含较少的振元，采用与线阵相同的时间延迟方式在一条线上聚焦。然而，扫描线的方向的改变是通过线性地延迟各振元的激发时间从而产生指向所需方向的波前来实现的。例如，要使波束向左转动一个角度，在列阵右边缘的振元先被激发，左边缘的振元最后被激发。

环阵采用同心圆振元沿换能器中央轴方向控制换能器有效的聚焦长度。每个聚焦的波束都是由外环首先激发，内环最后激发的。计算出的时间延迟使从各振元来的脉冲同时到达希望的焦点处。为了获得动态聚焦效果，要将每一个振元的回波进行延迟并叠加，就像在线阵中所述的那样。环阵不支持电子扫描，但可以进行焦点控制和增加焦点的深度，经常采用它使焦点在环振前所加透镜的固定焦点前后变化。

高强度超声波的生物学效应

高强度的超声可以通过几种机制来影响人体组织结构，这几种机制影响程度的大小取决于入射超声的强度和压力振幅[34]。超声波的强度被定义为在单位时间内通过单位面积的超声波的能量。对于一个平面超声波，强度I与超声波压力变化的振幅p(t)有关，还与传播媒介的声阻抗有关：

$$I=\frac{\overline{p^2(t)}}{Z}$$

公式中最上部的横线表示一段时间的平均值，I的单位是w/cm^2。在实际应用中，用于表示空间及时间的平均波幅的强度，同美国食品和药品管理局(FDA)所描述的照射标准一样。

在高水平的辐射下，超声可以通过热效应、机械效应和空穴效应来改变人体组织[34]。热效应的产生是由于组织吸收了超声能量，转化为热能。当入射能量足够大时，相应的温度升高可以使组织受损或变性。机械效应的产生是当入射波被吸收或被组织结构所反射后，在强度过高时，被吸收或反射的超声使超声波的动量方向发生改变，并产生放射性力量，这可使组织发生运动或使液体发生汽化。空穴效应大多数发生在低频率的情况下，这种情况的发生是由于压力振幅过大，负向压力促使充气的微气泡增长直到正向压力使它们突然破裂，这种破裂可伴随有局部产生一个大的机械力，从而破坏微气泡周围的组织。

关于广泛使用的诊断性超声，由于它们的强度和压力很低，没有显示出对组织有损伤的迹象，经动物实验证实，也没有造成损伤的报道。现有的实验室数据显示，现有的诊断性超声装置都是安全的。FDA的指南将在下文中描述，它系统地阐述了超声波的安全性，并认为它是安全的。然而，动物实验证明，高强度的辐射会导致眼部组织发生生理上的改变。

高强度的超声波对眼部影响的研究在1938年就开始了。当时，Zeiss[31]描述了在高强度超声作用下出现了体外诱发性白内障。一系列的调查表明热效应可造成白内障[35-38]及角膜[39]、脉络膜、视网膜、巩膜[40-42]损伤。机械性血管压迫可造成脉络膜视网膜损伤，这种损伤是由抑制血流冷却过程完成的[42]。能造成眼部损伤的超声辐射水平比日常用于诊断的超声的辐射水平高得多。这些发现与一个报告结果相同，这个报告称即使经过4小时的诊断性超声照射，也未给眼部造成损害[43]。动物实验表明，即使延长照射时间，频率提高到40MHz(使用VHF诊断系统)，也没有造成损害[44]。

高强度的聚焦超声波(HIFU)可以利用它的物理作用来治疗不同器官的疾病[45,46]。典型的HIFU治疗是用辐射水平在几百w/cm^2，持续时间是几秒的超声来对病灶产生破坏作用。这些辐射水平被精心设计以使超声效应在血流变冷以前就发挥出来。对于眼部，超声波已被用来治疗人类青光眼，其原理是使用热效应造成睫状体损伤以减少房水的生长，并加大房水流出的通道[47]。在动物实验中，脉络膜视网膜损伤造成的视网膜粘连与激光治疗的效果是一样的。HIFU照射可以防止视网膜裂口的扩大，并有利于脱离的视网膜重新复位[48]。使用脉冲式的HIFU波束可以成功地诱发家兔玻璃体出血[48]和膜破坏[50]，这是因为HIFU波可以造成机械性搅动以促使玻璃体出血和膜状物消散。对肿瘤的治疗进行研究，例如，使用HIFU治疗在裸鼠身上生长的移植的人类黑色素瘤[51,52]。超声热疗也用于治疗肿瘤，例如使用宽波束低强度的(数个w/cm^2)超声可以持续加热30分钟，温度接近45℃[53,54]。

FDA曝光指数

FDA精心制定了安全指南，以保证所有用于诊断的超声辐射水平都在安全辐射阈值以下[55,56]，这些指标如下：

空间峰值脉冲的平均强度：$I_{SPPA.3}$

空间峰值时间平均强度：$I_{SPTA.3}$

机械指数：$MI=Pr_{.3}/f_c^{0.5}$

热指数：$TI=Wf_c/210$

强度单位是W/cm^2，使用下标来表示空间和时间因素，*SP*(空间峰值)下标表示在波束中最大的强度水平，*PA*(脉冲平均值)下标表示一个单脉冲持续时间的平均值。*TA*(平均时间)下标是指一个脉冲与下一个脉冲间隔的平均值，这个间隔取决于脉冲重复的频率(*A*型)或扫描速率(*B*型)。下标指数0.3表示这个值已补偿了换能器与测试点之间的衰减(假定为$0.3dBcm^{-1}MHz^{-1}$)。

机械指数MI的定义是经补偿的峰值稀疏压，*Pr*(百万帕斯卡)除以中心频率*fc*(百万赫兹)的平方根。*MI*是一个没有单位的数，与空穴效应的风险有关。热指数*TI*被定义为输出的能量W(单位是毫瓦)，乘以中心频率*fc*(百万赫兹)，再除以210m*WMHz*。分母是指能将组织提高1℃所需要的能量。这样，TI就是一个没有单位的数值，一个单位的值可将所通过的组织温度升高1℃。

在美国出售的超声波装置都必须符合FDA标准，

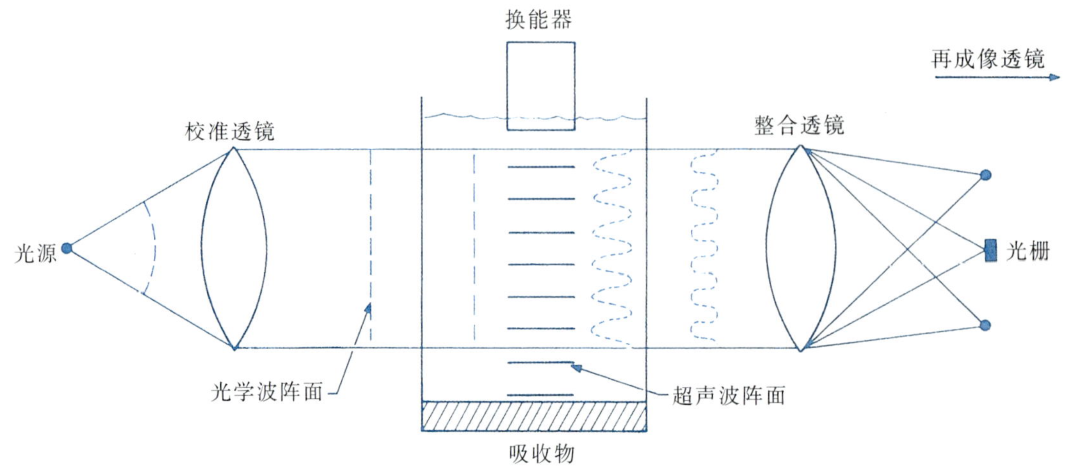

图1.28 纹影照相系统简图。

FDA提供了两个路径以便使超声装置符合它的要求。在路径1中,超声装置生产商必须表明他们是依照510(k)进行生产的,他们所生产的诊断设备发出的超声是安全的,判断的标准是基于过去的经验。对于眼科来说,这些标准如下:I_{SPTA3}=17mW/cm²,I_{SPPA3}=28W/cm²,MI=0.23[55],这些数值比用在其他方面的数值要低。比如,$I_{SPTA.3}$的阈值对于体表血管、心脏和胎儿的数值分别是720、430、94mW/cm²,然而眼科用17mW/cm²。在眼科之所以阈值较低,其原因是白内障的形成。白内障形成可能的相关性是晶体纤维有较高的衰减系数,而且,晶状体没有血管进行冷缺。实际上,所有眼科诊断用超声诊断仪都依照路径1执行。

路径3装置遵循输出显示标准[56]。在这种条件下,超声诊断仪必须公布MI和/或TI,如果条件允许,每个指标都可以超过1.0,在路径3,眼科设备TI不能超过1.0,MI不能大于0.23,$I_{SPTA.3}$必须在50mW/cm²以下。路径3适用于可能包含眼科小器官探头的通用B型超声设备。

对于眼科标准[57]的有效性一直有争论,特别是对于超高频的超声仪(VHF)[44]。FDA定期用最新的研究评价现存的标准。

超声声束参数的测量

在某些研究领域必须要探测超声的辐射水平,生产商必须使超声产品符合FDA的标准[58]。小的超声探头(水听器)常常被用来精确测量超声波压力脉冲,探针式的水听器使用小的换能器作为接收器以测量压力的局部数值,作为时间的一个函数。其他水听器使用大的PVDF膜,它的电极划分成小的活性区域,以方便测量。这些探针采用PVDF,因为它与水相匹配得很好,这样,它们就不会对入射波束产生明显的影响。两种形式的水听器都可以在一个充满的水槽中通过入射波束并进行校准和扫描,它们的输出电压值与压力(帕斯卡)直接相关,是一个时间函数。

纹影技术使用一个光学系统以使超声波能产生一个可以看到的图像。纹影图像中每个点的光强度与产生图像的波束的平均压力振幅相关,从而对波的强度产生一个半定量的测量。

在纹影系统中(图1.28),一个点光源和一准直透镜结合起来形成一个平面光波,这个光波可通过充满液体的光学池。从光学池中出来的光波被聚焦在一个小的不透明光栅上。如果超声波没有通过光学池中的液体,所有光线都会被光栅所阻挡。

用于研究的换能器被放置在池内,并通过持续性的正弦电压来激发。超声波扰乱了池中液体的折射指数,以至于从池中出来的光线不再保持平行,这样就不能完全聚焦于光栅上。绕过光栅的那部分光线包含了与波束结构有关的空间及振幅信息,一个再成像透镜将这些信息转换成图像形式。如果没有光栅,不受干扰的部分入射光线就会使纹影图像变得模糊。敏感的纹影照相系统被用来制造高品质的装备以检测脉冲波。

放射压力技术被用来测定从诊断换能器中散发出来的超声波能量。在一些设备中,波束被一个有高度反射性能的板以45°角的方式被反射出来。一个分析天平可以测量板上所受到的由于超声波动量方向改变所产生的微小的力。这个力与入射超声波的能量直接相关,1mW的能量水平可以产生0.067mg的力量。仔细设计的带有敏感天平的测量系统能够测量出诊断用超声波所遇到的低水平的能量。

在下一章中，将讨论如何使用物理原理设计和制造临床使用的超声装置以用于眼科检查。

参考文献

1. Mundt GH, Hughes WF. Ultrasonics in ocular diagnosis. *Am J Ophthalmol*. 1956;41:488–498.
2. Kinsler L, Frey A. *Fundamentals of Acoustics*. 4th ed. New York: John Wiley and Sons; 2000.
3. Kino GS. *Acoustic Waves: Devices, Imaging, and Analog Signal Processing*. Englewood Cliffs, NJ: Prentice-Hall; 1987.
4. Kremkau FW. *Diagnostic Ultrasound: Principles and Instruments*. Philadelphia: WB Saunders; 2002.
5. Pavlin CJ, Harasiewicz K, Foster FS. Ultrasound biomicroscopy of anterior segment structures in normal and glaucomatous eyes. *Am J Ophthalmol*. 1992;113:381–389.
6. Silverman RH, Lizzi FL, Ursea BG, et al. High resolution ultrasonic imaging and characterization of the ciliary body. *Invest Ophthalmol Vis Sci*. 2001;42:885–894.
7. Fujimoto JG, Brezinski ME, Tearney GJ, et al. Optical biopsy and imaging using optical coherence tomography. *Nature Medicine*. 1995;1:970–972.
8. Sherar MD, Foster FS. The design and fabrication of high frequency poly(vinylidene fluoride) transducers. *Ultra son Imaging*. 1989;11:75–94.
9. Chivers RC, Round WH, Zieniuk JK. Investigation of ultrasound axially traversing the human eye. *Ultra Med Biol*. 1984;10:173–188.
10. Oksala A, Lehtinen A. Measurement of the velocity of sound in some parts of the eye. *Acta Ophthalmol*. 1958; 36:633–639.
11. Thijssen MJ, Mol MJ, Timer MR. Acoustic parameters of ocular tissues. *Ultra Med Biol*. 1983;11:157–161.
12. Jansson F, Kock E. Determination of the velocity of ultrasound in the human lens and vitreous. *Acta Ophthalmol*. 1962;40:420–433.
13. De Korte CL, van der Steen AF, Thijssen JM. Acoustic velocity and attenuation of eye tissues at 20 MHz. *Ultra Med Biol*. 1994;20:471–480.
14. Ye SG, Harasiewicz KA, Pavlin CJ, et al. Ultrasound characterization of normal ocular tissue in the frequency range from 50 MHz to 100 MHz. *IEEE Trans Ultrason Ferroelectr Freq Control*. 1995;42:8–14.
15. Coleman DJ, Lizzi FL, Franzen LA, et al. A determination of the velocity of ultrasound in cataractous lenses. In: Francois J, Goes F, eds. *Ultrasonography in Ophthalmology*. Basel, Switzerland: Karger; 1975:246–251.
16. Willard G. Temperature coefficients of ultrasonic velocity in solutions. *J Acoust Soc Am*. 1947;19:235–241.
17. Frucht AH. Die schallgeschwindigkeit in menoschlichen and tierischen geweben. *Z Ges Exp Med*. 1953; 120:526–557.
18. Bamber JC, Hill CR. Ultrasonic attenuation and propagation speed in mammalian tissues as a function of temperature. *Ultrasound Med Biol*. 1979;5:149–157.
19. Muir TG, Carstensen EL. Prediction of nonlinear acoustic effects at biomedical frequencies and intensities. *Ultrasound Med Biol*. 1980;6:345–357.
20. Baum G, Greenwood I. The application of ultrasonic locating techniques to ophthalmology: part I. *Am J Ophthalmol*. 1958;46:319–329.
21. Feleppa EJ, Lizzi FL, Coleman DJ. Diagnostic spectrum analysis in ophthalmology: a physical perspective. *Ultrasound Med Biol*. 1986;12:623–631.
22. Lizzi FL, Feleppa EJ, Alam SK, et al. Ultrasonic spectrum analysis for tissue evaluation. *Special Issue on Ultrasonic Image Processing & Analysis in Pattern Recognition Letters*. 2003;24:637–658.
23. Deng CX, Lizzi FL. A review of physical phenomena associated with ultrasonic contrast agents and illustrative clinic applications. *Ultrasound Med Biol*. 2002;28:277–286.
24. Begui ZE. Acoustic properties of the refractive media of the eye. *J Acoust Soc Am*. 1954;26:365–368.
25. Filipczynski L. Visualizing internal structures of the eye by means of ultrasonics. *Proc Vibr Probl*. 1967;4:357–368.
26. de Korte CL, van der Steen AF, Thijssen JM. Acoustic velocity and attenuation of eye tissues at 20 MHz. *Ultrasound Med Biol*. 1994;20:471–480.
27. Lizzi F, Burt W, Coleman DJ. Effects of ocular structures on the propagation of ultrasound in the eye. *Arch Ophthalmol*. 1970;84:635–640.
28. Redwood M. Transient performance of a piezoelectric transducer. *J Acoust Soc Am*. 1961;33:527–535.
29. Cannata JM, Ritter TA, Chen W, et al. Design of efficient, broadband single-element (20-80 MHz) ultrasonic transducers for medical imaging applications. *IEEE Trans Ultrason Ferroelectr Freq Control*. 2003;50:1548–1557.
30. O'Neil HT. Theory of focusing radiators. *J Acoust Soc Am*. 1949;21:516–526.
31. Arditi M, Foster FS, Hunt JW. Transient fields of concave annular arrays. *Ultrason Imaging*. 1981;3:37–61.
32. Coleman DJ, Silverman RH, Chabi A, et al. High resolution ultrasonic imaging of the posterior eye. *Ophthalmology*. In press.
33. Shung KK, Zipparo M. Ultrasonic transducers and arrays. *IEEE Eng Med Biol Mag*. 1996;15:20–30.
34. Nyborg WL, Ziskin MC, eds. *Biological Effects of Ultrasound*. New York: Churchill Livingstone; 1985.
35. Zeiss E. Effects of ultrasound on excised bovine lenses. *Graefe Arch Clin Exp Ophthalmol*. 1938;139:301–322.
36. Lavine O, Langenstrass KH, Bowyer CM, et al. Effects of ultrasonic waves on the refractive media of the eye. *Arch Ophthalmol*. 1952;47:204–219.
37. Torchia RT, Purnell EW, Sokollu A. Cataract production by ultrasound. *Am J Ophthalmol*. 1967;64:305–309.
38. Lizzi FL, Packer AJ, Coleman DJ. Experimental cataract production by high frequency ultrasound. *Ann Ophthalmol*. 1978;10:934–942.
39. Rutzen AR, Roberts CW, Driller J, et al. Production of corneal lesions using high-intensity focused ultrasound. *Cornea*. 1990;9:324–330.
40. Purnell EW, Sokollu A, Torchia R, et al. Focal chorioretinitis produced by ultrasound. *Invest Ophthalmol*. 1964; 3:657–664.
41. Lizzi FL, Coleman DJ, Driller J, et al. Experimental ultrasonically induced lesions in the retina, choroid, and sclera. *Invest Ophthalmol Vis Sci*. 1978;17(4):350–360.
42. Lizzi FL, Coleman DJ, Driller J, et al. Effects of pulsed ultrasound on ocular tissue. *Ultrasound Med Biol*. 1981; 7(3):245–252.
43. Ziskin M, Romayandanda N, Harris K. Ophthalmologic effect of ultrasound at diagnostic intensities. *J Clin Ultrasound*. 1974;2:119–122.
44. Silverman RH, Lizzi FL, Ursea BG, et al. Safety levels for exposure of cornea and lens to very high-frequency ultrasound. *J Ultrasound Med*. 2001;20:979–986.
45. Hill CR, ter Haar GR. Review article: high intensity focused ultrasound—potential for cancer treatment. *Br J Radiol*. 1992;68:1296–1303.
46. Hynynen K. Review of ultrasound therapy. In: *Proceedings of IEEE Ultrasonics Symposium*. 1997:1305–1313.

47. Silverman RH, Vogelsang B, Rondeau MJ, et al. Therapeutic ultrasound for the treatment of glaucoma: results of a multicenter clinical trial. *Am J Ophthalmol.* 1991; 111:327–337.
48. Rosecran LR, Iwamoto T, Rosado A, et al. Therapeutic ultrasound in the treatment of retinal detachment: clinical observations and light and electron microscopy. *Retina.* 1985;5:115–122.
49. Lucas BC, Driller J, Iwamoto T, et al. Ultrasonically induced disruption and hemolysis of vitreous hemorrhages. *Ultrasound Med Biol.* 1989;15:29–37.
50. Coleman DJ, Lizzi FL, El-Mofty AA, et al. Ultrasonically accelerated resorption of vitreous membranes. *Am J Ophthalmol.* 1980;89(4):490–499.
51. Lizzi FL. High-precision thermotherapy for small lesions. *Eur Urol.* 1993;23:23–28.
52. Lizzi FL, Astor M, Deng CX, et al. Control of lesion geometry using asymmetric beams for ultrasonic tumor therapy. *Proceedings of SPIE Conference on Ultrasonic Transducer Engineering*, 1998;3341:99–106.
53. Coleman DJ, Silverman RH, Iwamoto T, et al. Histopathologic effects of ultrasonically induced hyperthermia in intraocular malignant melanoma. *Ophthalmology.* 1988; 95:970–981.
54. Coleman DJ, Silverman RH, Ursea R, et al. Ultrasonically induced hyperthermia for adjunctive treatment of intraocular malignant melanoma. *Retina.* 1997;17:109–117.
55. *Information for Manufacturers Seeking Marketing Clearance of Diagnostic Ultrasound Systems and Transducers.* Rockville, MD: Food and Drug Administration, Center for Devices and Radiological Health; 1997.
56. *Standard for Real-Time Display of Thermal and Mechanical Acoustic Output Indices on Diagnostic Ultrasound Equipment.* Laurel, MD: American Institute of Ultrasound in Medicine; Arlington, VA: National Electrical Manufacturers Association; 1998.
57. Herman BA, Harris GR. Theoretical study of steady-state temperature rise within the eye due to ultrasound insonation. *IEEE Trans Ultrason Ferroelectr Freq Control.* 1999;46:1566–1575.
58. Ziskin MC, Lewin PA, eds. *Ultrasonic Exposimetry.* Boca Raton, FL: CRC Press; 1993.

2 超声系统

在眼科学中，最常用的两种超声成像显示方式是A型超声和B型超声，又称为A超、B超。这两种工作模式通过不同的显示方式表现解剖学信息。A型超声是一种回声振幅显示法，将回声振幅沿一条视线或向量作为距离的函数（图2.1）。A超是最早应用于眼科临床的超声成像显示方式[1]。它被用于确定组织特征中，如眼内肿瘤、玻璃体出血。此外还广泛应用于生物测量中，如眼轴长度测量和角膜测厚。B超是从上世纪五十年代后期发展起来的[2]，它是一种典型的二维体层成像方式（图2.2）。这种图像提供了眼睛和眼眶的解剖信息，这在多种疾病诊断中十分有用。A型和B型超声系统可以分别工作或共同组合在一台仪器中。A型图像显示可使用专用的A型换能器产生，也可以从包含B型显示的单独矢量中获取。

尽管在第1章讨论的基本物理定律是所有超声系统工作的基础，但应该说是电子和计算机技术把那些物理定律转变为了实际的诊断设备。现代超声扫描仪运用电子和计算机技术来产生超声脉冲，处理回波数据，显示图像及相关信息。这一章讨论在A型超声和B型超声成像产生的每一个阶段中电子技术的应用以及这些独立的电子技术是怎样影响成像结果的。同时也讨论了分辨和减少不正确的系统调试带来的误导性结果的方法。贯穿整个章节，强调了超声图像整体质量的三种参数：分辨率、灵敏度和动态范围。在第1章定义的空间分辨率是指区别两个近距离的反射物的能力。在这也讨论时域分辨率，是指整个过程中对组织变化的表现能力。灵敏度是指能够在超声图像上检测到的最弱的反射信号的能力。动态范围描述了在超声成像中能够被准确重构的回波幅值范围。

本章除了介绍A型超声和B型超声外，还将介绍在眼科学中不常用到的或新近才研发出的显示方式，包括多普勒、M型、swept模式。

超声机的构成

如图2.3，超声机由以下几部分组成：

- 换能器/探头
- 伺服器（仅在B型超声系统中）
- 脉冲发生器
- 接收器
- 扫描变换器和显示器

现代仪器的系统设计趋势是向集成的数字组件发展。将前面所提到的功能集中到一个电路板上，使整个系统成本更低，可靠性更强且更易于维护。由于这样的集成，使得一些组件不再以独立的方式出现，但是我们仍然须将它们认为是独立的功能块。

探头

在B型超声系统中，我们通过一种手段使超声束能在所探查的平面上进行扫描。在眼科医学中使用最为广泛的机械扇形扫描系统中，换能器置于一个密封的、充满液体的外壳中，且在外壳的顶端有一透声窗。当操作时，换能器会随着机械装置以45°~60°的角度来回摆动，摆动的速率为每秒几次。我们称这种摆动的频率为帧频，在眼科医学中帧频通常为10Hz，但在某些设备中帧频可以达到30Hz甚至更高。

伺服器

伺服器是用来控制换能器在探头中的运动和记录换能器在任一时刻位置的装置。伺服器控制探头内的

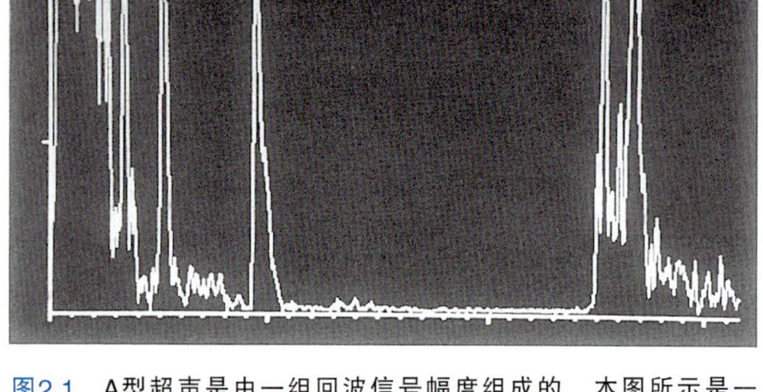

图2.1　A型超声是由一组回波信号幅度组成的。本图所示是一典型A型超声图像，描述的是通过眼睑接触式扫描显示的正常眼轴的A超图像。图像中波峰对应着眼睑(L)、角膜(C)、晶状体前表面(AL)、晶状体后表面(PL)和视网膜(R)。

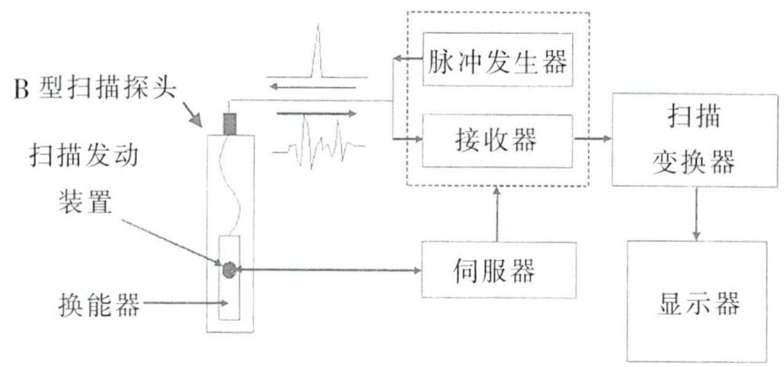

图2.3　图示为B超系统的电子组成。其中包括探头(包括换能器和机械扫描装置)，脉冲发生器/接收器(用于激发换能器和放大回波信号)，伺服器(用于监控换能器的方向)，扫描变换器(使回波信号数字化以便于显示)和显示设备。

电机，这样当换能器转动时，伺服器可以连续地监控它的位置。每个扫描帧内包含一组固定数目的向量(一般为256个)，且这些向量分布均匀。随着电机带动换能器进行扫描，伺服器监测换能器的位置并向脉冲发生器及其他组件发出信号，以便在适当的位置获得脉冲/回波向量。

脉冲发生器

超声脉冲发生器反复地用短的电压脉冲激发换能器，作用在它的压电元件的电极两端。每一次激发都会产生一个超声脉冲。产生的超声脉冲重复频率(PRF)必须足够低以确保换能器可以在下一个超声脉冲产生前接收到所有回波信号。如果我们考虑探测达到视交叉，这一距离近似6cm(即我们需要考虑的最远距离)，这样我们就可以确定超声脉冲从发射到接收所需要的时间为2×0.06m÷1540m/s=0.078ms。举例来说，如果我们使用重复频率为1KHz的超声脉冲，这样每个脉冲产生的时间间隔为1ms，远远长于脉冲从发射到眼眶最深处再返回到换能器的时间。

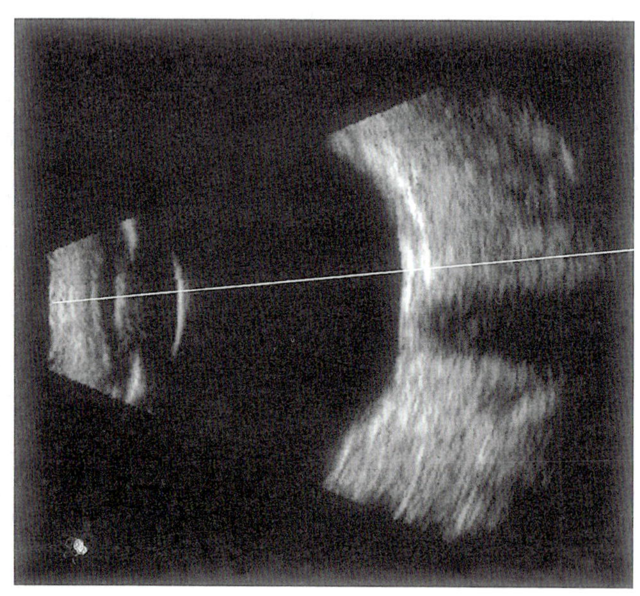

图2.2　由图2.1我们可以看出由于A型扫描的结果是独立的，很难将与其相关的信息进行联系。而从这幅B型扫描图像中我们不仅可以得到图2.1的A型扫描的矢量，还可以获得眼睛解剖学图像的信息。

超声脉冲的性质是决定发射声脉冲特性的重要因素之一，决定着超声系统可获得的分辨率。脉冲的重要特性包括它的波形，持续时间和幅值。在A超和B超成像中最常用脉冲波形为负向尖脉冲信号，在其他工作模式中，有时也使用单周期的正弦波信号。长激发信号相应的产生长超声信号，也就使得轴向分辨率变低。因此，负向尖脉冲激发的持续时间通常设计的很短。不同于负向尖脉冲激发，单周期正弦波激发频率可以调整为符合或不符合换能器本身的谐振频率。因此，单周期正弦波可以用于改变换能器的输出频率，略高于或略低于换能器的固有频率。激发脉冲的幅值对达到足够的灵敏度有着重要的作用。举例来说，如果振幅范围为100~400V，那么它所产生的超声脉冲将足够大到可以检测从弱反射平面返回的回波信号，例如玻璃体视网膜界面。虽然高电压可以产生高幅值的脉冲，从而提高灵敏度，但过高的电压会造成声脉冲的变形(例如振铃征)，降低轴向分辨率。在某些系统中，利用脉冲发生器的一些特性，如阻尼衰减和脉冲能量，可以使激发脉冲在极短、低振幅脉冲(提供高分辨率、低灵敏度)和长、高振幅脉冲(低分辨率、高灵敏度)之间改变。对于某些设备，如果使用者对脉冲特性比较了解，那么在临床使用时可以调节仪器找到一个分辨率、灵敏度的最佳结合点以便更好地进行诊断。

接收器

随着换能器被激发，从眼内和眼眶组织传回的回波撞击到换能器上，产生与回波幅值成比例的小电压。这些电压要先经过放大器和一些相关电子器件的处理才能成为可以用于显示的信号。这个必要的操作是由电子接收器完成的，其最主要的功能也就是放大由换能器产生的小电压。我们需要100倍(40dB)或者更高的增益来增大这些信号的幅值，使它们从最初低幅值(如1mV)增大到与显示要求相一致的幅值。接收器的功能包括一个限幅器，此限幅器可以防止脉冲发生器产生的高电压激发尖脉冲的损坏，有时会有一个低噪声前置放大器(在某些系统中这部分做在了探头中)进行放大，此外还可能有一些其他功能，如时间增益控制(TGC)、对数压缩、噪声抑制和包络检波。

接收器增益最值得注意的一点是信号饱和问题。当放大脉冲达到放大器所能工作的最大幅值(例如5V)时，将会发生信号饱和的问题。如果输入信号过大(或者是增益过高)，会出现饱和问题，可能会丢失掉和回波强度相关的临床信息(图2.4)。在A型超声和B型超声图像的前端，当放大器检测到一部分大的激发脉冲时总会出现饱和现象。它在换能器前产生了一段盲区，并且遮蔽相邻组织中的回声。由于这个原因，在大多数扫描系统中并不显示这个区域，这也导致所有的换能器需要在探查物体和换能器间保持一定距离。

电噪声影响了对小幅值回波信号的检测，同时给宽频带放大器带来严重问题。噪声是由小的、随机变化的电压信号组成的，而这些电压信号是由系统器件中

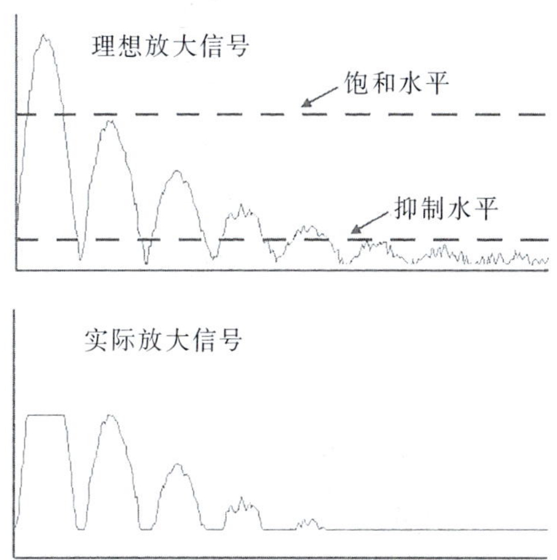

图2.4 所有放大器都有饱和值，如果通过该放大器的信号大于饱和值，大于的部分将被消去或失真。用户可控的抑制电压使得低幅值信号(如噪声)可以得到抑制。本图显示了饱和和抑制作用分别对高幅值信号和低幅值信号的效果。

的电子统计学波动产生的。高增益使得噪声信号在超声图像中如“杂草”一般，而且模糊了低幅值的回波信号。一些超声系统可以提供噪声抑制，设定一个门槛电压来防止噪声成像。但如果抑制调节得不恰当，会抑制一些小的或适中的回波信号，而这些信号很可能对医学诊断有着重大意义(图2.4)。

放大器通常包括滤波器，以保证一个特定频率范围(通常在换能器中心频率附近)内的信号通过。这样频率的带通操作可以减少无关信号源产生的噪声。

饱和噪声共同决定了放大器的动态范围。动态范围是指能够得到有效输出信号时的输入信号幅值范围。最大有效输入信号幅值为饱和上限值；最小有效输入信号为得到的输出信号刚刚高于噪声信号幅值（抑制幅值)的信号。举例来说，通常动态范围为60dB的放大器，它的最大输入信号是最小输入信号的一百万倍。这一范围完全满足精确的显示组织回波的要求。

时间增益控制(TGC)是放大作用的一种形式，它随着距离提高增益。回波信号随着传播距离的增加声能量逐渐减少，回波幅值也随之减小。我们利用时间增益控制的特性，来补偿幅值的衰减。正如本书第1章中提到的，在超声脉冲传播过程中，组织吸收将导致其能量的进一步损失。吸收造成的回波信号能量衰减随着传播距离的增加呈指数性增长。为了补偿这种衰减，我们使用与吸收衰减相反的方式，随着时间t增大放大器的增益。其中增益用公式$e^{\alpha ct}$来表示的，α是吸收系数，c为超声传播速率。虽然TGC很有用，但它无法精确的补偿眼睛、眼眶中的吸收衰减，这是因为在特殊的眼睛和眼眶组织中吸收系数有着巨大的差异。因此，在大多数眼科超声仪器中并不采用刚刚提到的那种公式，而是让使用者通过一系列连续的范围不重叠的窗口来进行任意的调节。TGC调整后的图像如图2.5。

包络检波，或称包络解调，用于将未处理的射频(RF)回波信号数据的正负电压值(或0值)转换为正值，有时指的是视频信号或包络。这一过程，如图2.6所示，包括整流阶段，在此阶段中将所有负值电压取绝对值变为正值，然后通过一个匹配的低通滤波器，使经整流的射频信号波形去除零点，变得更为平滑，没有过多的斑点。包络解调是成像至关重要的一个步骤，因为A超和B超图像都只能显示正值数据。信号包络通常用来构成A超和B超的图像。

压缩是减小高低幅值回波信号差异的一种方法。这种方法非常重要，因为显示设备有动态范围，这个范围远远低于线性放大回波幅值范围。对数放大是一种压缩方法。在标准的(线性的)放大器中，增益G是独立

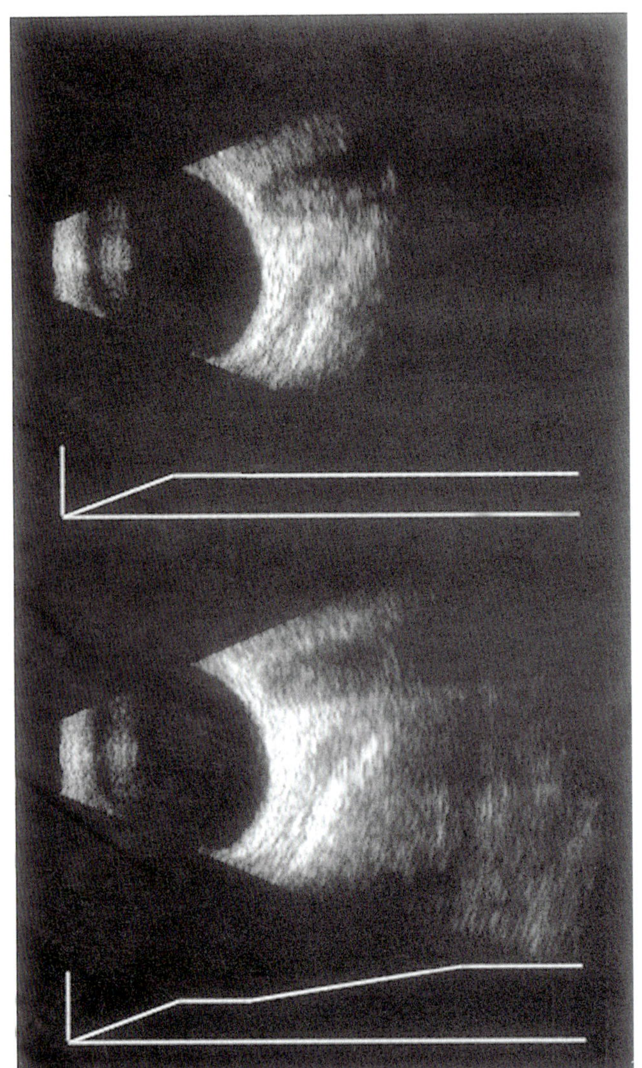

图2.5 时间增益控制(TGC)包括一个随着深度变化的增益控制,由此我们可以来增强信号,以免它们因为衰减而消失。其中上图表示的是B超在未使用时间增益控制情况下眼睛和眼眶的图像,图下方是平直的TGC曲线。下图表示的是同一检测物在使用时间增益控制情况下显示的图像,由图可以看出眼眶部分信号得到了加强。

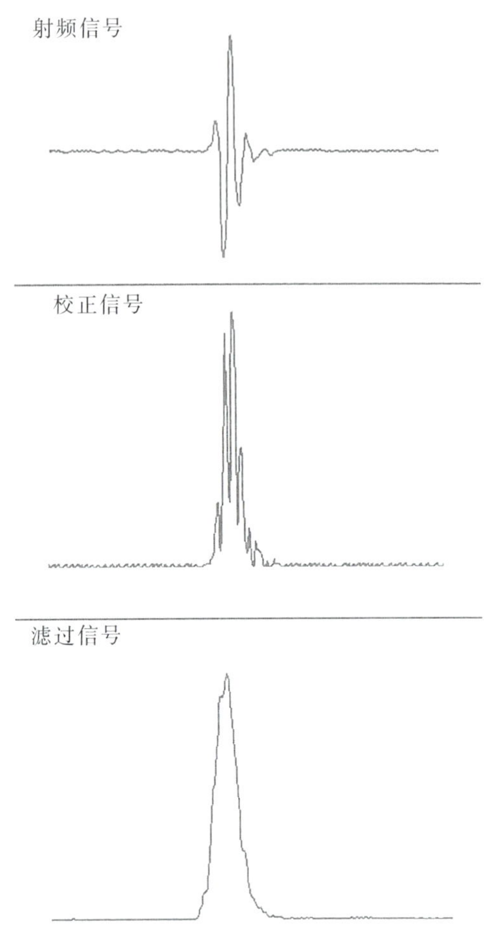

图2.6 本图示意了回波信号的处理过程。射频信号(RF)是由正负电压组成,表示声波的正负压值,但是射频信号不便于显示。因此处理回波信号的第一步是整流信号,在此过程中将负电压值变为正值,其绝对值不变。从第二幅图我们可以看出,校正后的信号由于射频波形中的零点变得起伏很大,因此我们要将校正信号通过一个低通滤波器以便获得更为平滑的信号,如第三幅图所示。处理后的信号称为"包络",这种信号用于A超、B超的显示。

于输入信号电平的,输出电压是相应的输入脉冲的增益G倍。在对数放大器中,输出电压与输入电压的对数成比例。如图2.7中所示,这种放大对应小信号为较大增益,而对应大信号的是较小增益。因此对数特性减少了回波电平的差异性,并允许在一个放大器或数字变换器的噪声和饱和水平之间有一个更宽范围的输入信号落差。对数放大能有效地运用在B型超声波系统中,B型超声系统采用对数放大把大范围的输入回波信号压缩成小范围的能够在数字显示仪中显示的高清晰度的信号。其他非线性函数也被用在超声成像中以增强成像效果。例如,一种S型函数,能够在中间的信号幅值的时候得到最大动态电压范围。这种S型函数用于"标准化"A型超声成像中证明了其在A型超声检查系统中的实用性[3]。但是,像这样的非线性放大很难区分相关回波幅值,也很难把诊断回波类型和从标准系统中得到的回波分开。典型化的A型超声很容易失真,除非在调节所有系统参数时十分小心。

检波把射频数据转换为易于显示的形式,但是这样做却是以失去原回波数据中的某些信息为代价。如果我们把反射系数定义为$(Z_2-Z_1)/(Z_1+Z_2)$,如第1章所述的那样,Z代表声阻抗,然后我们可以看见尽管是同样数量,当从高阻抗介质到低阻抗介质($Z_1>Z_2$)时,介质反射系数发生了显著的变化,与低阻抗到高阻抗

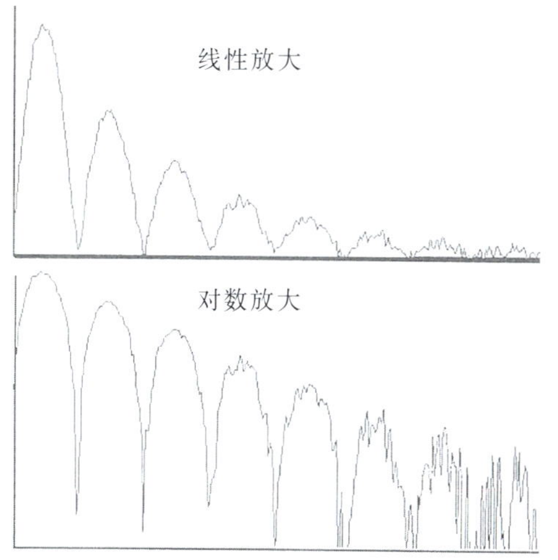

图2.7 通过减少强弱回波信号之间的差异，应用对数放大可以扩大动态范围。这样就允许对弱回波信号进行显示而不引起强回波信号的饱和。

($Z_1<Z_2$)是相反的，这种效应如图2.8所示。因此，射频信号能够提供通过一界面时阻抗变化的方向和大小的信息，而检波信号只提供有关大小的信息。射频信号处理现在已经成为提取关于组织微观结构的精确信息的一种很好的方法，并不仅仅应用于眼科，很多具有特殊用途的复杂的超声系统都采用了射频信号检测。

扫描转换器及其显示

早期的超声仪是使用模拟设备，如示波器、电视监控

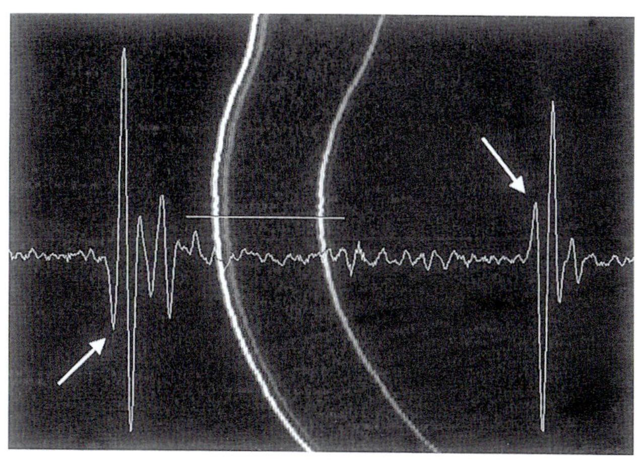

图2.8 射频数据来源于对角膜的50MHz扫描得到的指示的(水平方向)矢量部分。需要说明的角膜后表面的回波相位(右箭头所示)和角膜前表面回波相位(左箭头所示)相反。这种效应是由于表面的反射系数的符号是相反的，前为正即［(1640−1540)/(1640+1540)=0.031］，而后为负即［(1540−1640)/(1540+1640)=−0.031］。其中角膜中声速为1640m/s，而在盐水耦合介质和房水中都为1540m/s。

器等显示设备。这种方式事实上已经被数字显示所替代，而要进行数字显示就需采用一个模—数转换器(ADC)。

模—数转换是把连续的信号转变为计算机能够识别的离散的二进制信号。模—数转换器以一定的速率对放大器的输出信号进行采样，采用速率通常来说至少要是信号中最高频率的两倍。尽管对于初始模拟信号，并不限制它的幅值(在放大器的动态范围内)，模—数转换器限制了可以获得的数据电压的范围和数量。例如，一个8位的ADC能够储存2^8=256个电压电平。如果一个电压电平超过了ADC的电平范围，这个电平值将丢失。现在眼科超声系统中应用最多的是8位的数字转换器，但也可用更高位数的器件。例如，一个12位数字转换器能够储存4096个电平值。随着更高位的数字转换器在仪器中的应用，电平区分将越来越细，丢失的信息将会减少，也就是说转换的精度将会越来越高。

为了数字显示超声波数据，使用了一种特殊类型的ADC即扫描变换器。扫描变换器记录一连串位置信息，这些位置信息直接对应数字显示仪的像素。扫描变换器的主要功能是把B型数据转换为数字存储器中的图像。这个过程包括将每个像素重构为特定的扫描矢量和扫描范围，由此可以获得合适的图像形式。由于扫描帧是连续不断的，扫描变换器内存总是被刷新，而新的信息通过显示器显示。当按下扫描器的帧冻结按钮时，扫描转换器最后更新的内存数据被连续显示，这样可对个别帧进行后期处理并存储为计算机文件。一些系统也包含循环显示功能，在这种系统中，几幅连续的帧或实时显示的一小部分都被存储在内存中。这种功能允许部分信息，通常是实时检测中的几秒钟长的数据可以重现，同时可选择并存储个别帧。

大多数系统也包含数模转换器，它的目的是把数字图像信息转换为标准的视频格式，例如NTSC制式或者S视频制式，这是为了让信息能够在模拟设备中存储，比如打印机和视频光盘。

大多数现代仪器使用数字显示与通用计算机中使用数字显示相似。计算机设计者的很多工作已经用于图像的高速显示，这对于计算机游戏市场是一个福音，同时超声仪制造商已经开始利用这种技术开发数字显示系统，这种系统显示的图像具有高刷新率、高分辨率和多颜色的特点。数字超声成像典型大小为512×512像素，灰度值为256。

带宽

超声信号在显示前通过的电子元件有一个参数叫

带宽,它是指一个电子元件可处理而且并无失真(通常定义为在3dB范围内理想的线性响应)的频率范围。经过放大的回波数据包含了较宽的频谱或者说带宽,放大器及其他元件都应与之适应。脉冲的带宽大致等于脉冲持续时间的倒数。如果这个带宽信号通过一个较窄频带的硬件时,其带宽减小,而放大的回波数据的持续时间将延长,这样就会降低轴向分辨率。因此,放大一个0.15μs的脉冲信号至少需要7MHz的带宽。使用一个或多个难以达到足够频带的器件就如同用一个带有廉价的放大器或扬声器的设备来听一首很好的经典音乐。总的说来,在应用中仪器制造商会选择恰巧足够带宽的器件,因为这影响到性价比,并且随着带宽的增加,噪声干扰也会随之增加。由此可知,不能简单地把一个20MHz的探头用于10MHz换能器的系统中,因为,其他器件的带宽不足。

A型超声系统

A型超声是最基本的超声模式,它是构成其他更复杂应用模式的基础。A型超声由一连串信号幅值组成,它对应单一的射线。因此,A型成像可以在单一的A型超声仪器上显示(图2.9),也可以在A/B型超声合二为一的仪器上显示。此外,通过取B型超声图像的单一矢量也可以获取A型超声的显示图像。

A型超声在眼科学中有广泛应用,因为它在诊断眼睛的生理特性方面有特殊作用,例如在制定外科手术方案(如正确的植入晶状体的屈光度)中起关键作用的轴向长度的测量。在设计A型超声系统中不需要机械驱动探头,因此也不需要伺服系统和扫描变换器。A型超声要求用高分辨率的显示器来显示A型超声图形,但它们不需很多的灰度值,甚至只要黑白两种数值显示就足够了。

A型超声系统的探头一般由一个非聚焦或弱聚焦换能器组成。探头与眼睛之间可以是接触(通常是在局部麻醉之后)或非接触的,可以使用一个盛有液体的装置,如眼杯。大多数眼轴测量系统带有专门的A型超声探头,在换能器的中心发出一条注视光使得换能器在视轴上。

A型超声大量应用于眼轴长度测量(图2.10)。这些设备通常使用5mm孔径和20mm焦距的弱聚焦换能器,工作的中心频率在10MHz。A型超声探头既可以手持也可以固定在一个裂隙灯底座上。工作的时候,激发脉冲以高PRF(脉冲重复频率)发射出来,每秒可以获得大

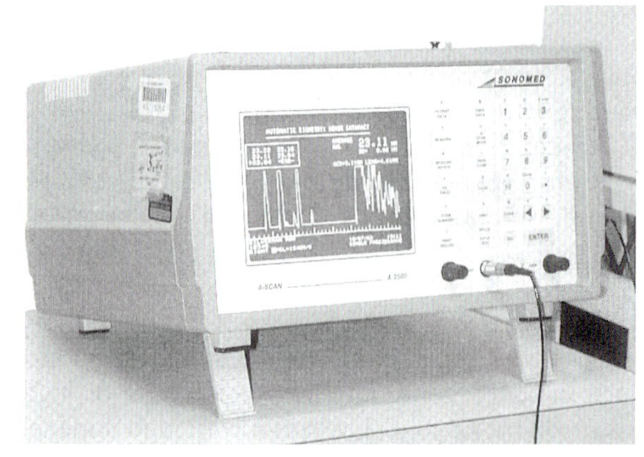

图2.9 A超用于检测眼轴长度和晶状体曲折力计算。像许多现代仪器一样,A超由于其简单性可以设计成手持式。

量波形。典型的A型超声设备包含有模式识别软件,当探头位置正确时,这种软件能检测出A型超声波形的形状并且能自动识别那些符合预设值的信息。这些数据可以用来分析并测量眼轴长度,前房深度和晶状体厚度。以这些测量值和角膜曲率数据为基础,开发出了许多计算植入晶状体曲折力的公式[4-7]。在特殊的情况下,必须要考虑到声音的传播速度的因素,比如白内障患者的混浊晶状体、晶状体缺失患者等。A型超声也可以直接从A超波形中获得测量值,这一功能对某些特殊解剖形状的眼球分析是非常必要的。

角膜测厚(来源于希腊语pachy和metron意思分别是“厚的”和“测量”)[8]属于A型超声的检查形式,目的是测量角膜厚度,原理上与测量轴向长度没有什么不同。尽管A型超声设备合适的工作频率可高达50MHz,而典型的角膜测厚换能器的工作频率只有20MHz,孔

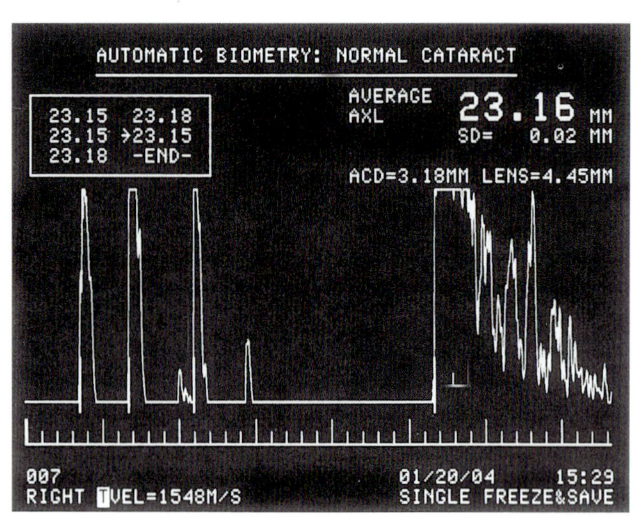

图2.10 图示为典型的眼轴长度测量的A超打印输出。从左到右:回波分别表示角膜、晶状体前表面和后表面以及视网膜。除了眼轴长度外,还自动记录了前房和晶状体的厚度。

径不到2mm，得到的数据约在1.5mm范围内。角膜测厚探头和眼轴测量探头一样，既能手持也可以安装在支架上。在激光治疗近视(LASIK)手术中，厚度测量技术也可用于测量剩余基质厚度[9]。一个处理20MHz数据带宽的系统同样也能处理10MHz数据带宽的数据。实际上，一些A型超声仪器将两种探头结合在了一起。这样，为了使每个换能器得到相应的匹配，制造商就需分别提供激发脉冲和滤波器，同时也需要提供合适的软件完成生物测量。

在眼科超声技术中应用一种特殊用途的A型超声探头，这种技术被称为标准化回声描记术[10]。标准化A型超声采用了一个非聚焦的8MHzA型超声探头和一个聚焦的10MHzB型超声探头。在实际应用中，A型超声探头直接与眼球接触，识别眼内肿块和从玻璃体膜组织中区分视网膜脱离。标准化A型超声仪采用S型放大曲线(一种压缩形式)，目的是使系统的动态范围在中等回波振幅的范围之内。刻度是通过测量标准组织模型的反射值完成的，这样就将S型放大曲线值和已知分贝值联系到了一起。

A型超声也能从B型超声图像中得出。如果我们把B型超声图像看作是由许多连续的空间分支矢量复合而成的，那么通过从构成B型超声图像的矢量中，我们就很容易得到随距离函数变化的某个矢量的幅值包络图。但是为了定量，就必须补偿由回波到形成像素过程中增益、TGC及其他传输所造成的影响。用这种方式得到的A型超声图像具有在二维的B型超声图像中提供定量信息的优点。对于眼轴长度测量来说，使用从B型超声数据中得到A型超声数据是不理想的，原因在于数据是通过闭合的眼睑获得的(直接接触模式)。即使使用了浸润技术，B型超声探头也不能提供注视光，以确保扫描与视线轴线重合。但是，在一些特殊的情况下，比如眼睛有不规则的轮廓(葡萄肿)时，从B型超声图像中得到的A超图像是最有效的，因为此时可以根据解剖结构选择合适的矢量[11]。

B型超声系统

B型超声系统(图2.11)通过换能器扫描和信号处理两者结合来产生眼睛和眼眶的体层图像。与这些图像质量好坏相关的因素在前面的A型超声系统中已经讨论过了。但是，为了达到最佳的临床应用和正确的诊断说明，还需要考虑一些额外的电学的、机械的和声学的因素。而且，B型超声图像还易受几种类型伪影的影响，这些伪影容易被识别并被消除。此外，后文将论述有价值的图像增强技术，以及像素彩色编码和三维成像。

B型超声图像的产生

从概念上说，最简单的B型超声系统使用一个直线运动的换能器进行扫描，如图2.12所示。由于换能器是垂直于射束轴运动的，所以它发射声波之后，将接收到一系列等间隔位置的回波。每一个这样的位置以一个矢量标记。超声系统一般要设计成使相邻矢量的距离小于换能器在焦平面(焦比×波长)的波束宽度。如果间距过大，那么像素太稀疏，而不能保证在一次扫描或扫查中获得所有的组织解剖图像。

虽然扫描运动是连续的，但是要知道每个矢量所在位置发生了什么还是很方便的。回波信号和在A型超声中的处理一样。但是和A型超声不一样的是，最后得到的视频信号不是用来产生相应范围内回波幅值图，而是用来控制显示的强度。正如之前的描述一样，这个过程是通过扫描变换器实现的，这种扫描变换器是个矩形排列的数字存储器，每个存储器的位置与显示设备上的像素是一一对应的。在直线扫描运动的情况下，这些位置和信号包络之间是非常简单的关系。如果我们把扫描转换器的存储器视为一个矩形阵列，那么一个轴对应深度范围，另外一个对应换能器位置，在两种情况下都应考虑合适的比例因素。因为扫描变换器的线数可能比所得到的矢量多，所以要对那些空白的存储器位置进行填充。因此，显示图像展现了组织的以亮度表示的反射率是时间的函数，或者说是与换能器的距离的函数。

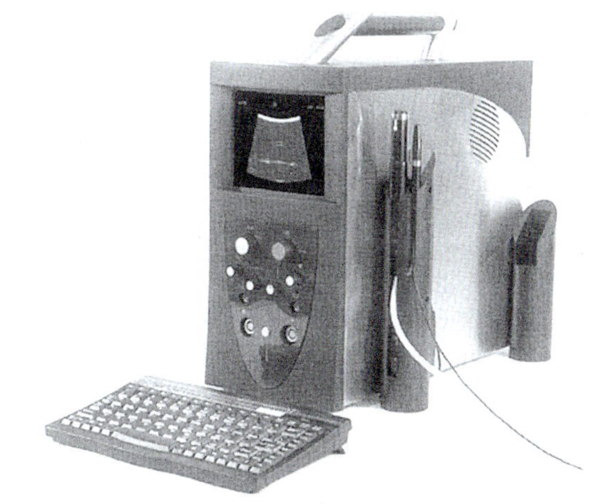

图2.11 B超仪器包括一个用于显示实时灰阶B超图像的监视器。一些B超仪器还包括A超探头和适合眼轴长度测量的扫描模式。(照片来自创新影像股份有限公司)

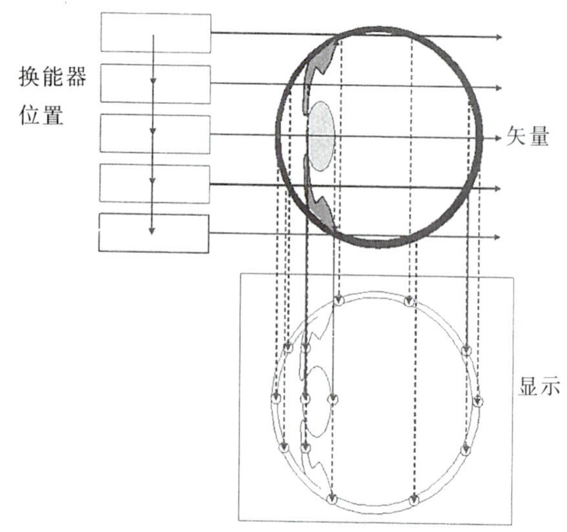

图2.12 换能器通过物理运动方式扫描眼睛得到的B型超声图像。在图中,换能器做简单的线性运动。换能器的位置和每个回波的深度范围决定了显示的图像。

因此,像素显示了被扫描组织的反射界面的二维位置。在这些图像中,清楚的边界面(比如晶状体前表面)显示为明显的界面,因为这些分界线产生了明确的A型回波;声学上的均匀区域(比如正常的玻璃体)显示成了暗影区域;声学上产生大量相近间隔A型回波的非均匀区域(比如眼眶脂肪)在显示中形成相对明亮的斑点图案。

在B型超声图像产生过程中,我们假设声音的速度是恒定不变的。这种假设使得可以使用单一比例系数来产生几何上的正确图像。但是,声波通过眼睛的不同部分的速度是不同的,比如通过角膜、巩膜和一些肿瘤的速度比通过玻璃体快得多。虽然这种不同引起的失真变形并不十分明显,但是会在医学判断中导致错误发生。失真校正测定可以通过考虑组织的深度,穿过每个组织的速度和矢量位置来实现。

扫描模式

如图2.13所示,B型超声系统可以使用多种扫描模式。其中最常用的模式是超声束垂直于反射组织表面排列。由于垂直排列,直接反射回换能器的回波信号比通过换能器旁路返回的回波多得多。线性扫描模式只能达到与弯曲的眼睛表面部分垂直,比如视网膜;因此,这种模式只能提供眼睛的有限部分的图像。扇形扫描模式更适合那些弯曲表面,因此可以使B型超声显示设备得到大量眼睛后面部分的回波。弧形扫描模式准许与眼睛的前面部分和晶状体垂直。在这些模式中,扇形扫描是眼科学中应用最广泛的。扇形扫描可以在密封紧凑的探头中很容易地实现,其很小的摆动范围适合对眼睛进行接触检查。加之扇形扫描中换能器做最小的物理运动,因此最容易实现很高的重复扫描率。然而,弧形扫描最适合以超高频超声波观察眼前节[12,13]。检查时换能器工作频率大约为40MHz,以水浴法实现,此时必须使用一个眼睑扩张器,因为眼睑的衰减作用很强。在非接触的检查中,弧形扫描是容易实现的并非常适合观察角膜和其他前端结构,如图2.14所示。

B型超声图像质量

在理想的条件下,是每一个组织界面的反射声波与B型超声图像的像素亮度精确地吻合。在实际中,这些图像要受到显示器亮度范围的影响,也包括计算机监视器、热打印机和视频打印机。现在的数字显示设备为红绿蓝,每种颜色分配最大值为一个字节(8位)。这样就允许同时显示数以百万计的颜色,但是每种颜色只有256的色阶。因为灰度是由相等亮度值的红绿蓝像素组成的,所以只能实现256种灰度梯度。这符合24dB动态范围。有效动态范围可以通过预先的对数放大或者其他压缩模式得到增加,使用B型超声图像来对一般解剖结构进行评估及提取所选择方向的A型结果来获取定量的反射信息,都是最方便的。

B型超声系统的空间分辨率不仅受声波影响(频率、焦距、孔径等),而且受显示设备像素分辨率的限制。让我们考虑这样一个系统,使用200μm波长的脉冲,该系统能够在轴向方向上以超过256的像素显示眼球和深

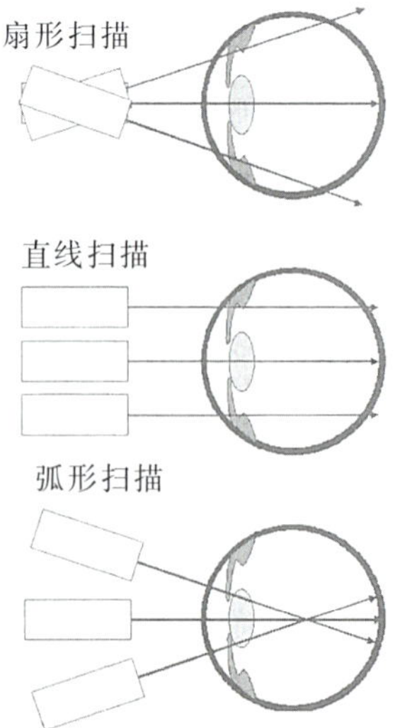

图2.13 图示为几种机械扫描模式。扇形扫描由于其紧凑性,易达到高速的扫描速率以及能够提供对视网膜后表面的近似正常的图像显示,应用是最广泛的。直线扫描理论上是最简单的,而且矢量具有不随距离发散的优点。弧形扫描在操作中是最复杂的,但是对眼睛的前后两表面都提供近似常态的图像。

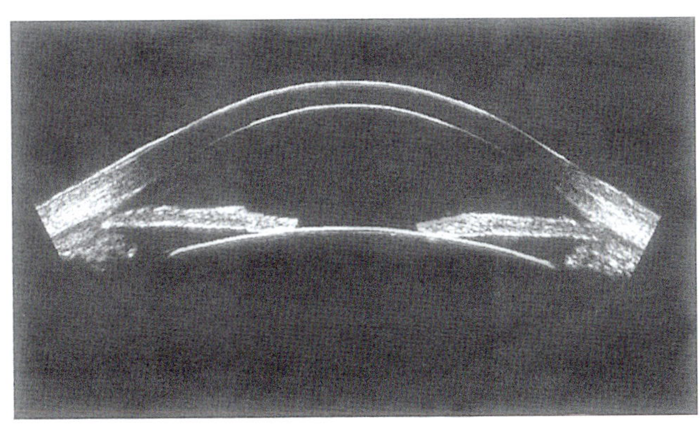

图2.14 以高频率(50MHz)弧形扫描下的眼前节图像。这种扫描与眼球的前表面部分具有最近似的对应关系，可以完整地显示角膜轮廓。

度为5cm的眼眶图像。这意味着每个像素代表195μm，刚好满足我们提到的轴向分辨率。然而，如果使用较少的像素来描绘图像，或者说用同样数量的像素来显示更深的扫描信息，那么显示分辨率将会降低。这个影响在B型超声进行电子图像放大功能中也是很重要的。最简单的办法是对像素尺寸进行一次两倍的放大。但是这种方法在提高图像细节方面并没有实质的改进。然而，如果能够从存储的数据中获取更小的像素，那么就能得到更好的图像细节。

大尺寸的像素能限制B型超声图像固有的分辨率，但是这些并不是限制性因素，分辨率最主要还是同样受那些决定A型超声分辨率的条件的影响。超声脉冲持续时间决定了轴向分辨率，因此过长脉冲将导致图像中的分界面增厚并且影响对相邻的表面的探测。

侧向分辨率由超声波束宽度决定。宽波束能够扩大反射组织的宽度，但在某种意义上还要取决于使用的扫描模式。如图2.15，为了检验这种效果，我们使得一个扇形扫描器穿过在扫描轴方向排列着的细长的靶线。在焦距范围内的靶线近似显示为点，因为在这里波束宽度达到它的最小值。在焦平面前、后的位置，靶线的宽度都被放大了，这使得这些靶线横跨相邻的几条矢量线，并且由于受扇形扫描图形和波束宽度的影响，这些靶线呈现出弧形。

靶线是使B型超声图像质量形象化的一个仿真模型。一些厂商为特定频率范围的换能器提供了超声组织的仿真模型。尽管商业上没有提供眼科方面仿真模型，但是小器官仿真模型(图2.16)在确定一个系统的能力方面是有用的，这些能力包括对不同尺寸的囊状物质及回波靶的显像能力和与背景的对比关系。

正如在A型超声工作中一样，吸收作用限制了B型超声系统可获得的分辨率。在20MHz频率下可以获得后面部分的高分辨率图像[14]，但是这么高的频率只能穿透眼眶的一个薄层。穿透更深的眼眶需要较低的频率(比如5~10MHz)。

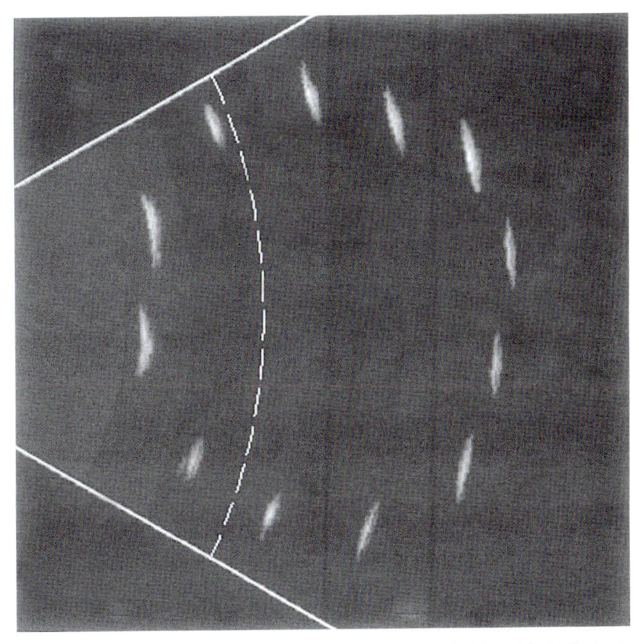

图2.15 靶线仿真模型使得与探测范围成函数关系的波束宽度形象化。我们可以看到在焦点区域(虚线)，靶线的反射比其他近端或远端区域清晰。同时注意到即使在焦点区域，靶线也在扫描方向上出现了拉长，因为即使在焦点，焦点波束宽度也是有限的。

实时成像

在扫描过程中，B型超声图像生成速率与探头每秒完成的扫描次数相等。早期的机械式扇形扫描探头每秒大约扫描四次，而现代的扫描设备扫描频率在30Hz或更高。这实质上提供了对眼睛组织的实时评估能力。实时成像在评估玻璃体膜、视网膜脱离和玻璃体出血方面特别有价值。它通过观察血管搏动在评估肿瘤方面也很有用处。通过使用回放功能或在B型超声的模拟输出端接一个视频记录设备就可以捕捉实时检查过程。

B型超声伪影

B型超声图像容易受到来源于超声波和电子方面的影响而形成伪像。最常见伪像如表2.1所示，后面也会讨论到。

由于在不同组织中传播速度的不同会产生B超伪像。例如，图2.17所示的由于通过晶状体的速度相对较高而产生的失真。由中间通道OA经过晶状体时，因为很高的透镜速度减小了从换能器到A点的通过时间，所以后壁的图像被提前了(这种变短过程也出现在A型超

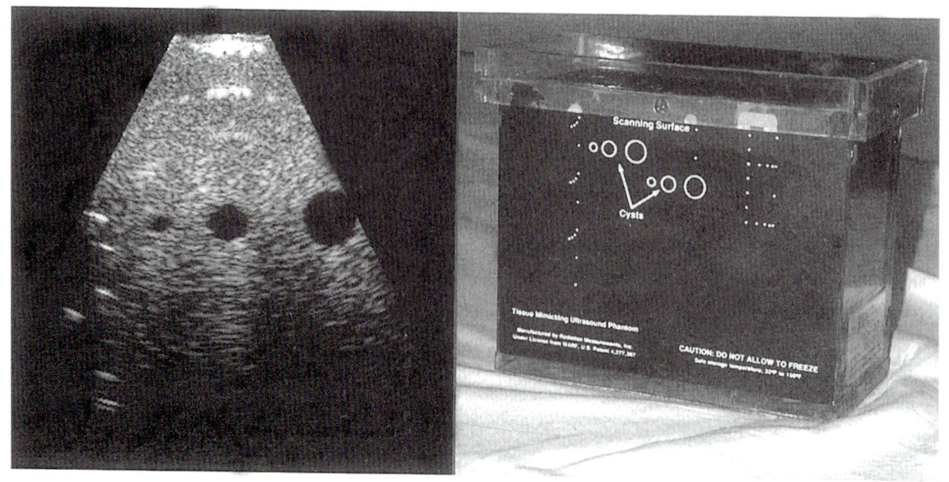

图2.16 组织仿真模型被广泛应用于评估超声系统检测嵌入到散射背景中的线状靶，囊状反射组织的能力。图示为用一个器官仿真模型(威斯康星州，米德尔顿，放射测量有限公司)来评估一个10MHz的换能器。

声中)。另外，扫描路径倾斜着通过晶状体(比如，OB路径)，会使超声发生折射，以至于最后得到的成像点不在换能器轴向上。另一方面，沿OC路径会得到没有失真的图像。所有这些现象的结果使位于晶状体后面的组织轮廓发生失真。

另外一种类型的伪像是声影，声束通过高吸收组织如晶状体和一些类型的肿瘤后，后面部分组织的图像亮度会减弱，从而产生阴影。图2.18提供的例子是脱位的过熟白内障晶体形成的声影。利用肿瘤吸收率的不同，声影经常用来区分肿瘤。因为这些的影响，只有在扫描路径不通过晶状体时才能获得最精确的结果。小心地通过巩膜扫描，能将速度和吸收作用的影响降到最小。

如图2.19，多次声反射构成了另一种伪像源，引起组织轮廓的重影现象。在水浴扫描中，超声回波从角膜和晶状体反射回换能器，与此同时，部分回波又从换能器反射回眼睛。而这些回波还会再次从角膜反射回换能器，返回时间由换能器和角膜之间的距离决定。多次反射回波在A型超声信号和B型超声图像中都有所表现，它们经常在玻璃体或稍后的区域显示为虚拟的表面。识别多次反射是很简单的事情：改变换能器和角膜之间的距离可以改变与眼睛其他组织相关的伪影的位置。通过使它们之间距离与要检查的最大组织深度相一致，这些伪像可以被消除。重复的伪像也出现在接触式扫描中，尽管不常出现。

电学上的伪像能呈现出多种形式。如果放大器增益较高而且电噪声在显示前没有得到抑制，B型超声图像就会出现“雪花点”。饱和会导致非均匀组织，比如眼眶脂肪显示成同一亮度区域。认真地观察A型超声信号有助于识别这些伪像。

表 2.1 B超伪像的类型

原因	结果
声学伪像	
速度的不同	位移伪像
	轮廓失真
吸收	阴影
多次反射	界面重影
电学伪像	
噪声	“雪花”
饱和	结构模糊
饱和度(结构增强产生的)	“瑞士奶酪”伪像
不适当的叠加	混乱和重影

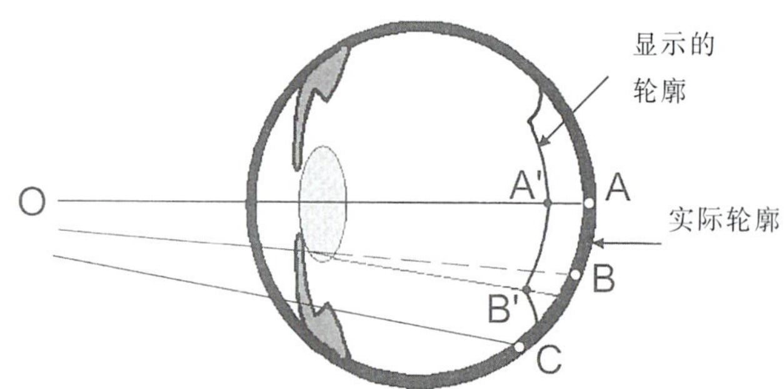

图2.17 图示是当透过晶状体成像时失真的眼睛后部轮廓。因为声通过晶状体的速度比通过玻璃体高，所以更多的远端组织看起来比它们实际的位置更近(A相对A')。另外由于晶状体凸起形状和声音通过速度相对较高，当声波倾斜着通过晶状体时，折射将导致波束的偏移(B相对B')。

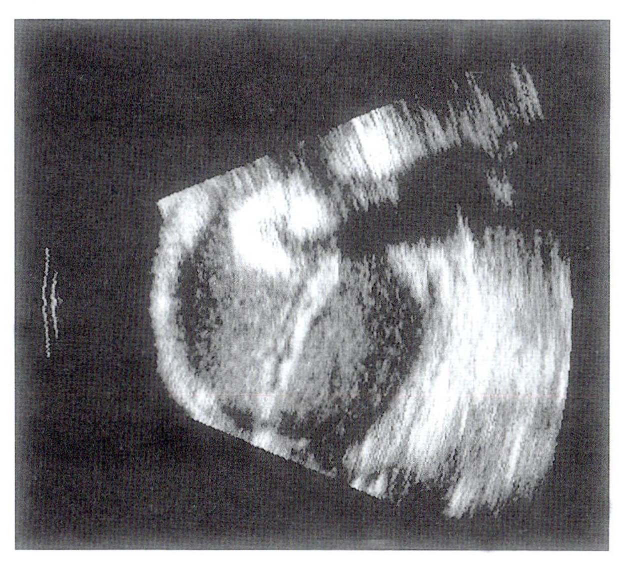

图2.18 图示为脱位的过熟白内障晶状体，伴随有玻璃体出血和视网膜全脱离。晶状体后的声影的出现是由于晶状体具有高声波吸收的特性。

数字图像处理

B型超声图像的数字存储能够为后处理带来有利条件。这种数字描述法允许使用不同的数字处理方式来提高图像质量。大多数仪器都配备了一系列的简单操作，比如亮度和对比度的调节，也可能有缩放功能。现有文献都提到了数字图像的增强技术[15]，这些技术可以很容易地应用于以通用格式如TIFF或JPEG存储的B型超声图像中。相对有用并且简单的操作包括修正像素亮度强度曲线、阈值、锐度和中值滤波（图2.20）。这些操作也可以通过合适的软件实现，比如Photoshop或NIH-Image。

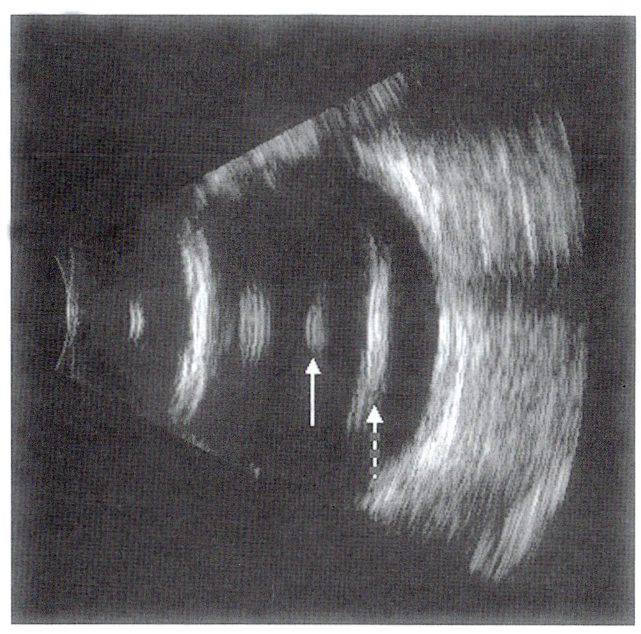

图2.19 玻璃体中心出现了角膜（实线箭头）和植入的晶状体（虚线箭头）的重影伪像。

此外，在描绘像素亮度时，色彩标度（伪彩色）也能代替一般的灰度值。彩色比灰度值更能提高对比度。例如，彩色显示是眼睛连续断层扫描的默认显示模式。但是，彩色显示没有在B型超声成像中获得广泛认可，因为色彩标度本质上具有随意性，如果使用不当的话，损失的部分会和显示的部分一样多。

三维成像

数字图像存储使得三维成像（3D）成为可能。要形成三维图像，就必须先按一定规则获取一系列的B型超声图像并存储[16-18]。图2.21所示为各种三维扫描几何方式。在理论上，最简单的方式是使换能器做直线运动，得到直线上的B型超声图像。换能器以某个角度（与扫描方向）不断移动，并不断重复。这种方式可以得到一叠扫描图像。还存在其他的三维扫描模式。例如一个机械扇形探头可以从某一角度（与扫描平面）进行线性移动，或者使扇扫探头本身进行扇形扫描，形成扇状扫描区。市场上的三维眼科扫描仪（眼科技术有限公司，多伦多，安大略省）通过使机械扇形探头沿着它的轴向转动来实现对一个圆锥形区域的扫描。所得的三维图像数据通过特殊功能的软件进行处理（图2.22）。除了这个方法之外，三维数据也可以通过手动方法得到，这种方法使用一个内部带有传感器的探头来监控探头的位置和方向[19]。通过这些信息，我们不仅可以计算空间中每一个像素的位置，而且使用适当的插补技术就能得到一个三维图像。三维透视图能够旋转、移动、缩放和截取，并且允许从数据中提取附加的信息。此外，三维透视图还能对诸如表面积、体积等定量信息进行测定，这有利于对肿瘤和其他占位病变进行跟踪。然而我们应该知道三维图像重建还要遵从二维B超成像同样的原理。例如，在一幅B型超声图像中，由于物体的倾斜放置而造成组织不能反射回高幅值的回波信号，那么对于同样倾斜的情况下，一系列平行的B型超声切片图像也不会得到改进。

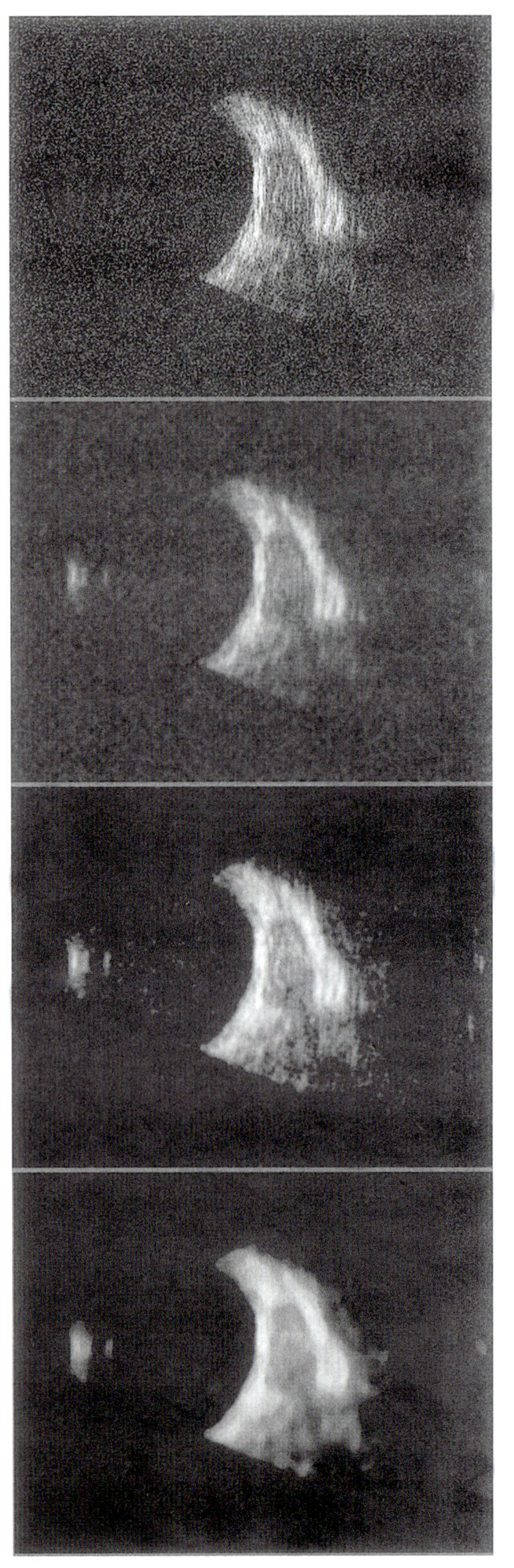

图2.20 使用各种专有的或公共的主流软件都能对数字化的B型超声图像进行增强处理。这幅图显示的是对一张包括了眼眶的眼睛B型超声图像进行连续图像处理的过程。从上到下:通过增加噪声、减少锐度、阈值调整和中值滤波的操作分解图。

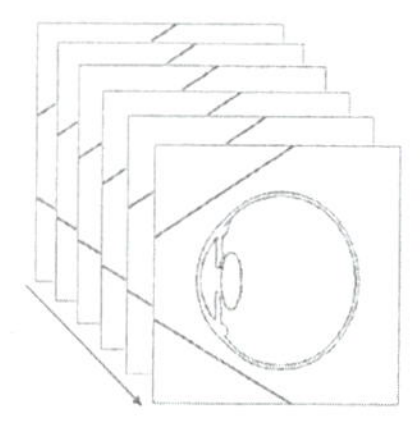
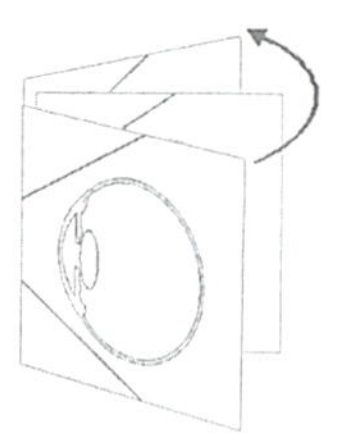
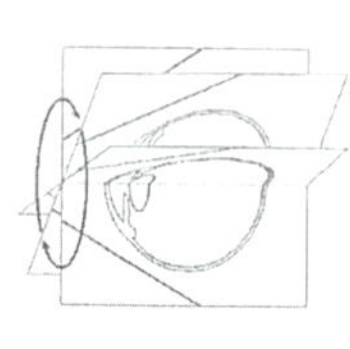

图2.21 三维成像能够通过各种几何扫描来实现，其中包括连续的直线扫描(左)、有序的扇形扫描(中)和经线旋转扫描(右)。

超高频超声/超声生物显微镜

超声生物显微镜(UBM)和超高频超声(VHFU)一般应用频率在25MHz或更高。B型超高频超声图像本质上与使用常规10MHz换能器所产生的图像并没有什么不同，但是高频的应用对于显像的对象和仪器设计的技术方面造成了冲击。

在20世纪90年代初,许多技术上的进步使得VHFU成为可能，包括新的换能器材料（聚合体和水晶结构体)和更新的、经济的宽频带电子器件,如高速的数字转换器。Pavlin和Foster[20-22]通过50MHz超声生物显微镜描述了临床发现。后来,这种显微镜开发成为一种商业仪器即为超声生物显微镜或称为UBM（Paradigm仪器,盐湖城,犹他州)。我们实验室独立开发了一系列基于50MHz频率眼科成像的扫描平台,其中包括以下特性,例如射频数据的三维获取和通过广角扫描对眼球前半部分进行合成[12,13,16]。

由于信号的衰减影响,VHFU不能用于眼球后节成像,但它可以对眼前节的结构和病变很好地成像,诸如角膜瘢痕(包括屈光手术所造成的创伤),睫状体和虹膜的肿瘤及囊肿,睫状体脱离,青光眼综合征(例如瞳孔阻滞)和眼压过低。我们可以想象,当频率为50MHz时，图像的分辨率将会比频率为10MHz时的图像分辨率增强5倍,同时轴向和侧向分辨率可以分别达到30和60μm(依靠换能器脉冲长度和焦比的特性)。

为了对前部分眼球成像,VHFU扫描必须使用水浴技术才能完成,这样可以在声轴方向减少眼皮的衰减。可以用眼杯或者用一次性的手术巾做成一个水槽,通常要和一个扩睑器一起使用。Artemis-2系统(Ultralink,LLC,St.彼得斯堡,佛罗里达州)使用了由一个一次性的黏弹性的泡沫塑料环组成的目镜，这个泡沫塑料环围绕眼球形成了一个密封装置，就像一个倒置的游泳镜,目镜中注入生理盐水来形成声耦合。系统的附加优点是在扫描过程中，通过使用同轴摄像机实现眼

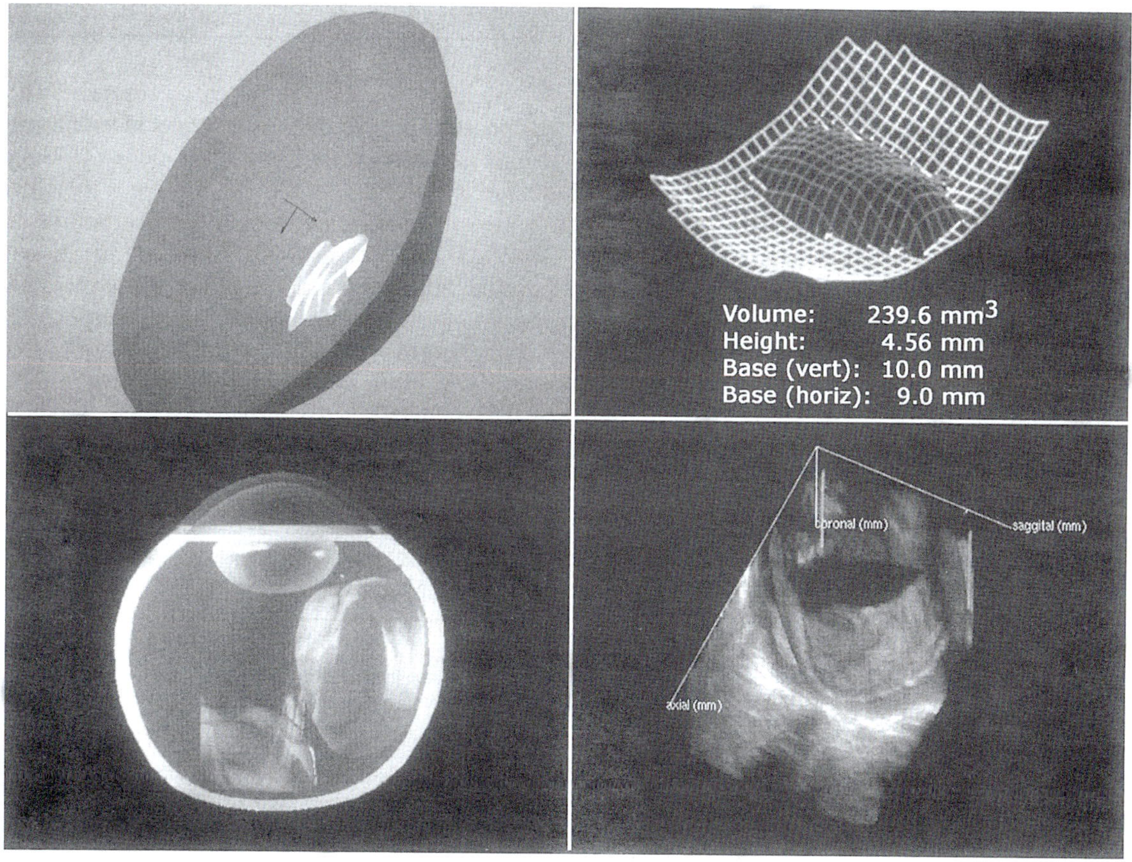

图2.22 三维超声成像举例。左上图:这个表面图像来自于对附着于视网膜上的蛋壳状片段的一系列平行扫描。众所周知,这是在20世纪80年代早期,Silverman和Coleman制作出的第一幅眼科三维超声图像。右上图:网格表面表现了一个小的脉络膜黑色素瘤,瘤体的体积已被计算出来。左下图:阴影表面描述了一个巨大的脉络膜黑色素瘤,并继发视网膜脱离。右下图:视网膜全脱离的立体影像(见彩图)。

部的可视化。

除了UBM和Artemis之外，其他制造商已经研制出了经济实用的带35MHz手持探头的VHFU。

M型超声

M型超声(图2.23)是A型超声到B型超声的一个过渡。在A型超声中,换能器探查的是一个单一的视线,但在B型超声中,就形成了二维图像。然而,在M型超声中,纵轴代表时间而不是侧向位置(在B超中纵轴代表侧向位置)。M型超声适用于对组织运动的描述。静态的组织结构在换能器中保持一个恒定的幅值，所以在屏幕上回波是竖直的。当组织运动时(如血管壁运动),幅值将随着时间发生变化，这反映在M型超声图像上就会很明显。一般来说,M型超声作为眼科系统来说缺乏商业价值。

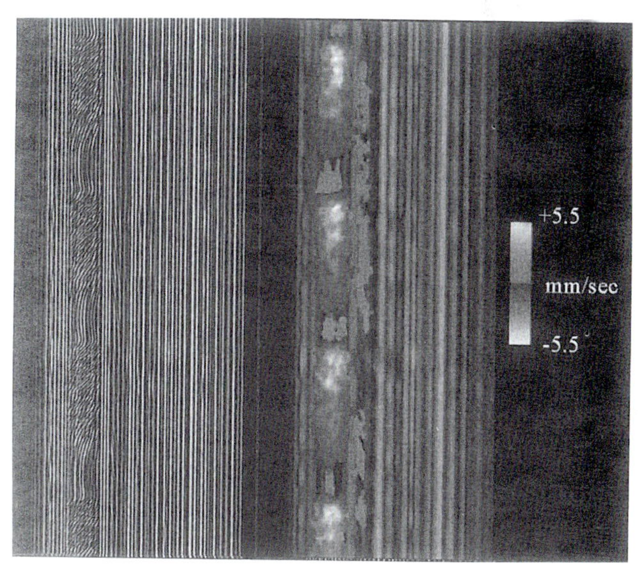

图2.23 兔子眼睛虹膜血管的高频M型超声成像,包括四个心动周期。左面:在灰度图像中,静止的组织保持为一个恒定的幅值,相反流动的血液颗粒的幅值随时间变化。右面:相同数据的彩色图像描述了脉搏跳动造成的血流流向，心脏舒张的过程会产生一些回流(见彩图)。

Swept型超声

Swept型超声结合了M型和B型超声(图2.24)[23,24]。在传统的B型超声成像里,矢量之间的距离一般为一个波束宽度左右。而在Swept型中,矢量之间的距离比一个波束宽度小很多。这样做的优点是在一个波束宽度内的大量相邻的矢量在某一时段可以彼此被看作是相同的空间位置(这一时段与脉冲重复频率有关),而大于一个波束宽度的矢量可以形成传统的B超图像。因而,Swept型相当于一个包含了重叠的M型超声图像的B型超声图像。就B型超声成像来说,Swept型超声还可以显示组织运动,包括血流。Swept型相对于多普勒的优点是基于同样的B型超声数据,可以获得同样高分辨率的血流信息。缺点是灵敏度不高且帧频低。

线阵系统

目前,眼科超声已经广泛采用机械扇形扫描探头,而这种技术除了眼科以外,其他领域几乎不采用。大多通用超声仪器采用线阵换能器来形成B型超声图像,形成这个区别有多种因素。眼科超声的频率一般比其他领域的频率高,当然也有一些例外。随着频率的增高,阵列的构成和电路控制的实现难度和成本都会相应地加大。这些因素限制了眼科超声应用线阵技术的市场,而线阵系统成为超声技术的主流应用于其他领域。

中心频率在10MHz或更高的小器官线阵探头是可以实现的。我们应该考虑到线阵技术的优点。包括:

- 高帧率
- 大的有效孔径——提高了侧向分辨率
- 动态聚焦——可变的/多合成焦点
- 特定的扫描模式
- 连续波多普勒
- 彩色血流多普勒
- 功率多普勒
- 组织谐波成像

低成本、高集成度以及线阵系统越来越高的可用频率的趋势,预示着这项技术在将来有可能对眼科超声技术造成日益重大的影响。

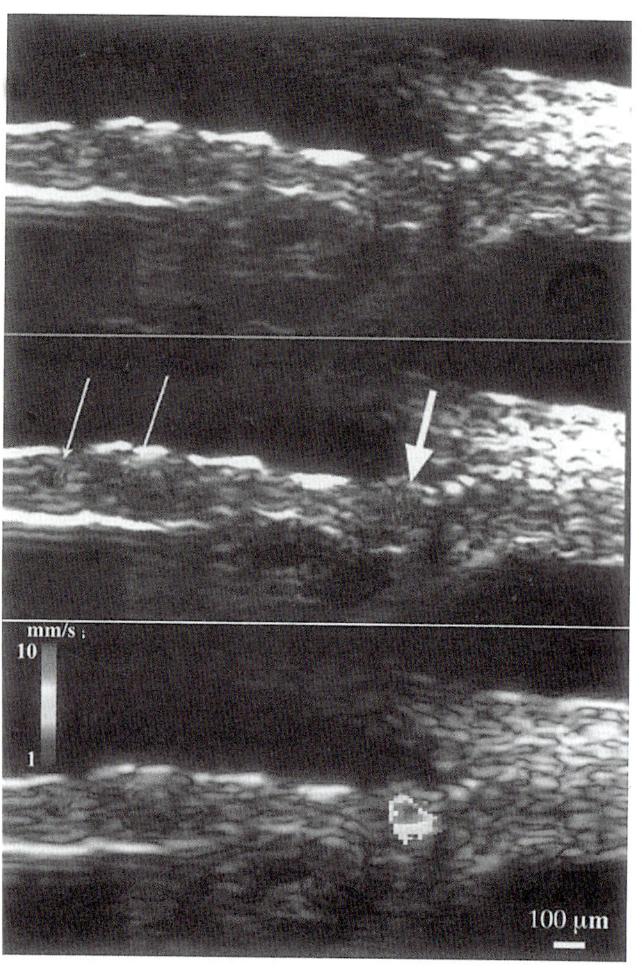

图2.24 Swept型超声从本质上来说是一种B型超声成像,只是矢量间的距离比波束宽度小很多。因此,在一个波束宽度内的大量相邻的矢量彼此间空间不独立。这样就可以像传统的M型超声一样处理互相交叠的矢量。最上面的是一只兔子眼睛边角区域的50MHz的图像,由间隔18μm的128个矢量构成(大约4个向量/波束宽度)。这也可以在传统的B型超声图像中显示。中间的图像是对同一组织的成像,但不同的是由1024个间隔2.2μm的向量组成(约30个向量/波束宽度)。在这种高度过采样的情况下,我们可以看到某些区域的回波相位与周围组织不相关了(箭头所示)。这种现象是因为在血液流动中,血细胞的深度距离随着时间变化。从PRF和每个矢量其深度的变化可以计算出血流速度。最下面的是从数字回波数据中得到的一幅彩色血流图(见彩图)。

其他类型超声扫描

多普勒超声

多普勒效应[25]已被众人所熟知:若声源向着接听

者方向移动，波长被压缩，从而声调变高（图2.25）。而当声源背离接听者方向移动时，将产生相反的结果。这个效应已用于超声系统，来测量和观察血流，同时也用于眼科学，来量化和观察眼眶血管和肿瘤的血流[26]。多普勒频移f_d用来定义发射频率f_e和接收频率f_r之间的差别，即$f_d=f_e-f_r$。最终得出$f_d=f_e[2v\div(c-v)]$，这里c代表声速，v代表沿着换能器波束轴向的散射物（如血细胞）的速度。比如，如果一血管血流速度为10cm/s，那么对于一个频率是10MHz的声源来说，其多普勒频移是$10\times10^6[0.02\div(1540-0.01)]=130\text{Hz}$，注意这里频率是在音频范围内。多普勒系统提供一个供超声波检测医师“听”血流的音频输出。

在多普勒超声扫描技术中，我们感兴趣的是测出组织运动引起的多普勒频移。换能器带宽的减小或者脉冲持续时间的增加等情况都同样会使多普勒变得更加敏感。这意味着随着多普勒分辨率增加，空间分辨率会减小。

最基本的多普勒模式是连续波（CW）多普勒。在连续波多普勒中，脉冲发生器被一晶体振荡器所代替，这个振荡器产生一个连续的正弦信号电压来激发换能器。因为这个换能器专门用来产生一个连续的发射，那么就需要另一个专门的换能器来接收回波。在线性阵列系统中，我们可以选择振元的一部分用来发射，另一部分设置为接收。彩色血流或双功能多普勒（图2.26）可以显示B型超声图像，同时在有血流的区域叠加彩色信息。在彩色血流成像中，线阵的部分振元发射持续几个周期的脉冲。这样可以同时测量多普勒频移，包括幅值和方向（但相比于传统的B型超声图像，空间分辨率较低；而相比于连续波多普勒，敏感度也减小）。彩色血流图像可以选择一条血管来查看连续多普勒波形，如图2.27所示。

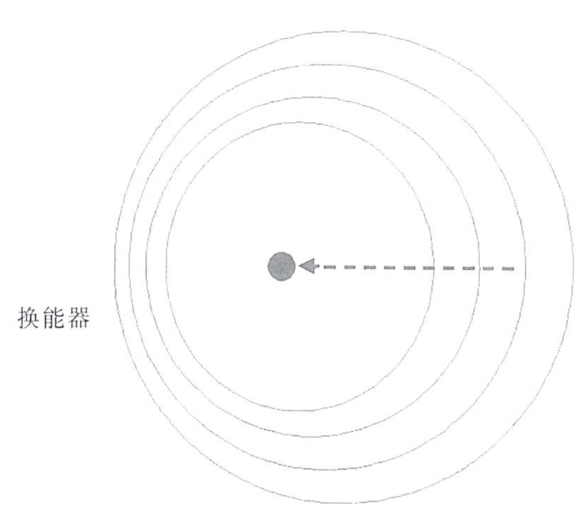

图2.25 朝向换能器运动的微粒的反射波长变短了。

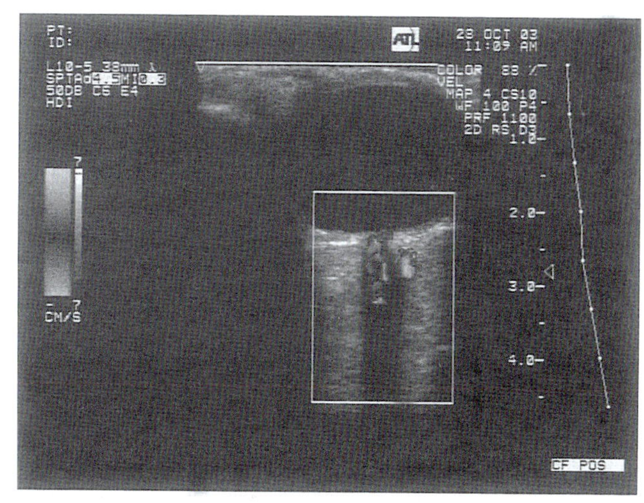

图2.26 正常人眼的彩色血流多普勒图像。这个扫描是用一个垂直方向的换能器实现的，所以上方朝右。这幅图像显示位于神经上部的视网膜中央血管及睫状动脉（见彩图）。

多普勒电子系统（图2.28）在某些方面与A型超声和B型超声系统有所不同。回波数据放大之后，通过一个混频器进行处理。混频器使得放大的回波信号与激发正弦波相乘。得出一个这两个频率的和频（f_e+f_r）和差频（f_e-f_r）结合的信号。然后此信号经过带通滤波器滤除频率相加的部分，剩下f_e-f_r频率成分，也就是f_d，多普勒频移。同时也有必要使多普勒信号通过一个高通滤波器来滤除信号中由于组织运动带来的信号成分。组合的放大器和滤波元件构成解调器。因为f_d在音频范围内，所以用一个音频放大器来放大这个信号。

然而前面所述的仅提供了多普勒频移的大小。因为我们经常对血流的方向也很感兴趣，所以要使用一种更为复杂的电子处理方法“相位正交检测法”。在这个方法里，回波信号通过两个独立的解调器，第一个（如前面提到的）用激发波形与信号相乘，第二个用移相90°的激发波形与回波信号相乘，这两个信号分别叫同相信号和正交信号。同相和正交通道都允许f_d为正或负。若f_d为正，正交通道滞后同相通道90°；若f_d为负，正交通道超前同相通道90°。

连续波多普勒系统可以将多普勒信号转化为正、负速度值从而提供一种血流的图形显示。在几个心动周期内，收缩和舒张模式下，血管中的血流都可以很好地显示出来。

在彩色血流多普勒系统中，表示血流的彩色像素叠加在B型超声图像中。色阶的范围通常是从红色（代表动脉血管，也就是朝向换能器的血管）到蓝色（相反的血流流向）。超声扫描仪可以通过调整几个参数来优

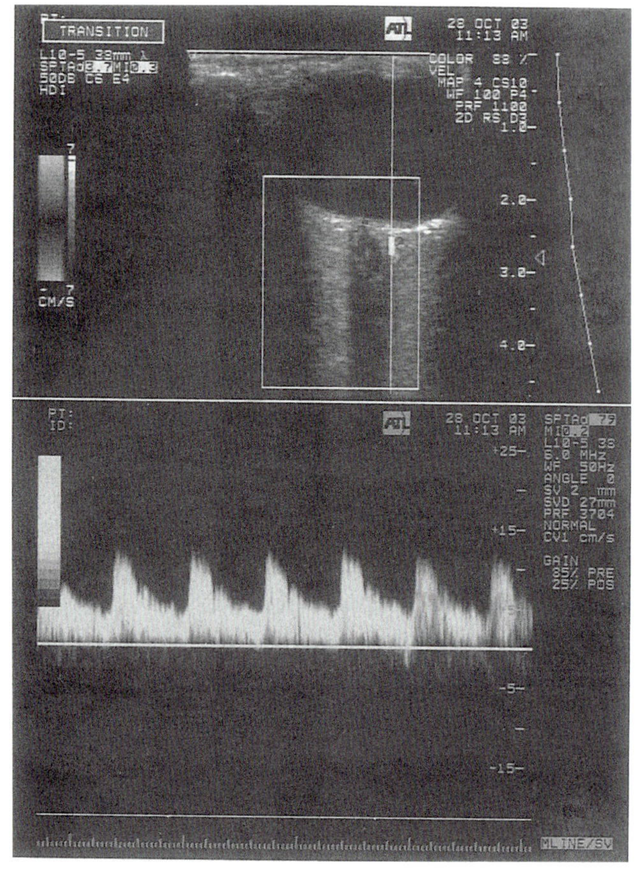

图2.27 这幅血管的连续多普勒波形取自一幅静止彩色血流图中我们感兴趣的区域，有必要的时候也可以调整测量角度（余弦校正）（见彩图）。

化彩色血流显示，这些参数包括显示的速率范围，彩色血流比灰度值信息优先写入的权力，以及用来抑制由血管壁或呼吸运动等固定组织运动所产生的多普勒频移的滤波（壁滤波）函数。此外，使用者一般可以改变用来获得多普勒频率信号的脉冲重复频率（PRF）。这点很重要，因为可以正确反映的最高多普勒频率是PRF的一半。当超出时，就会发生混叠现象。

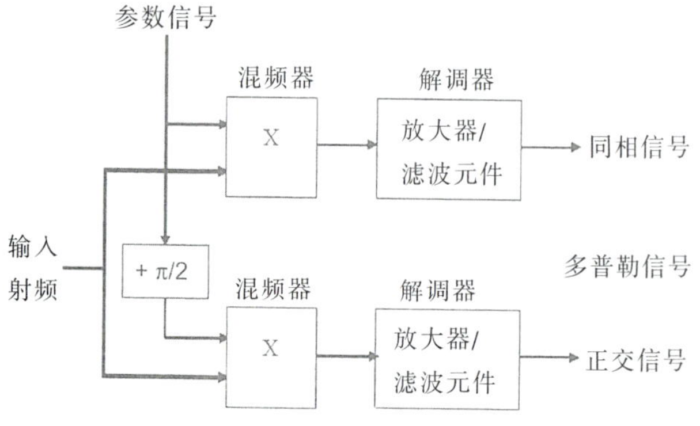

图2.28 产生彩色血流方向信息的电子组成结构图。

彩色血流成像有很大的优势，这是因为在B型超声图像中显示血管（在扫描平面）使得更加容易辨识。同时，彩色血流成像可以估计血管和声束轴之间的角度。由于多普勒系统仅能提供波束轴向方向的血流速度分量，所以必须用余弦调整来修正多普勒速度值，$v_d=v\cos(\theta)$，θ是换能器轴向和血流方向之间的角度，v_d是未修正的多普勒速度值。而彩色血流多普勒系统允许操作者显示血管的方向，所以余弦调整可以应用于未修正的多普勒速度值。

此外，大多数仪器也采用功率多普勒[27]来实现彩色血流多普勒。在功率多普勒中，多普勒频移信号被合并。这会导致丢失方向和速度信息，但是可以提供一个充满的彩色血流图片，这比传统的彩色血流多普勒有更高的敏感度和对角取向的低敏感度。功率多普勒尤其适用于较慢血流和曲折血管的情况，比如在一些肿瘤中应用。

组织谐波成像

组织谐波成像（THI）是在20世纪90年代末发展起来的[28]。它是在尝试使用超声造影剂以改善血流检测的方法中偶然发现的。这些造影剂由微小泡沫、充满空气的脂质壳，或其他相比于血液高声阻抗的不均质物质组成。可以预料这些微球体将在特定的频率下发生共振，这将导致在发射超声频率的谐振频率上从微球体发射回波数据。当滤除掉发射的基波频率以后，组织的回波幅值将被抑制，同时微球体的谐波振动模式将被探测到。尽管这个方法被认为有效，但早期的使用者发现，即使没有造影剂，在二次谐波（也就是两倍的发射频率）下组织的图像有更好的对比度和更清晰的边界。这个效应是超声脉冲和脉冲通过的组织之间的非线性作用产生的。声音的速度要受其穿过物质的密度的影响。然而，声波是一种带有压缩和拉伸成分的压力波。因此，当声波穿过一种介质时，脉冲的压缩成分会比其拉伸成分移动稍微慢一些。这种失真是脉冲穿过的组织和整个距离的函数—随着深度逐渐累积。脉冲波形失真导致了谐波的产生。有趣的是与基波相比，谐波含有较小的旁瓣。因为旁瓣有效地降低了侧向分辨率，所以谐波成像展现出了更好的图像边缘轮廓。

为了至少获取两次谐波，组织谐波成像要求换能器具有足够的带宽。这通常是通过用换能器中心频率的三分之二频率去激发换能器，并且用换能器中心频率的三分之四频率接收来实现的。产生组织谐波成像最简单的技术是用中心频率为二次谐波频率的带通滤波器来滤除基波。这种方法的缺点是两边谐波的带宽必须非常窄,因此轴向分辨率较低。另一种方法是反向脉冲。在这种方法中,两路脉冲快速连续的进行发射,一路正向脉冲,一路反向脉冲。当接收到两路脉冲的回波并且进行叠加时,基波和所有的奇次谐波都被消掉,只剩下偶次谐波。这提供了一种获取和生成二次谐波图像的有效方法。

组织谐波成像现在被广泛的应用于线阵成像系统中。事实上,由于它具有如此好的效果经常成为成像的默认模式。

光谱参数成像

超声波脉冲与其通过的组织之间的相互作用引起了反射或后向散射信号,以此来与发射信号进行区分。有关组织微观结构的后向散射效应已在很多文献中提到[29-33]。我们知道,当组织不均匀性比波长小时,超声脉冲频率越高,散射越厉害(如图2.29)。(这和导致天空变蓝的物理原理是相同的。)如果不均匀性比波长小很多就会变成瑞利散射,后向散射以频率的四次幂增加。众所周知,随着每单位体积的散射体数量增加,后向散射也将增加。但是,如果散射体浓度足够高,散射体将变成本底散射而不是前景散射,它们之间的空间也将作为散射体。散射体的几何形式(球状、丝状、薄片状)也影响后向散射信号。在各向异性的散射体中(丝状或者薄片状),它们相对于超声束的方向是十分值得考虑的。很明显,这是一个复杂的过程。然而,如果采用某些简化的假设 (例如弱散射体和可忽略的衰减),通过对发射脉冲和接收到的回波的功率谱的差异的测量,可以量化估计散射体尺寸和浓度,这种差异也称为标准功率谱(CPS)。因为标准功率谱是典型的线性谱,它的高线性度特别适合于描述组织的特征。声学上的后向散射数学模型表明了最适合标准功率谱的线性斜率(dB/MHz)与散射体尺寸是有直接关系的,而吸收系数(dB)与散射浓度和相对阻抗有关。通过测量B型超声图像在连续空间位置的波谱,可以得到这些量化值,同时测量被彩色显示所代替的灰度值可以计算出散射体尺寸和浓度。这种方法在眼科学中用于组织定性,比如肿瘤、出血、角膜瘢痕等。光谱参数图像(图2.30)提供了一个栩栩如生的关于组织物理特性的图像,并且给出了与平均值和每一个参数的变化相关的量化值,这些数据可以和已知病理的数据相比较或者通过各种试验证实所发生的变化。

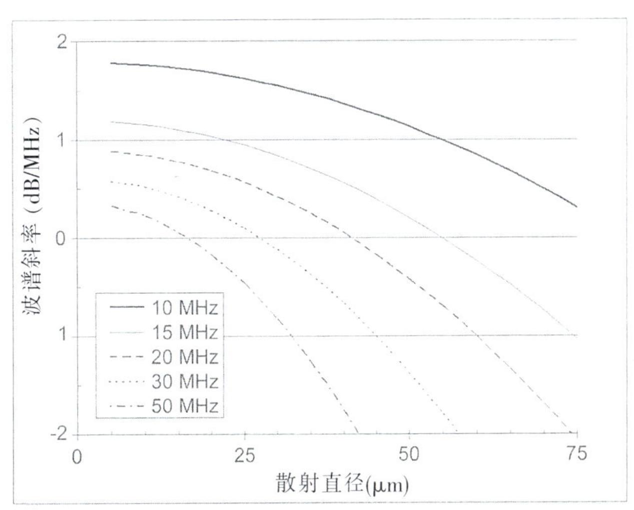

图2.29 声后向散射数学模型证明了随着散射体尺寸从比一个波长小很多增加到半个波长,波谱斜率 (相对于频率的反射幅度)从正值逐渐下降到负值。

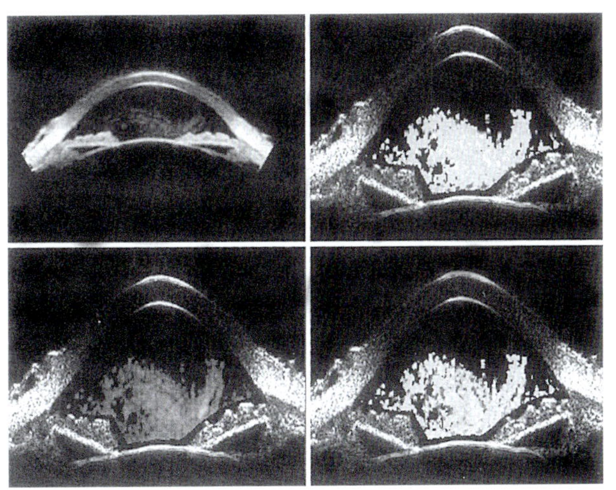

图2.30 通过测定沿着每个矢量的标准谱和用代表谱参数的色值替代代表回波数据包络的灰度像素值可以得到光谱参数图像。在这种情况下,通过对眼前房出血的眼睛的前端进行高频的弧形扫描能够生成三种类型的光谱参数图像。左上图:一种准确几何形式的中心频带灰度成像。其余三幅图像显示了拉伸的以线性形式成像的图形。左下图:中心频带成像。右上图:斜率成像。右下图:吸收成像。中心频带可使斑点和其他噪声源有所降低。

参考文献

1. Mundt GH, Hughes WF. Ultrasonics in ocular diagnosis. *Am J Ophthalmol* 1956;42:488–498.
2. Baum G, Greenwood I. The application of ultrasonic locating techniques to ophthalmology: part 2. Ultrasonic visualization of soft tissues. *Arch Ophthalmol* 1958;60:263–279.
3. Ossoinig KC. Quantitative echography: the basis of tissue differentiation. *J Clin Ultrasound* 1974;2:33–46.
4. Sanders DR, Kraff MC. Improvement of intraocular lens

power calculation using empirical data. *J Am Intraocul Implant Soc* 1980;6:263–267.
5. Binkhorst RD. Intraocular lens power calculation. *Int Ophthalmol Clin* 1979;19:237–252.
6. Holladay JT, Prager TC, Ruiz RS, et al. Improving the predictability of intraocular lens power calculations. *Arch Ophthalmol* 1986;104:539–541.
7. Hoffer KJ. Pre-operative cataract evaluation: intraocular lens power calculation. *Int Ophthalmol Clin* 1982;22:37–75.
8. Aslanides IM, Aslanides MN, Reinstein DZ, et al. Have you ever seen a pachyderm [Letter]? *J Refract Surg* 1995; 11:162–164.
9. Flanagan G, Binder PS. Estimating residual stromal thickness before and after laser in situ keratomileusis. *J Cataract Refract Surg* 2003;29:1674–1683.
10. Ossoinig KC. Standardized echography: basic principles, clinical applications, and results. *Int Ophthalmol Clin* 1979;19:127–210.
11. Zaldivar R, Shultz MC, Davidorf JM, et al. Intraocular lens power calculations in patients with extreme myopia. *J Cataract Refract Surg* 2000;26:668–674.
12. Silverman RH, Reinstein DZ, Raevsky T, et al. Improved system for ultrasonic imaging and biometry. *J Ultrasound Med* 1997;16:117–124.
13. Reinstein DZ, Silverman RH, Raevsky T, et al. Arc-scanning very high-frequency ultrasound for 3-D pachymetric mapping of the corneal epithelium and stroma in laser in situ keratomileusis. *J Refract Surg* 2000;16:414–430.
14. Coleman DJ, Silverman RH, Chabi A, et al. High resolution ultrasonic imaging of the posterior segment. *Ophthalmology,* 2004;111:1344–1357.
15. Rosenfeld A, Kak AC. *Digital Picture Processing.* New York: Academic Press; 1982.
16. Cusumano A, Coleman DJ, Silverman RH, et al. Three dimensional ultrasound imaging: clinical applications. *Ophthalmology* 1998;105:300–306.
17. Silverman RH, Coleman DJ, Rondeau MJ, et al. Measurements of ocular tumor volumes from serial, cross-sectional ultrasound scans. *Retina* 1993;13:69–74.
18. Romero JM, Finger PT, Rosen RB, et al. Three-dimensional ultrasound for the measurement of choroidal melanomas. *Arch Ophthalmol* 2001;119:1275–1282.
19. Delcker A, Martin T, Tegeler C. Magnetic sensor data acquisition for three-dimensional ultrasound of the orbit. *Eye* 1998;12:725–728.
20. Pavlin CJ, Sherar MD, Foster FS. Subsurface ultrasound microscopic imaging of the intact eye. *Ophthalmology* 1990;97:244–250.
21. Pavlin CJ, Harasiewicz K, Sherar MD, et al. Clinical use of ultrasound biomicroscopy. *Ophthalmology* 1991;98: 287–295.
22. Pavlin CJ, Harasiewicz K, Foster FS. Ultrasound biomicroscopy of anterior segment structures in normal and glaucomatous eyes. *Am J Ophthalmol* 1992;113:381–389.
23. Kruse D, Fornaris J, Silverman R, et al. A swept-scanning mode for estimation of blood velocity in the microvasculature [Letter]. *IEEE Trans Ultrason Ferroelectr Freq Control* 1998;45:1437–1440.
24. Silverman RH, Kruse D, Coleman DJ, et al. High-resolution ultrasonic imaging of blood-flow in the anterior segment of the eye. *Invest Ophthalmol Vis Sci* 1999;40: 1373–1381.
25. Wells PN. Ultrasonic colour flow imaging. *Phys Med Biol* 1994;39:2113–2145.
26. Tanquart F, Berges O, Koskas P, et al. Color Doppler imaging of orbital vessels: personal experience and literature review. *J Clin Ultrasound* 2003;31:258–273.
27. Macsweeney JE, Cosgrove DO, Arenson J. Colour Doppler energy (power) mode ultrasound. *Clin Radiol* 1996;51:387–390.
28. Duck FA. Nonlinear acoustics in diagnostic ultrasound. *Ultrasound Med Biol* 2002;28:1–18.
29. Lizzi FL, Greenebaum M, Feleppa EJ, et al. Theoretical framework for spectrum analysis in ultrasonic tissue characterization. *J Acoust Soc Am* 1983;73:1366–1373.
30. Insana MF. Ultrasonic imaging of microscopic structures in living organs. *Int Rev Exp Pathol* 1996;36:73–92.
31. Hosokawa T, Sigel B, Machi J, et al. Experimental assessment of spectrum analysis of ultrasonic echoes as a method for estimating scatterer properties. *Ultrasound Med Biol* 1994;20:463–470.
32. Hunt JW, Worthington AE, Kerr AT. The subtleties of ultrasound images of an ensemble of cells: simulation from regular and more random distributions of scatterers. *Ultrasound Med Biol* 1995;21:329–341.
33. Lizzi FL, Astor M, Feleppa EJ, et al. Statistical framework for ultrasonic spectral parameter imaging. *Ultrasound Med Biol* 1997;23:1371–1382.

3
眼病诊断

历史背景

1956年Mundt和Hughes首次报道将超声检查用于眼科疾病诊断[1]，他们将工业用超声仪用于检查那些被摘除的正常眼球和患有眼内肿瘤的眼球。1957年Oksala[2]首先描述了A型超声在眼病诊断的临床应用，这在许多早期报告中尚属首次。后来，瑞典的Jansson[3]报道了将超声用于眼部的测量，并且对眼部组织进行严格体外声速的稳定性测量[4]。Oksala[5]也做了一些其他组织声速的初步测量。Sorsby[6]用A型超声对大量患者的眼轴长度进行对比，并报道了在性别和年龄上的差异。Coleman和Carlin[7]首次报道了眼轴长度测量结果，他们应用一种电子间隔计数器进行准确的眼轴测量，并且证实人眼在调节状态时晶状体的厚度的变化。Giglio[8]也通过同样的系统进行眼轴的测量。

在A型超声的临床诊断方面，许多人根据Oksala的早期研究成果，发表了许多同类报道[9]。Bronson[10]发明了超声介导下的眼内异物镊。Ossoinig[11]推崇一种特殊形式的A型超声仪器，这种仪器可以借助以前研究所得的特殊组织的A型超声特性来描述诊断结果。他发明了一种复合的诊断技术，通过利用超声在一种组织中传导恒定和A型超声的"S"形放大，来突出回声振幅的大小。他将此项技术命名为标准化超声诊断。此外，他还报道了动态A型超声，是通过换能器和血管结构两者的运动识别组织的结构特性[12]，这种技术得到了广泛的使用。

其他对于早期A型超声诊断研究有贡献的学者还包括西德的Buschmann[13]和Gernet[14]，法国的Massin和Poujol[15]，比利时的Francois和Goes[16]，捷克斯洛伐克的Vanysek和Preisova[17]，以及匈牙利的Bertenyi[18]和意大利的Gallenga[19]。在美国的Wills眼科研究院的医院实验室，Sarin[20]等人在Keeney[21]的指导下对早期有关A型超声评价也作出了贡献。在WalterReed军区医院，Penner和Passmore[22]，以及Cowden和Runyon[23]发表了关于A型超声在异物诊断中应用的论文。Coleman[7]用高频率(25MHz)A型超声测量活体脉络膜这种血管高度密集组织的厚度。

1958年，Baum和Greenwood[24-26]首次发明了B型超声，他们做了大量应用B型超声进行眼球和眼眶测量的早期研究工作。他们的成果，一张眼部B型超声图片，被作为美国声波学会期刊[27]的封面，这预示了超声学发展时代的到来。Baum他们的成就对推动超声仪器提高准确度和分辨率作出了重要的贡献(图3.1)。

Purnell和Sokollu[28]应用了一种同样类型的B型超声(由General Precision Instruments公司生产)进行了许多初期的探索，这对于B型超声诊断的发展有很大的作用(图3.2)。他们的实验室描述了眼眶的B型超声测量结果，并且应用B型超声首次进行眼眶疾病的系统分类[29]。他和其他同事一起首次将金属异物的磁性用于超声诊断中[28]。Purnell和Sokollu[30,31]也报道了一种特殊的技术，将连续波长的超声波(与治疗的应用相关)应用于治疗视网膜脱离的早期实验中。他们发明了第一台手持接触式B型超声扫描仪，并应用于眼科的超声诊断（先于Bronson接触式B超），但从未生产上市(图3.3)[32]。

Riverside研究院的Coleman等[33]发明了首台可以商业出售的B型超声，它带有A型超声及一个简易的手持式线性B型超声，这种仪器需要在眼周围放置一个水

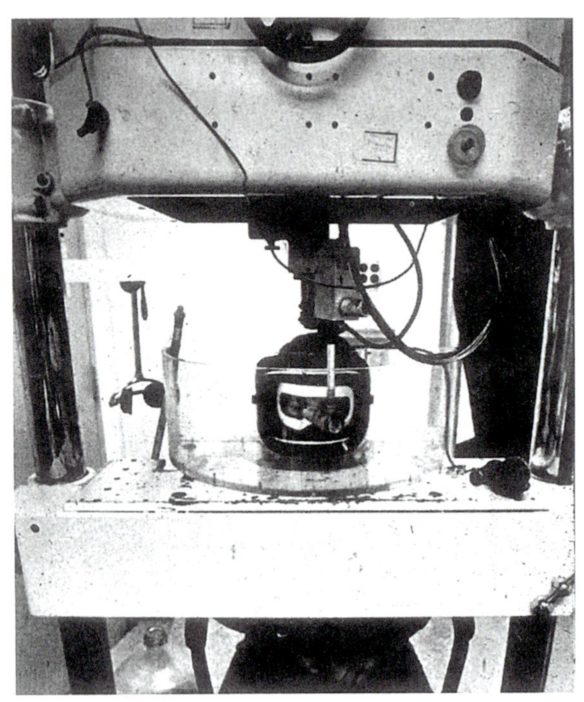

图3.1 Baum和Greenwood使用的水浴式B型扫描箱可提供双眼扇形扫描。需要大约5加仑水及一种特别配备的面罩。这些B超扫描是眼部B超波检查法发展的开端。

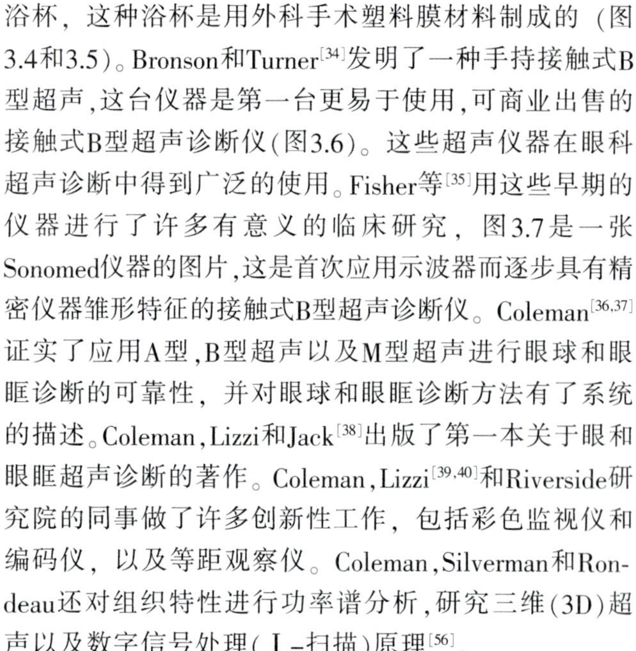

浴杯，这种浴杯是用外科手术塑料膜材料制成的（图3.4和3.5）。Bronson和Turner[34]发明了一种手持接触式B型超声，这台仪器是第一台更易于使用，可商业出售的接触式B型超声诊断仪（图3.6）。这些超声仪器在眼科超声诊断中得到广泛的使用。Fisher等[35]用这些早期的仪器进行了许多有意义的临床研究，图3.7是一张Sonomed仪器的图片，这是首次应用示波器而逐步具有精密仪器雏形特征的接触式B型超声诊断仪。Coleman[36,37]证实了应用A型，B型超声以及M型超声进行眼球和眼眶诊断的可靠性，并对眼球和眼眶诊断方法有了系统的描述。Coleman，Lizzi和Jack[38]出版了第一本关于眼和眼眶超声诊断的著作。Coleman，Lizzi[39,40]和Riverside研究院的同事做了许多创新性工作，包括彩色监视仪和编码仪，以及等距观察仪。Coleman，Silverman和Rondeau还对组织特性进行功率谱分析，研究三维（3D）超声以及数字信号处理（Ⅰ-扫描）原理[56]。

Coleman和Weininger[41-43]第一次叙述了M型超声用于研究眼晶状体在调节过程中的生理改变及金属异物的磁性特征。M型超声还被用于检查眼内和眼眶肿瘤的血管和呼吸搏动情况。Silverman，Kruse和Coleman[44]

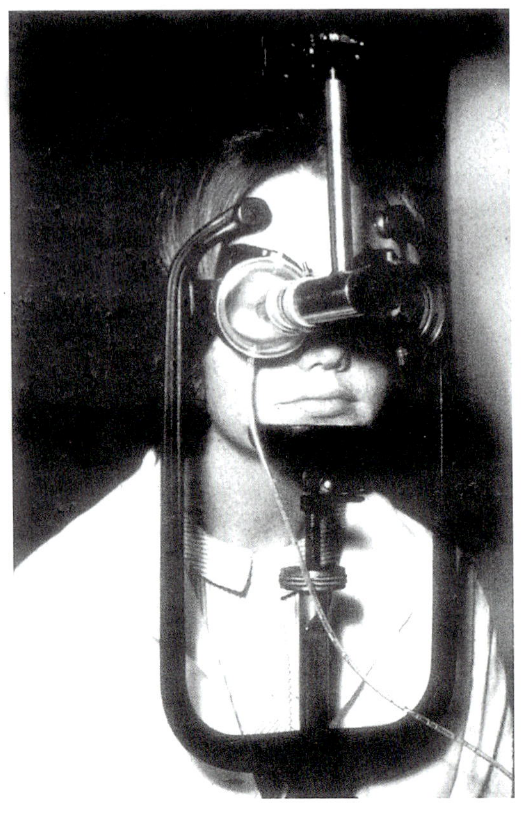

图3.2 Purnell使用与Baum相同的General Precision扫描仪，但配戴简易的眼镜和乳胶盖来提供水浴装置处理超声波。Purnell等人使用B型扫描仪提供了许多早期临床数据。

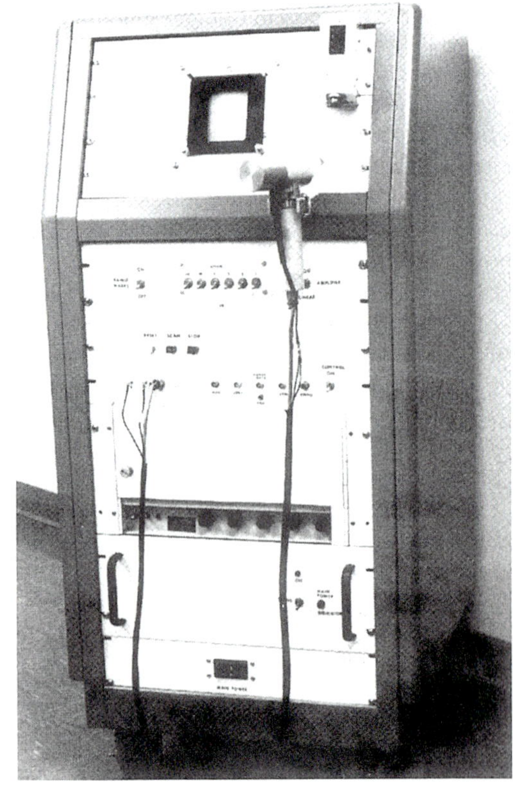

图3.3 由Purnell，Sokollu和Holasek发明的第一台接触式B型扫描换能器系统。该仪器从未作为商用。

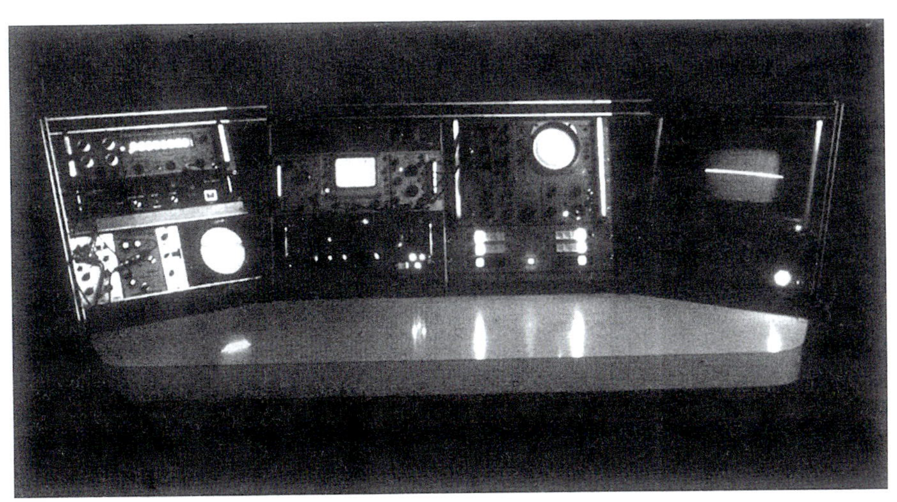

图3.4 Coleman临床使用的超声诊断设备控制板。可在两个独立的A型扫描仪与B型扫描之间进行不同频率和同步示波显像交换。使用电子间隔计数器，彩色及等长显示器。Harkness眼科研究所实验仪器由Coleman和Lizzi加以改进，在眼视轴测量中使用精确的电子间隔计数器，其可变检测频率被提高至35MHz。该设备比通常临床使用的设备更加复杂(见彩图)。

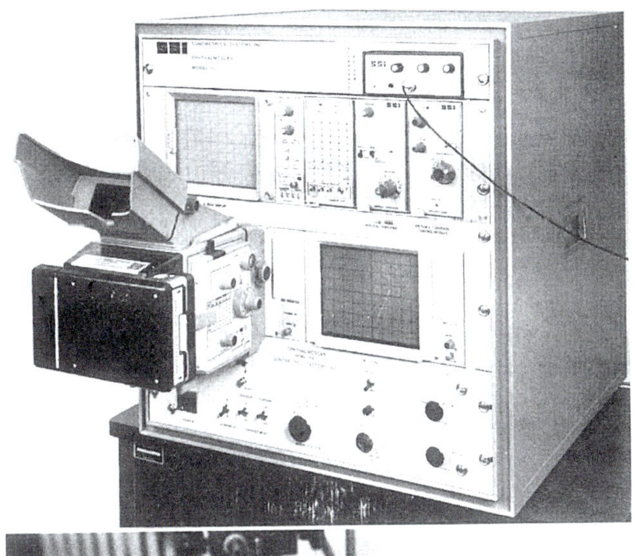

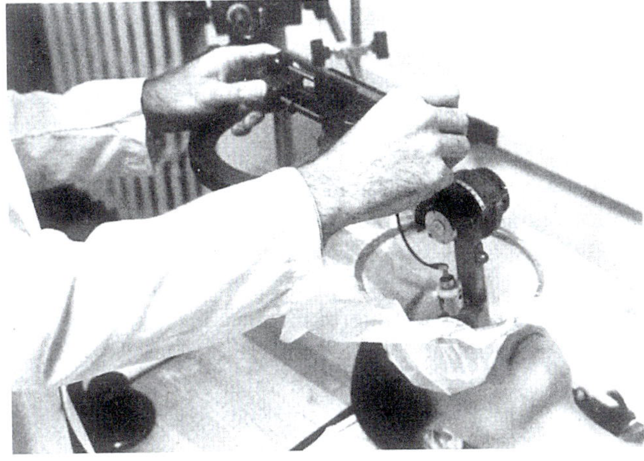

图3.5 由Coleman和Katz改进并由Sonometric系统工业公司经营的首次商用的A型和B型扫描仪。检查人员可通过一个独立的示波显像同时观测A型和B型扫描仪在M状态下所提供的影像。底部："水浴"式扫描，患者仰卧在检查台上。这减少了患者的头部移动，并且允许检查者观察换能器与眼睛的相对关系，同时观察示波扫描影像。

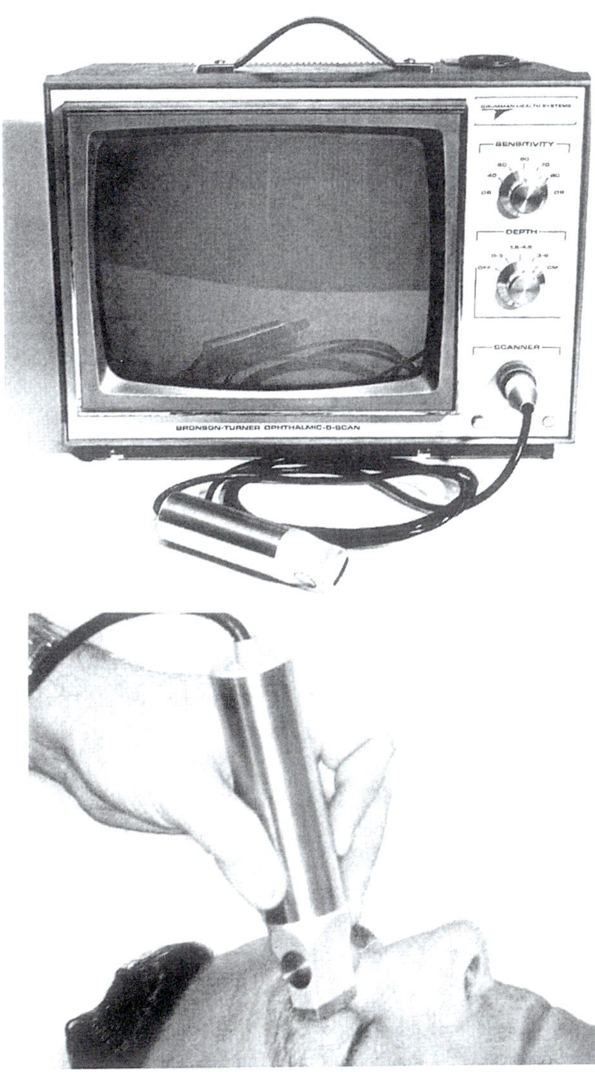

图3.6 Bronson Turner接触式B型扫描提供廉价的B型扇形扫描仪，从而使接触式B型扫描技术广泛使用。电视光栅变换扫描形状，但这是增加灰度值非常廉价的方法。

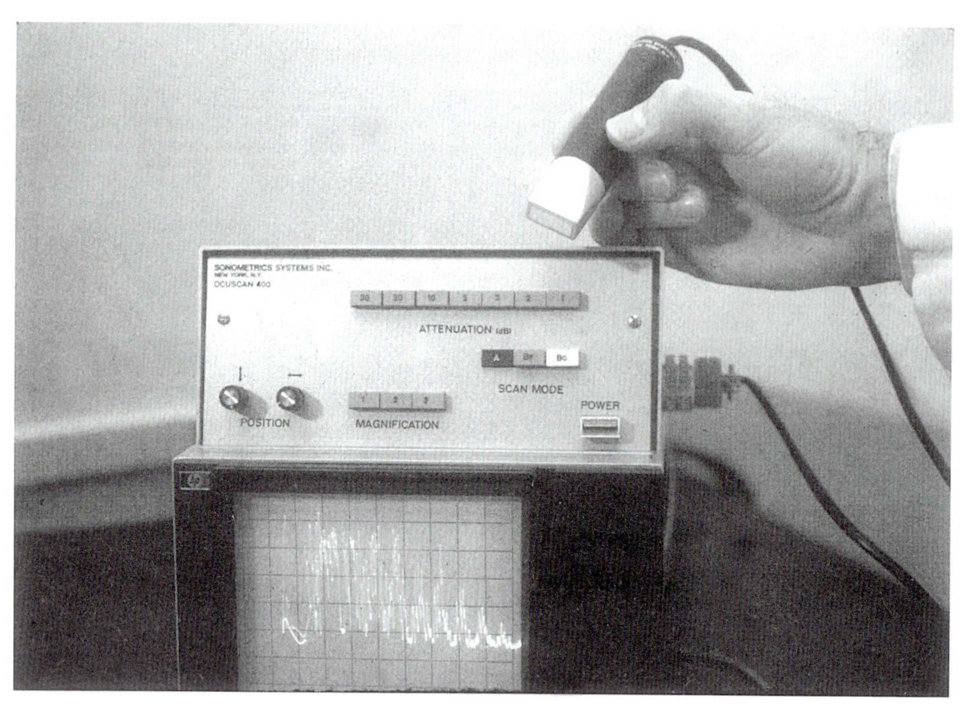

图3.7 带有A型扫描的接触式B型扫描仪使用一个示波器，并由Katz和Coleman加以改进。示波器可提供更加精确的形态学及振幅的量化。

最先将Swept扫描分析方法用于检查不同眼部条件下的血流变化。眼眶血管的彩色血流多普勒(CFD)成像技术是Erikson等[45]于1989年首先报道的。

多普勒超声在眼及眼眶的应用，最初它是用于测量脑血管疾患及其眼部后遗症患者血液动力学改变的一种方法。在20世纪80年代后期，彩色多普勒超声成像(CDI)用于临床诊断之前，眼科学会已经开始逐步将多普勒超声作为诊断工具用于眼科诊断。20世纪70年代，像Yamamoto和Ardouin[46-49]这样的先驱者应用连续波长的多普勒超声来检测眼眶和眼球的血管系统，他们应用了独立的多普勒仪器(没有B超控制)，这种仪器需要操作者格外仔细地检查眼和眼眶。随着复合式超声的出现，即将一个载体和多普勒门电路固定在B型超声上，多普勒超声成为一种重要的诊断仪器，可应用于检查心血管，外周血管以及妇产科的超声检查。但其价格、适用性、有限的频率范围和较高的功率消耗，最终限制了多普勒用于常规的眼科检查。CDI(彩色多普勒超声成像)技术的引入改变了这一状况。即便是使用复合式多普勒，对于那些相对较细而迂曲的眼球和眼眶血管结构的识别来说还是存在一些问题，当增加彩色血流信号时，对血管进行快速而准确的辨认成为可能，而这种技术在诊断上的优点已经物超所值。Lieb等[50,51]人是将CDI推广应用到眼和眼眶诊断领域的先驱者。

眼科超声在其50年的发展历史中可分为两个阶段。早期，技术和使用的发明与完善。第二阶段，仪器操作及电脑技术的进步改进了分辨率和成像质量，并提高了诊断及测量的准确性。

近年来，随着采用更高频率的超声检查以及电子、换能器技术的改进，使得超声成像质量方面有了很大提高，更重要的是，计算机和软件方面的支持，发展了三维扫描[52]，组织分辨力[53-58]和其他改进的成像技术。由于高频率和电脑技术的提高（诸如数字信号处理技术包括重叠合法，射频分析信号放大纠正技术），使测量的准确性有了显著的提高[63,64]。

当代眼科超声诊断方面最显著的提高在于有了高频B型超声应用。Pavlin和Foster[59,60,65,66]报道的超声生物显微镜(BUM)是第一台商用仪器，是将聚丙乙烯氟化物(PVDF)电影胶片技术用于高频率超声扫描。这种仪器在眼前节诊断方面有很多优点，特别是对青光眼，肿瘤和前节外伤的诊断。而由我们实验室(Cornell大学Weill医学院)的Coleman等人[64,67]发明的各种高频率超声扫描(图3.8)，应用弧形扫描来显示整个眼前节，并使线阵换能器与眼前节垂直，最大限度地提高各种测量的精确度，比如，角膜地形图，LASIK手术前后，在调节过程中晶状体焦点改变的生理学研究，老视眼中睫状体和晶状体的运动以及为人工晶状体的屈光度和手术进行前房角到前房角和睫状体沟到睫状体沟的测量。

1987年Coleman等人首次报道了眼的三维成像技术，但直到廉价的电脑技术和软件出现后，才使成像技术得到广泛推广。随后，人们对三维成像技术加以重视，为测量肿瘤生长或治疗后肿瘤消退体积的大小

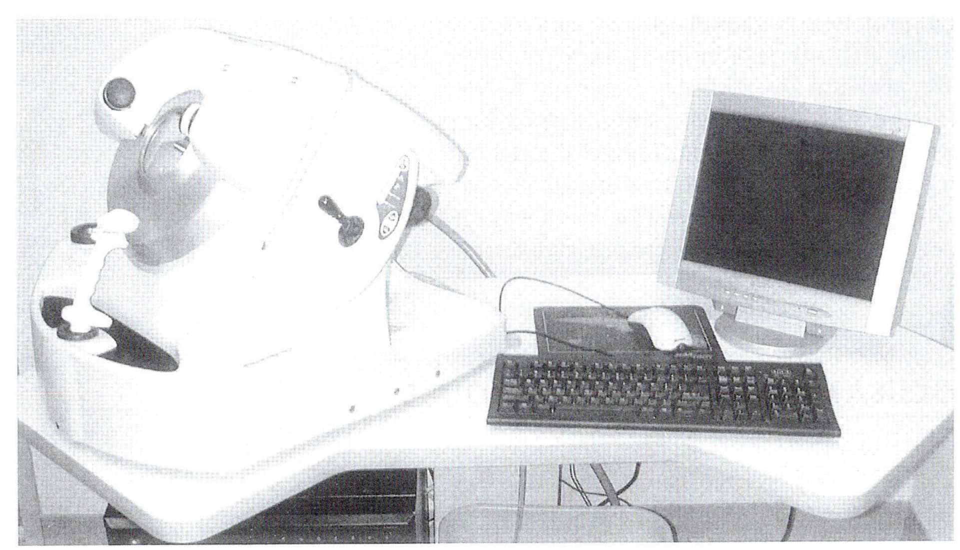

图3.8 Artemis II型高频扫描仪，由Ultralink LLC在Cornell技术设计针对50MHz前节成像开发的。该扫描仪的垂直探头可通过弧形扫描对整个前节进行观察。目前用于LASIK和人工晶体植入手术测量眼角膜厚度及前房大小。另外，也可对眼内病理提供极好的辨别力，如眼内肿瘤及睫状体囊肿。

变化提供更加便捷的方法。在扫描时，这项技术也为二维图像的解释以及超声影像的交互分析提供了分辨力。Fisher等[61]和眼科技术设备公司(OTI)一起开发了可商用的三维超声系统(图3.9)。Finger等[52]也使用OTI扫描仪来检查眼内肿瘤并证实了三维超声扫描的优势。

许多新的仪器不但可以使用10MHz的频率扫描，还可以使用20~30MHz的频率扫描。我们通过Sonovision超声扫描仪(图3.10)获得了许多数据，它为我们进行组织特性及参数成像分析提供了必要的射频数据，但这种仪器已不再商用。我们还用Quantel Cinescan的20MHz扫描仪(图3.11)来检查眼球后极以及玻璃体。本章节的所有数据都是应用这四种超声诊断系统的其中之一检查所得到的。A超除了在轴性生物测量中的应用，尚可从射频数据中得到定量的分析。

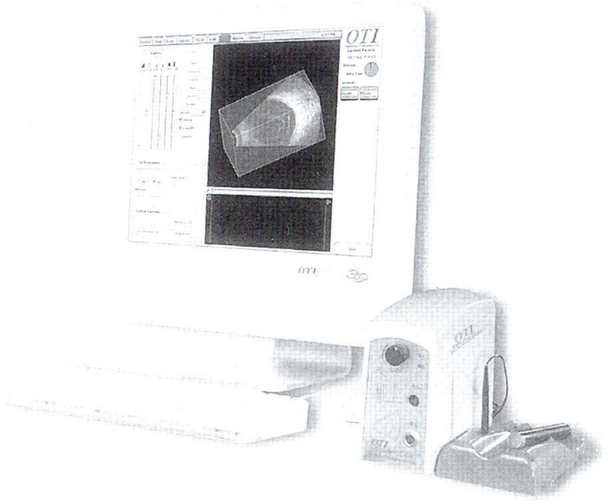

图3.9 OTI是一个12MHz或更高频率的B型与A型扫描系统，可通过接触系统提供完整的3D扫描图像。

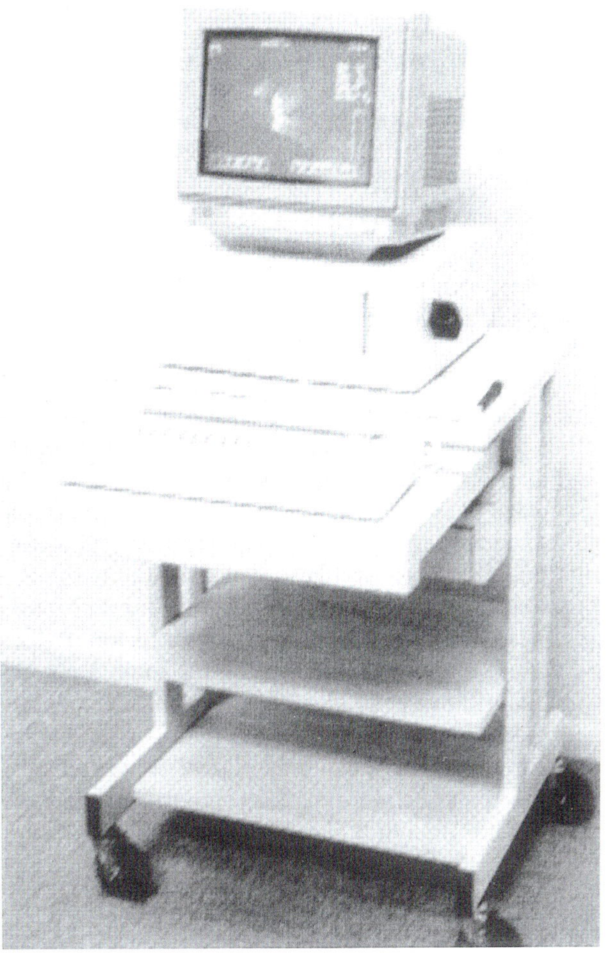

图3.10 Sonovision超声波扫描仪是首次用于商用的B型扫描仪，能够提供数字式射频数据。对数据进行数学分析及进行功率谱分析。

眼病诊断技术

摘要

两种诊断途径

1.A型、B型一体的超声机，A、B超使用同焦距探头，产生向前的向量。

A组：A超标准化并且有获得“定量”数字显示的射频显像。

B组：A型超声扫描向量用与产生B型超声同样的放大器。这是一种简单的纠正跟踪扫描，并且对振幅变化不会进行校验。

2.标准化超声检查使用独立的A型超声和B型超声分别进行，使用非聚焦探头。这种A型超声是根据检查组织的标准来进行校验。

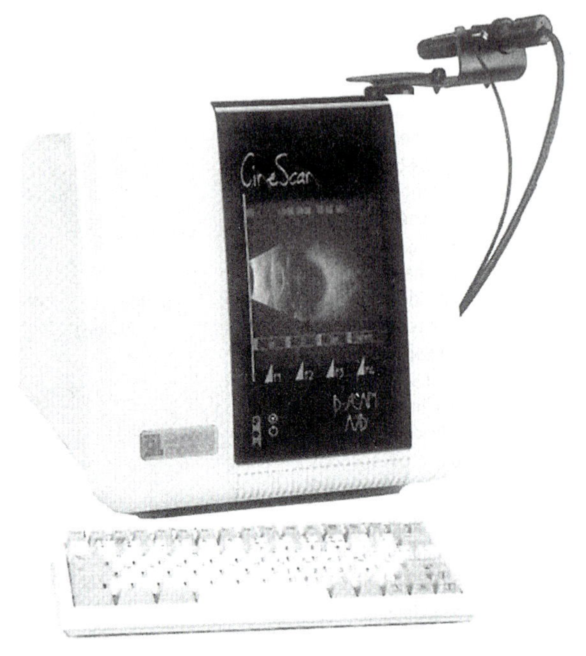

图3.11 Quantel Cinescan 20MHz扇形扫描仪可在B型扫描上提供良好的眼球后极分辨率。

我们在第2章提到，眼科超声检查有两种基本方法：A型超声和B型超声，还有一些补充的显像技术：M型超声，I型超声，三维超声和动态扫描，这些检查方法包括了所有超声检查的手段。A型超声扫描和B型超声扫描并不是相互独立的检查方法。丰富的A型或B型超声眼科影像知识可以为我们提供可靠的诊断信息，而将A型超声与B型超声相结合的诊断方法是最佳的，并可以在全球推广。在我们的实验室，根据诊断目的，我们主要应用B型超声，不过，我们也使用A型超声监测仪从标准化RF数据获得最大量的定量回声信息。

B型超声提供了二维影像，这种显像可以提供组织的横切面，并与A型超声所提供的各种特征性回声振幅变化(或三维图像)相比较。这个水平的“三维成像”就是在B型超声基础上以灰阶为单位成像，但会随着振幅特性和增益设定而变化。对于B型超声，振幅高低对比是很有用处的，而通过与B型超声同步观察A型超声扫描仪来辨认A型超声向量的方向，可更准确地得到组织的振幅特征。

B型超声具有好的动态变化范围，或灰度，这样能显示眼的体层影像，或是薄层体层影像，具有高的和准确的组织表面的分辨率，例如：角膜，前房或肿瘤病变。B型超声还可以显示所观察组织层面的反射率。通过使用对数放大或是Ossoinig[12]的“S”形放大则可以清楚的显示回声放大或动态变化范围。M型超声是一种可以很好的显示连续性或重现搏动的技术，比如，某种组织的呼吸运动或血管搏动，或是异物的磁性，但有时仅用于眼病的诊断。

Ossoinig[11]强调A型超声的价值在于提供定量的回声信息，并且产生“S”形放大来压缩回声的动态变化范围，及利用非聚焦换能器，用分开、独立的A型超声检查强调回声振幅变化。不过，大多数眼科医生更容易解释二维B型超声图像，并用相同的设备和换能器的A型超声扫描来解释病理现象。这就形成了眼科超声诊断的两种独立“学派”，大多数执业医师使用B型超声，同一换能器产生A型超声，两者相互对照。

我们的研究是应用可产生RF信号的放大器，这种信号可以被修正，以便在B型超声的向量上产生特征性的A型超声。换能器的振幅可被标准化(当扫描发生调整时，同一焦距的换能器就可产生B型超声)。这种通过RF扫描的标准化技术被称为定量化A型超声扫描，它可以确定精确的振幅幅度。我们发现这项技术更合适，因为它提供了最准确的振幅量，并且可以与B型超声上的精确组织区域进行对比。不过，在大多数商用超声仪器中，沿着矢量方向产生的A型超声扫描，是根据B型超声像素强度来显示的。这些仪器相对比较便宜，并且对于常规检查来说已经足够了，但A型超声放大对比技术显然不能满足需求。“标准化回声成像”学派应用无焦距换能器的独立A型超声，通过使用Ossoinig[70–72]发明的“S”形放大器来对组织进行标准化测量。这种方法比较费时，因为检查者需要在A，B型超声之间进行切换，并且不能像同步B型超声那样进行组织识别。还有一点，声束入射的角度和组织对振幅的影响程度很难被清晰辨认。

有关标准化超声成像的出色教程和书本详细介绍了这项技术，其中颇具影响的作者有：Frazier-Byrne，Green[73]，DiBernardo和Schachat[74]。尽管在理论上不尽相同，但不外乎应用B型超声来定位诊断，应用A型超声进行组织定量及辨认这两种方法。

A型与B型超声相结合的诊断技术，由于其在临床上显示的价值及实用性，在眼科诊断中，特别是屈光间质不清楚和病变隐蔽不易发现的情况下起着重要的作用。

本书对眼病超声诊断方法进行了概述。这种方法就是使用B型超声对组织的几何位置和形态学提供广泛、地形图样的信息，并应用A型超声及其他数字分析技术提供特殊的对比信息，这种对比信息与来自组织结构中的反射及后散射，以及组织三维空间的精确测量有关。

诊断参数

典型的眼科检查过程通过两个步骤来识别眼部的解剖学特征（见表3.1）。首先，得到一般的组织特征，比如大小，位置。其次，特异特征，特别是异常结构，这些通过回声特征来识别，这些特征表现出更好的、更具鉴别力的形态学特征。

尽管眼和眼眶的一般结构在B型超声中很容易辨认（图3.12），但对于那些更为细小的特征，只有了解到组织结构如何影响超声反射才能加以解释。如在第1，2章提到的那样，对于各种方法，不同组织的传导、吸收和反射取决于诸如组织密度，弹性及内部结构特征多种因素。在组织交界处，超声波反射的程度取决于组织间声学阻抗差别及组织界面大小、位置以及表面是否粗糙。与此类似，垂直于闪光灯光源的光滑镜面将反射回光线的绝大多数能量（一种镜面反射），如果光源发出的光偏离轴位，反射而回的光线则很少。如果镜面是粗糙的（一个散射镜面）或比整个光束小或偏离光束一定角度，将有更少的光线返回光源处。相反，如果血液或纤维膜把平滑晶状体表面覆盖形成一个弥散反射面，这个反射体将会反射

表 3.1 诊断参数

大体形态特点
位置
大小
外形/轮廓/形状
相关的眼部改变
不同时间的改变
细微形态特点
界面的特性
声阻抗
表面的粗糙度
内部组织特性
内部构成（均质或不均质）
内部结构组成的类型
内部结构组成的空间分布
声的吸收

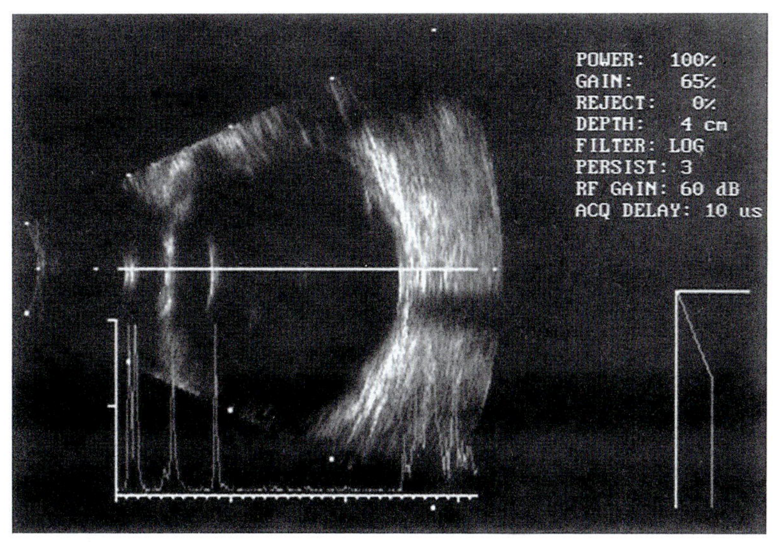

图3.12 典型的10MHzB型扫描带有选择性A型扫描。功率及其他设定用于扫描修正的都被显示出来，右下角为时间可变增益。

一些即使偏离轴位的能量,使晶状体有一个更好的轮廓(图3.13)。

内部组织结构特征也会影响超声的传导和反射。如果是均质的结构(例如晶状体,视神经,或实体肿瘤,例如恶性黑色素瘤),缺少内部反射界面,在B型超声上,显示为囊性或透声腔或低回声表现。这种现象与密度增高形成鲜明对比,点状强回声光斑是内部不均质结构反射形成的,比如,血管瘤或玻璃体出血。在这些不均质的结构中,回声的振幅和空间分布主要取决于内部组织构成的类型和分布(比如,血管,钙盐沉积或坏死区)。另外,随着探查深度的增加,回声振幅下降表示超声束经过组织的吸收和散射而导致衰减。(在均质结构中,衰减可形成"声影"或细微结构缺失,特别是在更靠后的组织中更明显。)这种与超声频率相关散射的衰减用于鉴别特殊眼部组织和病理状态。更多新仪器的开发提供比目前基于组织诊断的超声扫描更多的灰阶度和计算机增强信息。

诊断信息类型

我们发现在各种术语中将超声诊断看作是 (a)独一无二的、(b)补充性和(c)可记录的信息。从不透明的眼屈光间质,或者,例如隐秘的眼内睫状体肿瘤中获得的信息是独一无二的。补充性的信息可以由肿瘤的诊断来例证。尽管肿块可以被检眼镜看到,但通过临床表现进行鉴别诊断常常是不准确或有误导作用。肿块的超声特性(例如形状、高度、声学传导性)将为已获的直视临床表现增加更多的信息。可记录的信息是指超声能够准确测量角膜或晶状体厚度,眼球轴长,肿瘤大小,调节过程中的晶状体运动,或是在药物作用下眼球

摘要

超声诊断适应证

- 测量距离或体积(角膜厚度的测量,眼球生物测量)
- 间质浑浊—不能观察(白内障,出血等)
- 眼球的隐蔽区域(虹膜后)
- 外伤—异物
- 视网膜/脉络膜脱离
- 眼眶和视神经

的改变。所有这些测量手段是其他方法不易或不可能获得的。尽管这些唯一的信息是最引人注目和最常被用于超声的扫描(例如,屈光间质不透明的眼内肿瘤的检查),补充性的和可记录信息的使用,比如显示肿瘤的特点或对人工晶状体手术眼轴长度的测量,是同等甚至在许多例子中是更加重要的。

眼科超声检查适应证

眼科超声应用适应证概要在表3.2中。另外,超声扫描还有其他一些特殊的用途,比如,检查患者扁平部脉络膜渗出的位置;在玻璃体切割手术之前分析玻璃体出血的特征和形成原因;在用放射线,敷贴器,质子束或其他治疗方法治疗前测量肿瘤的大小和体积;测量眼轴来确定角膜移植或人工晶状体的屈光度。

总之,当一般眼科检查技术不能提供足够的信息来确定眼的结构时,可利用超声成像检查。它是一种安全、经济和快速的检查方法。即使在有些方面不能提供最佳的图像,比如,MRI或CT对于眼眶检查优于超声扫

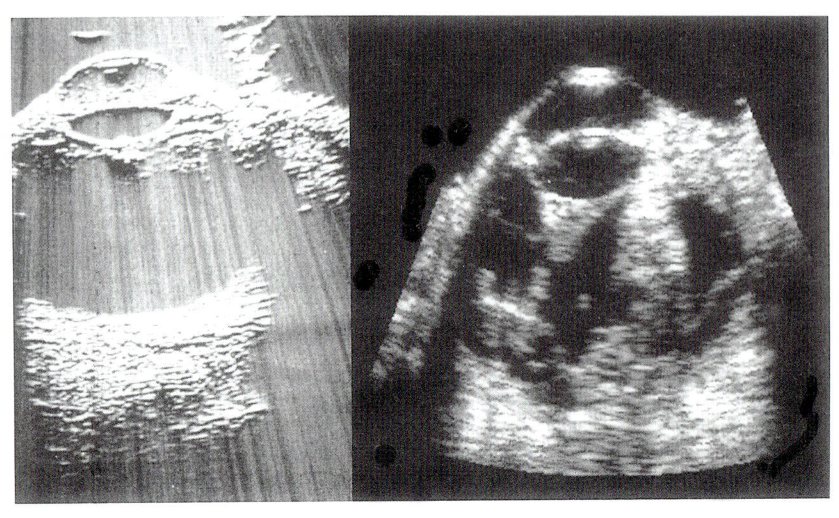

图3.13 对两个外伤眼实施水浴杯超声波检查,一个使用较旧的10MHz仪器(左侧)显示出血勾画出整个晶状体轮廓。在右侧,一个较新的接触式B型扫描仪用于水浴杯扫描显示出血帮助看清被血液弥散反射物覆盖的晶状体轮廓。

描，或是CT对于检查异物优于超声扫描，但超声扫描还可用于随访，而且也是较经济的检查方法。

正常眼

A型超声检查

摘要

人工晶状体的A型超声测量

由回声检测到往返每种组织的时间，声速为已知，转变为传导距离(mm)，应用公式：距离=速度×(时间/2)

沿眼轴测量，晶状体及眼后极部表面显示出最大振幅的波峰。

轴位A型超声检查

声束沿视轴或眼轴进行超声检查为轴位检查，通过角膜及晶状体中央到视网膜后极部，各结构均有回声。超声回声是由眼部组织界面两侧声阻差异形成的。这些回声在显示器上以垂直波峰表现。在正常眼视轴的回声图像中(图3.14)，高振幅回声是由角膜表面，晶状体表面以及玻璃体视网膜声学界面产生的。玻璃体视网膜声学界面的回声之后随着一列复杂回声，代表视网膜，脉络膜，巩膜以及球后脂肪组织的回声波峰。球后脂肪组织的回声波峰振幅逐渐减小是因为声波逐渐被吸收的缘故。在典型的眼科超声频率下，一些眼部结构表现为均匀回声，这些结构包括：角膜，前房，晶状体，玻璃体，和视神经。这些结构在表面回声波峰之间为零回声或无回声，即基线之上无波峰。

当探头的声束与角膜，晶状体表面，和视网膜相垂直时，回声的振幅(波峰)最高，这样就可以获得视轴的测量。当进行眼轴测量，以计算人工晶状体的屈光力时，以上所述的特性可确保测得视轴长度准确无误(图3.15)。

测量视轴在某些情况下更为重要，需患者注视探头中央目标或亮点才能获得。因为这是主观的并且在

表 3.2 眼超声检查的适应证

屈光间质不透明
(角膜白斑，前房积血，前房积脓，白内障，玻璃体出血)
瞳孔闭塞或药物性缩小
眼底镜看见肿块
视网膜脱离下可疑肿瘤
眼部外伤
眼部异物

特殊情况下需要的，仅有少数探头有这样的特殊设计，用A型超声测量视轴是标准的。

超声波传导径路上的所有解剖结构，即角膜，前房，晶状体和玻璃体，它们的声速均是常数，因此经常被用于转换往返时间的测量，并以毫米为单位计算距离(时间/2×声速=距离)(表3.3)。一些基于模型眼的公式，回归方程，或是二者相结合，都可用于人工晶状体植入术前屈光度的测量，这对于手术意义很重大。

B型超声检查

摘要

B型超声检查可以通过轴位(通过晶状体)或是通过巩膜。晶状体和眼睑可使声波衰减，高频超声更是如此。

高频波有较好的分辨率，但组织穿透的深度及敏感度稍差，低频波的分辨率较低，但组织穿透性较强，对深层组织敏感。

由于解剖学和电子方面的原因所产生的伪影在检查时应该注意。

B型超声系统已在第2章中介绍过。B型超声可提供眼球任何平面的二维体层像。与A型超声图像一样，不同的扫描平面，显示不同的正常眼图形。

B型超声显像是多相关性的，显示的深度或距离都与声的穿透力有关，然而，横截面或侧面，仅与换能器的方向有关。

轴位B型超声检查(10MHz扇形扫描)

典型的10MHzB型超声轴位扫描(图3.16)可显示

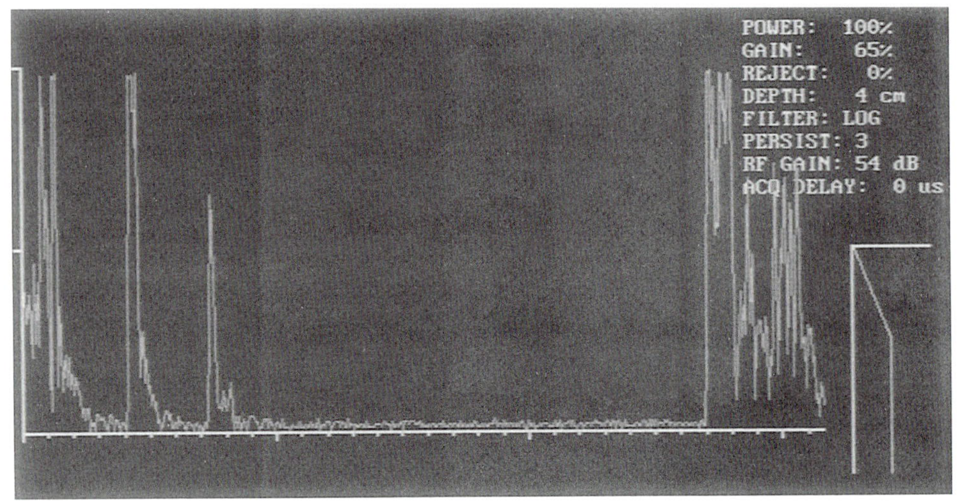

图3.14 用10MHz探头，沿视轴进行A型扫描可以显示视轴面上的振幅变化。应注意的是，晶状体后表面的幅度低于晶状体前表面的振幅，这是因为晶状体吸收声束及其凹陷的表面可减小声束的反射面积。该特性对最大眼轴测量十分有用，因为当后晶状体反射最大时，视轴测量是准确的。

角膜的前后面，前后面间的角膜基质为透声区。利用扇形扫描仪，角膜呈现“反向弧度”，这是由于扇形运动及探头声束在近场宽度所致。前房表现为均质的透声区。虹膜的前表面经常可以显示，虹膜后表面回声与晶状体前表面的回声相融合。但是当瞳孔扩大时，可看到晶状体前面曲度。晶状体内部表现为透声的均质区，可显示晶状体后面的曲度，至少在扇形扫描的中央区是这样。但是赤道部通常不能观察到，因为声束与界面斜向入射。玻璃体腔表现为无回声或透声间隙。玻璃体视网膜交界处形成一种平滑的凹面，视网膜的回声以及来自脉络膜巩膜的回声相融合。在正常眼中，这些连续的回声在频率为5~10MHz的B型超声中并不能区分开来。

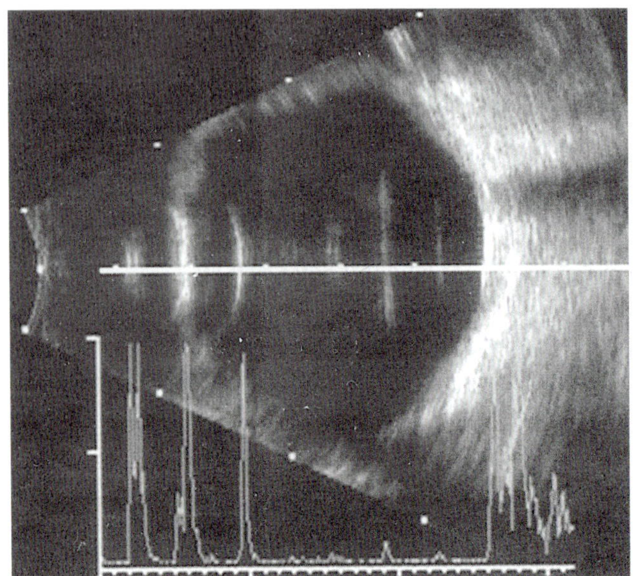

图3.15 左：沿视轴进行A型扫描，显示最大的晶状体后面回波。B型超声图像帮助确定超声束的位置。晶状体前表面回声显示为饱和峰，解释了与图3.14的表现不同。

视网膜、脉络膜以及巩膜间的界限通过使用数字信号处理技术可以被很好地区分开来，同时巩膜的脂肪边界（Tenon囊）可以被观察到。在B型超声中，锯齿状缘与眼球赤道部之间的区域，并不能用轴位探头探测出来，因为晶状体的赤道部这些区域与声波束的方向是平行的。因而，在一个完整的超声检查中，位于时钟每个时刻子午线方向的复合扫描，以及应用透过巩膜绕行晶状体的扫描是必须的。在轴位B型超声中，球后脂肪组织形成W型，并有一个黑色的缺口。这个缺口是由相对均质的视神经形成的。眶脂肪表现为一个高回声的团块，并且有眼外肌的肌腹，形成脂肪的外形。普通眼眶B型超声显像将会在第5章眼眶诊断中介绍。

经过巩膜（非轴位）A型超声检查

为了避免超声声束被晶状体吸收，检查过程中声束必须通过角膜及晶状体的周边部，才能得到经巩膜的非轴位超声影像。换能器放在巩膜上或它的前部，指向后极部方向。正常的非轴位超声成像（图3.17）包括代表巩膜的高波峰的复合回声波，其后伴随着一长的无回声区，代表正常的玻璃体腔。最后可看到类似轴位超声检查中的由视网膜，脉络膜，巩膜，球后脂肪所构成的复合回声波。Oksala[75]首次指出，在经巩膜扫描中，眼球后壁的回声，比轴位超声检查更为准确和范围更广，其原因是晶状体没有吸收声波。肿瘤的测量和辅助诊断视网膜脱离的波幅特点可从声束方向的这种变化进行鉴别。

换能器频率变化

如我们在第1，2章中提到的那样，有一种平衡，或称为“均衡”，这种平衡存在于分辨力和穿透之中，图3.18显示用10MHz和20MHz进行相同正常眼的B型扫描

表 3.3 眼组织超声平均声速的报道

组织 (公认速度)	声速 (m/s)	温度 (℃)	频率 (MHz)	报告者
角膜 1 639m/s	1 632	22	4	Chivers
	1 550	22	4	Oksala
	1 553	22	10	Thijssen
	1 572	20	20	De Korte
	1 575	37	60	Ye
巩膜	1 744	22	4	Chivers
	1 630	22	4	Oksala
	1 583	22	10	Thijssen
	1 597	20	20	De Korte
	1 622	37	60	Ye
玻璃体 1 532m/s	1 508	22	4	Chivers
	1 495	22	4	Oksala
	1 532	37	4	Jansson
	1 506	22	10	Thijssen
	1 514	20	20	De Korte
晶状体 1 641m/s	1 548	22	4	Chivers
	1 650	22	4	Oksala
	1 641	37	4	Jansson
	1 620	22	10	Thijssen
	1 629	37	15	Coleman
	1 590	20	20	De Korte
硅油				
1 000CS	972.0	37	7.5	Silverman
5 000CS	978.5	37	7.5	Silverman

检查，用20MHz换能器可获得更高分辨率。但是，一台20MHz换能器声束的穿透力比10MHz的换能器小得多，后者常可探测到眶内脂肪和视神经。总之，10MHz的检

图3.16 典型的10MHz水浴式B型扫描显示良好的玻璃体和视网膜图像，以及中等回声的晶状体图像。因为是扇形扫描和角膜有弧度的关系，角膜仅仅有小面积成像。玻璃体的回波为眼前部结构重复回声。角膜的反向弧在图3.19中说明。

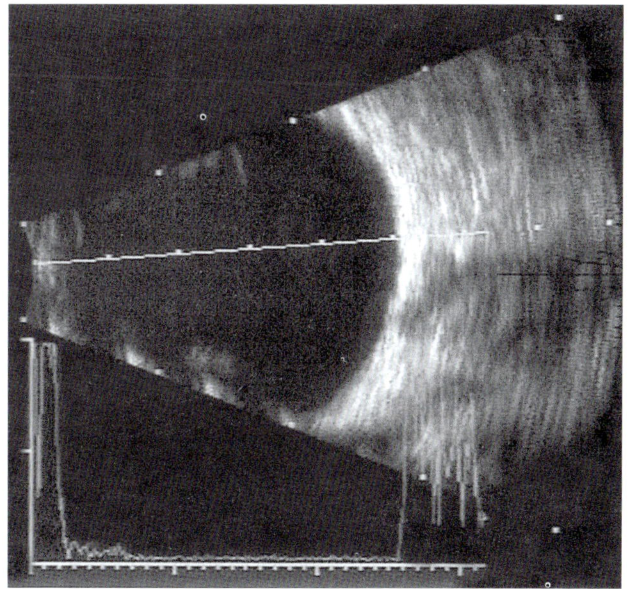

图3.17 经巩膜的B型扫描显示当声束一部分未被晶状体吸收时，眼球后极的敏感性提高。

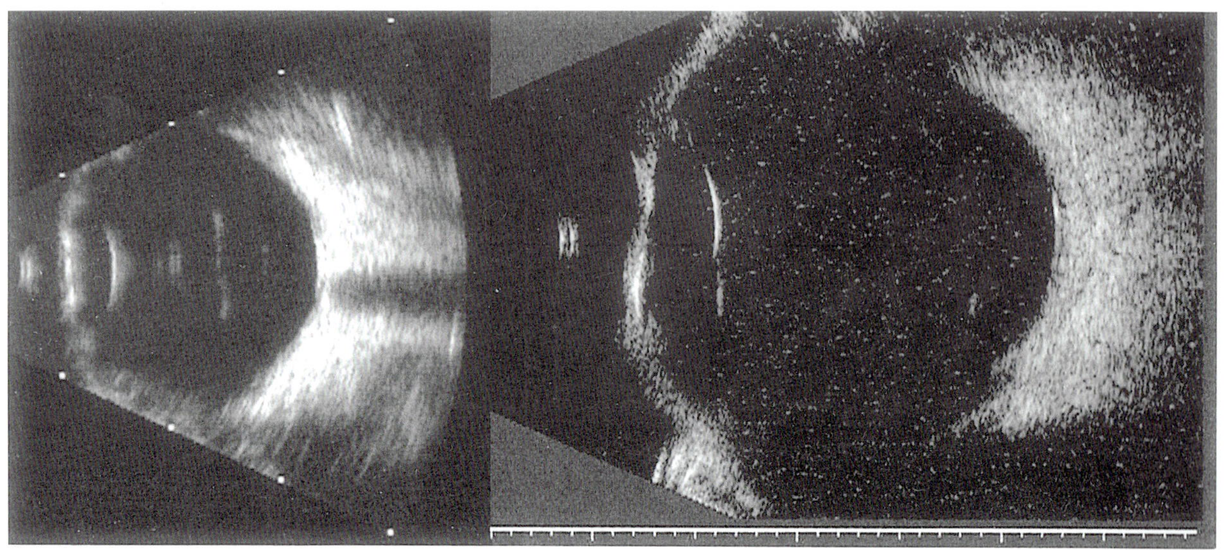

图3.18 10MHz(左)和20MHz(右)下对正常眼进行的B型扫描检查,说明在高频率下分辨率提高,但同时敏感度降低。

查频率对初诊检查是最适合的,然后,选用更高(或更低)频率的换能器进行特殊组织结构或区域的检查。

扫描方式的影响

图3.19显示应用单一换能器进行眼球的扇形扫描和弓形扫描的不同(参见DVD)。弓形扫描在显示前节和眼球赤道部轮廓时优于扇形扫描。在后极部的扫描中,两种扫描的效果是相同的,因为对眼球后极在低于10~20MHz的频率扫描时,扇形扫描和反向弓形扫描的效果是相同的。(弓形扫描的靶点位于玻璃体中部,因此,反向弓形扫描与后极部外形一致。)

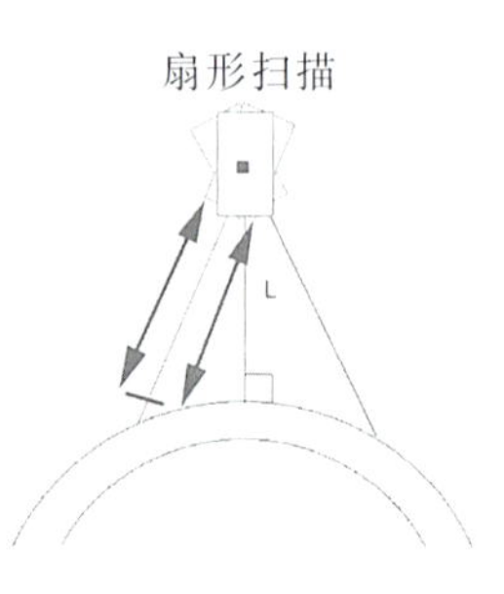

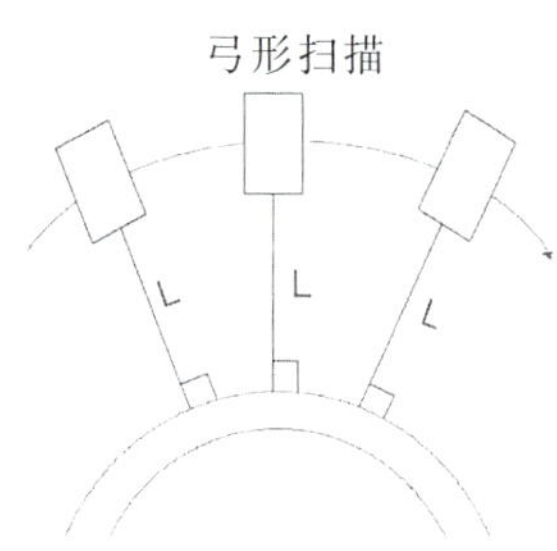

图3.19 图示说明凸面成像在扇形扫描和弓形扫描的不同。扇形扫描仪发出一个小的反向角膜回声曲线,由换能器声束的边缘射到角膜的反向倾斜面上所致,但成像似乎是在声束的中心。倾斜的角度也减少利用扇形扫描显示的角膜面积。总之,弓形扫描保持换能器与扫描部位垂直,因此可形成更精确图像(参见DVD)。

睑部的衰减作用

在大多数的诊断中,我们喜欢使用一种带有开睑作用的浴杯;但是,浸润式和接触式B型超声检查都可以在闭合眼睑下进行。图3.20显示超声波能量由于穿过眼睑而明显衰减。除了超声波的明显吸收外,紧贴睑部后面的眼结构也是模糊不清的。为了获得理想的B型超声图像,建议使用某种类型带有开睑作用的浴杯。接触式B型超声检查更便于使用,对于常规检查,比如检查是否有视网膜脱离或脉络膜隆起高度,B型超声可能是更好的方法,因为它操作简单。

眼部超声检查中的伪影

有时,在眼部超声检查中会出现一些伪影,如熟悉它们的表现就会避免出现错误解释。可以将伪影分为四种:a电子伪影,b重复回声,c折射伪影, 和d吸收效应。这些伪影出现的原因在第2章已经提及,与临床相关的伪影的例子将在下文阐述。

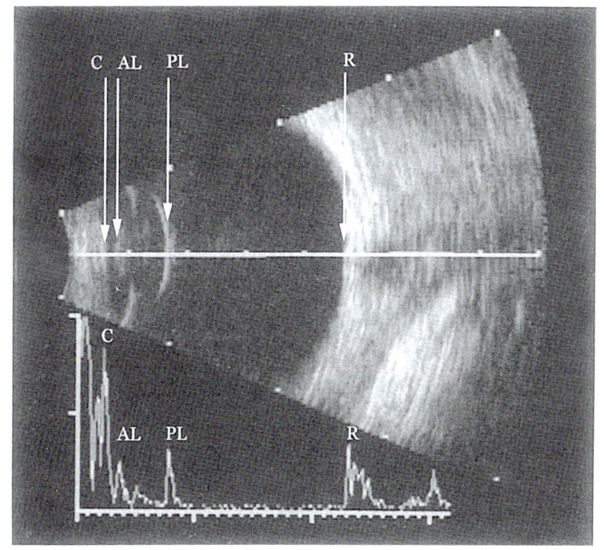

图3.20 带有A型扫描的10MHzB型扫描显示通过避开眼睑来减小衰减。C，角膜；AL，晶状体前囊；PL，晶状体后囊；R，玻璃体视网膜界面。

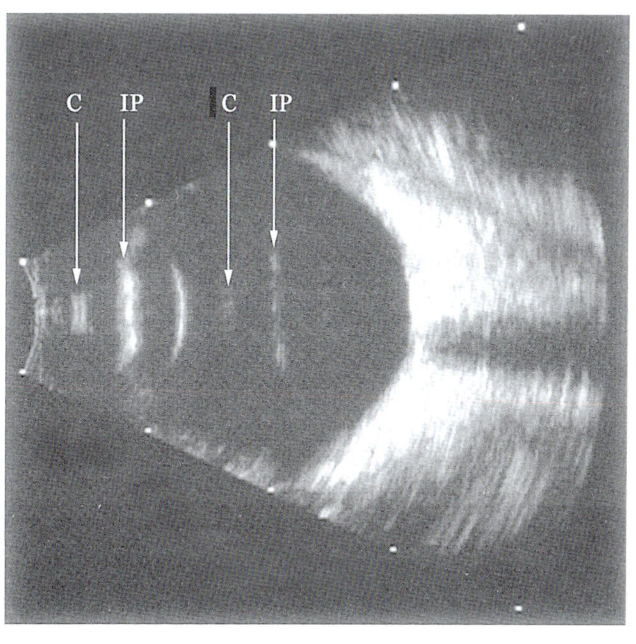

图3.21 箭头显示眼前节由于电子成像中使用高增益的多重伪影表现。C，角膜；IP，虹膜平坦部。

电子伪影

在某种超声检查条件下，伪影来源于不良电子干扰产生的超声回声，典型的伪影是雪花出现，这是由背景噪声产生的(A型超声图中的"草丛")，很像在电视屏幕上出现的干扰图像。背景噪音通常可以通过下述方式来消除，在B型超声检查前，要求进入的回声能量要超过某种阈值水平，这样可消除低振幅的背景噪音。对于先进的B型超声系统，这种问题是罕见的。

重复回声

这些回声(又称为多重回声)经常产生，Kossoff曾对此种伪影进行了广泛地分析[76]。它们常常沿着角膜和晶状体的轴线出现。当换能器与组织表面垂直且有高振幅回声反射回换能器，随后，这些回声从换能器反射回组织，再反射回来，就会产生重复回声。在换能器和反射表面之间的多次反射称为重复回声。当使用水浴杯，并把换能器放置在距眼睛较短的距离(如1cm)时，这种类型回声经常在前部玻璃体出现，也就是角膜后1cm处。如果将换能器置于远离眼球的扫描位置，这种伪影将后移，甚至可移至眶脂肪的位置。回声在角膜和换能器之间来回反射，可能出现异常组织或异物的假象。朝向或远离眼球移动换能器，这些回声就会从真正的回声中鉴别出来。这样引起相应组织重复回声的移位，使之被辨认出来(图3.21；参见DVD)。

折射伪影

与探头位置有关的其他伪影是由眼内组织中对超声波折射产生的。B型超声检查，声在晶状体内传导速度较高，可产生后极部的异常，这种异常类似于肿瘤或脉络膜增厚(图3.22)。Purnell[29]将这种后极部异常折射称为"Baum隆起"，因为这种现象首先是由Baum[77]提出的。总之，如果在后极部看到团状影，就应当对前部组织的不同层面进行扫描，以确定异常是多重回声还是晶状体折射造成的。后极部的扫描应该在角膜外缘或周围进行，这样，仅仅只有正常巩膜和玻璃体在检查区域之前。

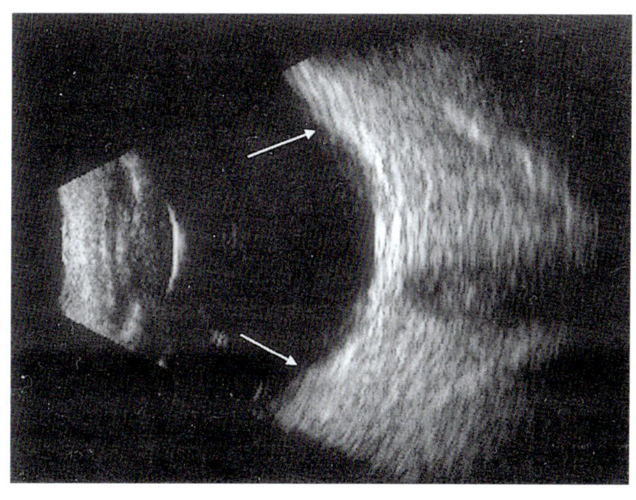

图3.22 接触式B型扫描上的Baum隆起部分(参见DVD)。

吸收效应(声影)

前部组织对声波能量的吸收会引起异常眼部超声信号。后节组织回声的减弱或消失,表现为其后眼球壁缺损,这是一个典型的例子。经常遇到导致这些缺损的原因是致密的白内障(图3.23),组织出血或异物,例如金属或是硅油。

无论什么时候,当出现异常眼部B型超声回声图时,应考虑到上述所提到的伪影,加以鉴别。这些伪影的识别主要依靠(a)仔细的A型超声检查,可鉴别许多电子伪影;(b)如果怀疑有重复回声或阴影,可改变换能器移动方向;和(c)分析可能导致超声图像吸收缺损的任何眼部异常,或许最重要的是病史。

眼球大小和形状异常

B型超声检查以图像可显示眼的大小和形状的异常。B型超声可通过二维的、横切面显像的特点,从单一的扫描平面获得有用信息。图3.24是一个高度近视引起后部葡萄肿患者的B型超声图像。这种来源于正常眼球后部形状的偏差,在声学上表现就像眼球壁的凹面倾斜一样。图3.25是一例脉络膜缺损伴有后部葡萄肿的患者的超声图像。表现在眼球壁有一个边界清晰,类动脉瘤样的回声缺损的图像。

B型超声显示的眼球增大和A型超声轴位测量证实眼轴增长,可以作为假性眼球突出与真性眼球突出的鉴别。这种特点将在第5章讨论。

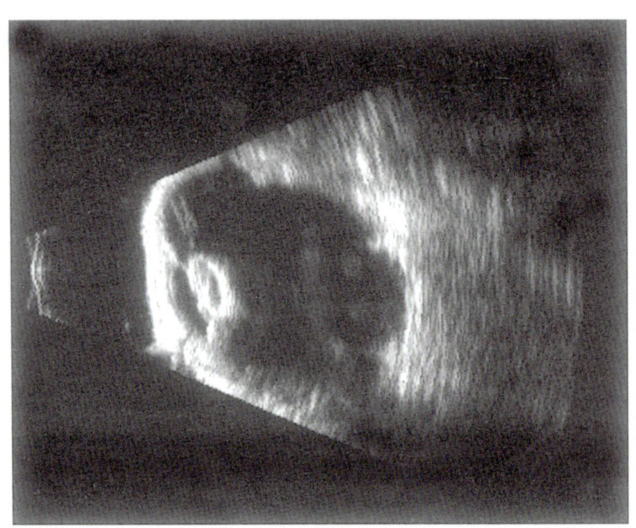

图3.23 可见钙化的白内障后部的伪影,由于声束的偏离和吸收产生失真和低声回声区。

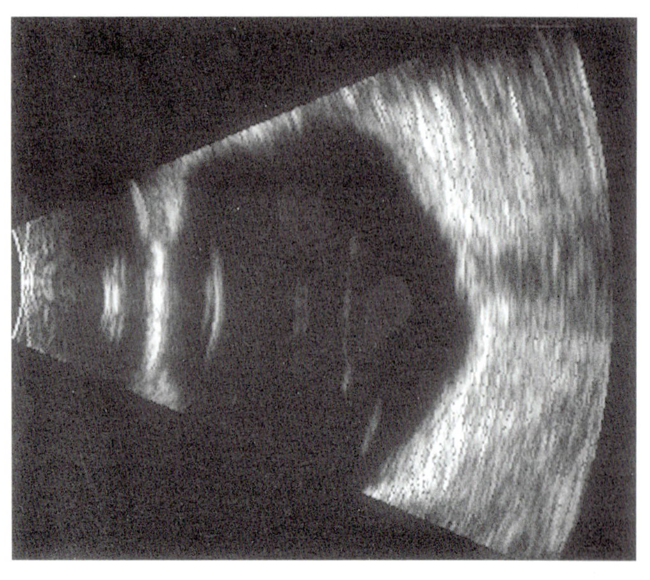

图3.24 B型超声图像显示黄斑区眼球后部外突,在典型的葡萄肿中也可见到。

失真显示

二维B型超声扫描在深度和横截面的测量中没有使用相同比例,而这是需要牢记的。扫描深度或范围主要取决于声的穿透力。而侧面或横截面扫描完全依赖换能器扫描范围(见第1章)及电子扫描的轨迹(图3.26)。

超高频超声和超声生物显微镜

超高频超声,是Pavlin和Foster[59]首次提出超声生物显微镜或UBM的概念,使眼前节的成像更加完美。

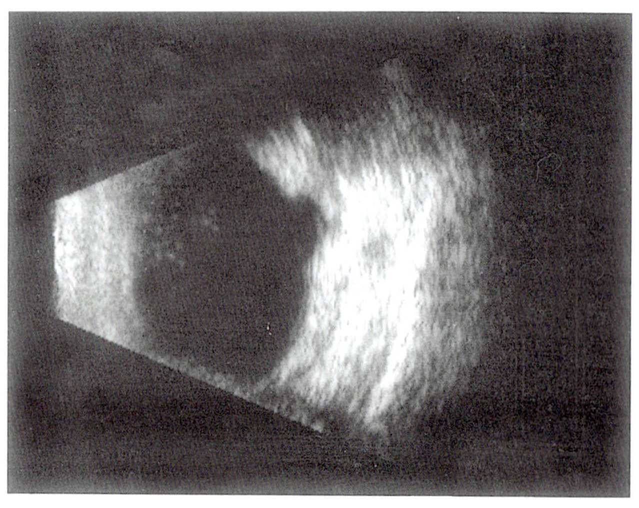

图3.25 B型超声图像显示婴儿期的后极部缺损,表现有比较明显边界或斜坡的缺损。

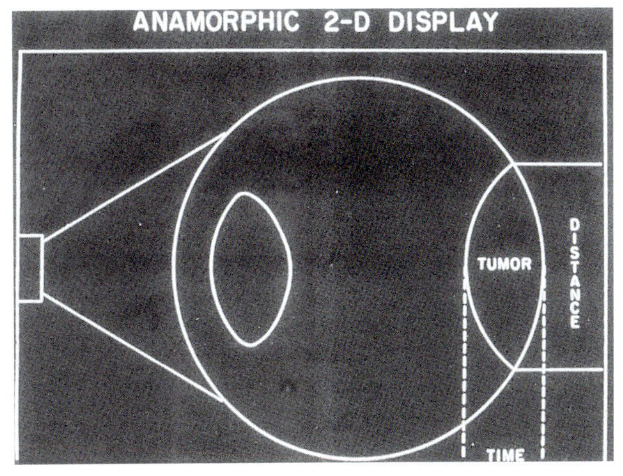

图3.26 图示超声成像的图像变异，这是由于眼轴深度和横截面的比例不同所致，扫描深度与声速和组织密度有关，而横截面只与换能器的移动位置有关。必须认识到该特性并用在换能器非轴位的测量中。

50MHz和更高频率的超声扫描可提供完美的角膜和眼前节图像。其分辨率小于或等于30μm，通过I型超声(数字化信号方法)显示角膜厚度精确度可接近5μm。第4章阐述更多的角膜和眼前节测量，这些测量和超高频超声检查及屈光手术有关。

眼前节异常

摘要

眼前节

超高频超声(VHFU)是指大于等于50MHz的超声，是测量角膜，虹膜，和睫状体更好的方法。而低频超声可显示晶状体轮廓。但需要血液或纤维蛋白形成膜覆盖在晶状体表面上，否则整体轮廓是看不清的。

VHF超声，或UBM为角膜和眼前节，包括虹膜和睫状体肿瘤的诊断提供了很好的分辨力。

角膜

大小和形态异常

如前面所述，角膜大小的异常，例如，大角膜，小角膜都可以通过B型超声显示出来。角膜曲率可通过B型超声直接测量到。角膜形状的异常(例如圆锥角膜)可被显示，不过通常需要高精确的检查来绘制出后部角膜地形图，并测量角膜密度。

角膜增厚

角膜的增厚可以应用A型超声生物测量(第4章)检测，A型超声检查的形式之一是用于厚度的测量。厚度测量方法对于青光眼专家预测眼内压越来越重要。不过，采用浴杯式B型超声技术也可以提供整体结构的图像和测量数据，因而，为青光眼或角膜手术提供了辅助诊断信息(图3.27)。

人工角膜

除了角膜移植术前测量眼球，超声扫描对于人工角膜成形术前进行眼部状况评估也是很有价值的。像前面所提到的那样，对不透明角膜的眼部状况进行临床评估是很困难的，而超声检查可以准确地显示眼后节的状况。在超声检查中可以得到眼轴长度，放置与视轴一致的具有屈光矫正功能的义眼片。尽管大多数进行人工角膜移植术的眼是无晶状体的，但在一些病例中，晶状体或是其残留物仍会存在。超声可以判断晶状体是否存在，如果是有晶状体眼，手术医生在人工角膜移植术同时行晶状体摘除。如果在人工角膜移植术前发现有睫状膜，可以在义眼植入术中进行手术切除。

眼的视觉评估是比较困难的，因为，透过人工角膜观察的范围非常有限(2个视盘直径大小)。B型超声提供的眼球的二维声学断层能帮助鉴别有可能出现的病变。

人工角膜术后的眼部异常

Coleman等人[78]报道了22例进行人工角膜植入术的患者，因人工角膜植入术满意，但在术后数月或数年出现无法解释的视力丧失，对这些患者进行超声检查。其中，19个患者超声检查发现有眼后节异常，这可以解释他们视力丧失的原因。这些异常可以分为四种类型：(a)睫状膜，(b)脉络膜脱离，(c)玻璃体出血，(d)视网膜脱离。在一些患眼中，上述四种情况可能会有两种类型同时出现。了解这些解剖异常后，可以制定周密的手术计划，应用充气或玻璃体手术方法进行治疗[79]。

眼前节超声检查

前房深度

A型超声生物测量或高频B型超声 (50MHz或VH-

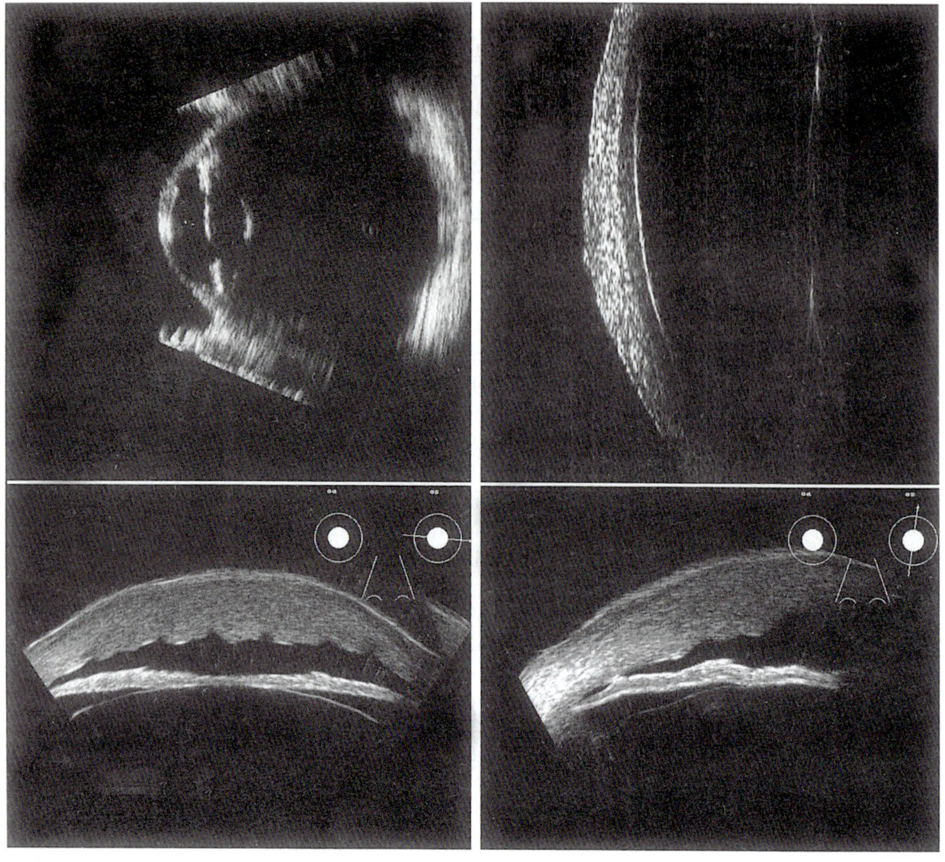

图3.27 左上：10MHz浴杯式扫描图像和右上：50MHz角膜扫描图像，显示在高频下角膜混浊患者的分辨力。瘢痕是由于角膜上皮擦伤所致。左下：角膜增厚的横截面图像显示后弹力层的不规则轮廓。右下：同一患者角膜与房角的关系。

FU)可以准确测量前房深度。A型超声声束与视轴方向一致，可以测得典型的和可重复的中心测量值。我们常常利用视轴进行测量，因为这样最容易测得晶状体前后囊的最大回声波峰。就像第2章所提到的那样，视轴需要与换能器靶点成一条线。B型超声可以提供准确的二维图像，以及前房的深度，并可以测量虹膜和锯齿缘平坦部深度。图3.28显示了一个正常的前房结构。图3.29是一例有晶体眼患者浅前房的B超图像，晶状体位于前部，虹膜看上去紧贴角膜后表面。角膜后部和虹膜前部的回声融合，这两种结构之间的界限还能看出轮廓。相反，图3.30显示的是一例有晶体眼外伤患者，伴有睫状膜引起张力减退，表现为前房变深。在测量前房深度时，为了获得精确前房深度测量，需要进行仔细的三维定位来避免偏离视轴产生的误差。

前房出血

前房出血(血液在前房里)表现为反复不定的回声结构，这取决于出血时间和血块的溶解性。新鲜的出血通常为低回声信号，随着组织中有血凝块形成就逐渐变强。有时，可以找到出血的位置，血液也常常聚集在下方房角处。就像图3.13和3.31看到的那样，晶状体表面的出血会因产生的散射使回声增强。

虹膜

正常虹膜

正常虹膜具有高反射性，在10MHz频率可以形成

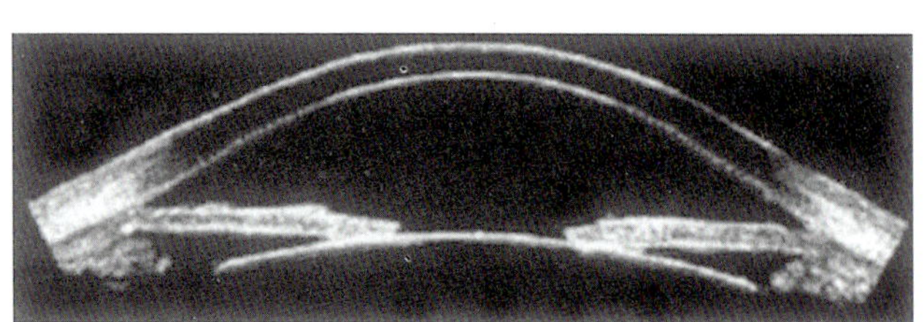

图3.28 正常的眼前节用50MHz进行弓形扫描，显示角膜，虹膜，睫状体和睫状突及晶状体前表面在同一个图像内。这种方式可以进行整个眼前节大小的测量比使用UBM拼贴的图像更准确。

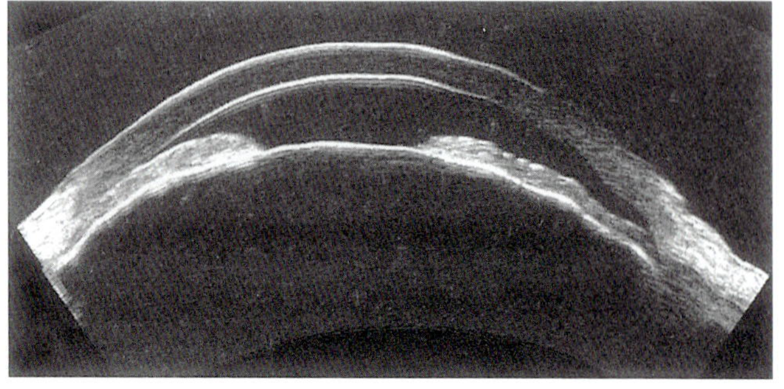

图3.29 一个有晶体眼患者伴有浅前房的50MHz弓形扫描图像。

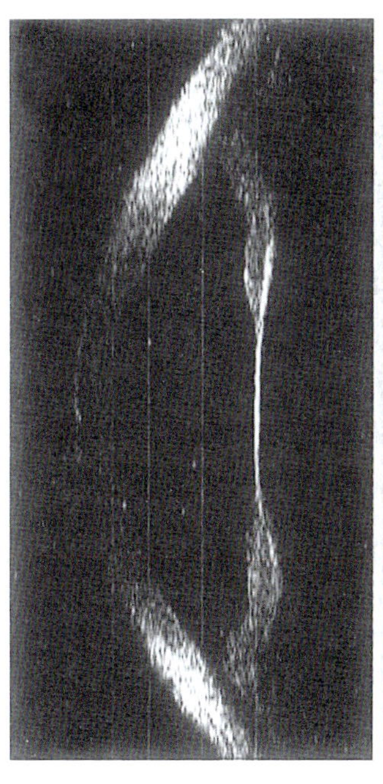
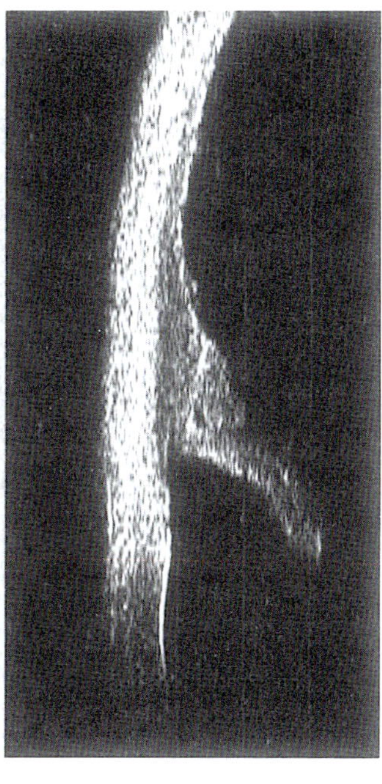

图3.30 眼外伤患者前房深度异常，伴张力减退及虹膜根部离断。

清晰的图像，但在50MHz时结构轮廓会更清晰。充满黑色素的虹膜表面具有反射性，并且对于其先天性异常，生理学研究，外伤及肿瘤检查非常有帮助。虹膜形态在青光眼以及瞳孔闭锁时会更明显。

肿瘤

通过超声检查可以发现虹膜肿瘤，甚至在肿瘤小于1mm厚时即可发现。通常，这些病变很小，只能用“实性”或“囊性”来区分。然而，超声检查对于确定肿瘤是否可能蔓延到睫状区是非常有价值的（图3.32）。总之，50MHz的超高频超声检查是显示虹膜影像的最好方法。

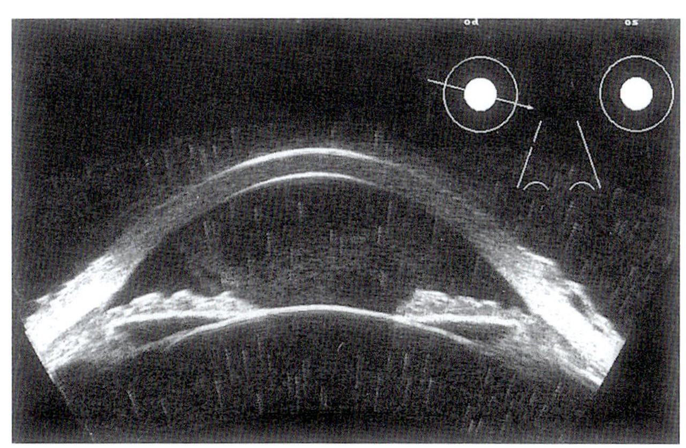

图3.31 正常的眼前节和眼前房出血患者，50MHz扫描有助于显示晶状体悬韧带与晶状体前囊的附着情况。

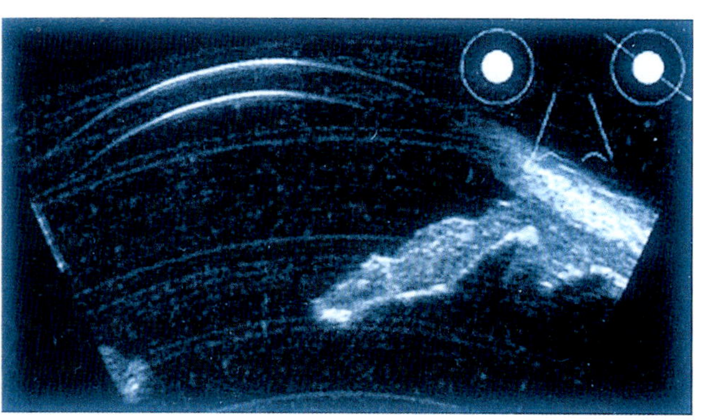

图3.32 在50MHz扫描时虹膜黑色素瘤显示虹膜增厚，但没有向房角或睫状体蔓延。

虹膜囊肿

在VHFU上观察，虹膜囊肿表现为圆形的低回声区，可以与虹膜肿瘤相鉴别，后者表现为实性或不透声（虹膜有等或高回声）。图3.33是一例睫状体囊肿患者的B型超声影像。在性质上，囊肿来源于虹膜或睫状体常常难以区分。然而，重要的是鉴别肿块的实性或囊性（见后面的睫状体肿瘤部分）。

虹膜隆起/高褶虹膜/青光眼术后检查

图3.34为一例虹膜隆起患者的超声图像。虹膜被向前推形成凸起。其他诸如高褶型虹膜（图3.35）等虹膜改变是由Pavlin等[65]和Pavlin与Foster[80]描述的。这些解剖学变化用50MHz超声检查看得更清楚。高褶虹膜产生的原因已经被超声证实是由于睫状突的前置，可防止虹膜在虹膜切开术后从小梁网上脱落。

位于虹膜与角膜之间的房角可被精确的测量，定量的前房角检查可弥补房角镜检查的不足（图3.36）。无论什么原因，这种检查对看到受损害的房

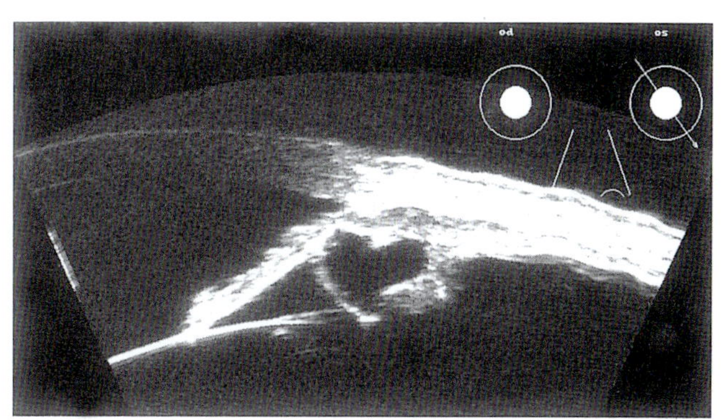

图3.33 在隐蔽区域的睫状体虹膜后囊肿可清楚地显示出来，通常为圆形，单一，或多层囊肿间隙。通常图像清晰，有时与晶状体接触会形成白内障。

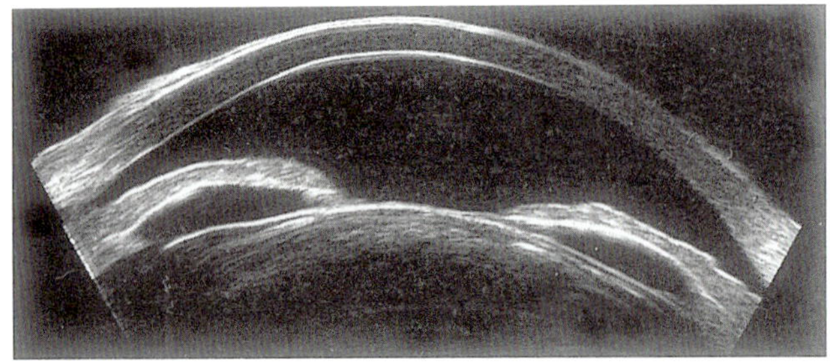

图3.34 一例虹膜隆起患者，显示虹膜括约肌附着到混浊的晶体上。

角是有用的。

青光眼患者的术后检查包括检查滤过手术后滤过泡的形状和检查滤过装置的位置，比如Ahmed滤过阀(图3.37)，伴有晶体襻移位的患者虹膜粘连可能加重，甚至在晶体被复位后(图3.38)，虹膜仍与角膜粘连。在

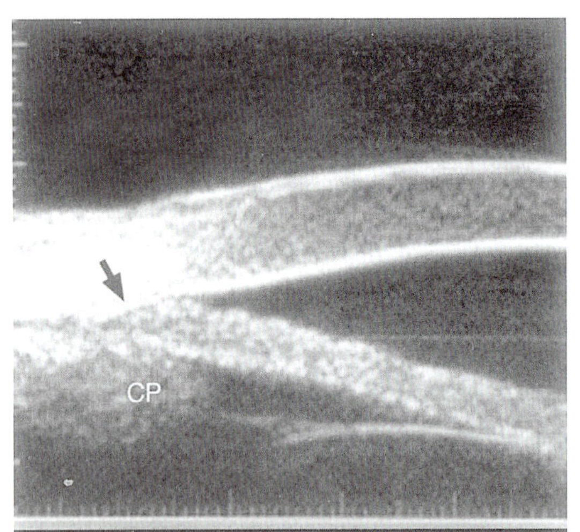

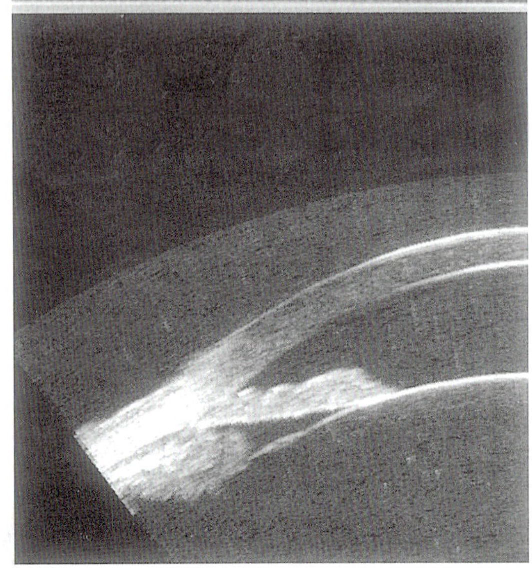

图3.35 高褶型虹膜的患者，在高褶型虹膜中，虹膜与睫状体，晶状体及角巩膜处的前房角的关系能被显示，在前端位置显示睫状突(上图来自Charles Pavlin，MD)。

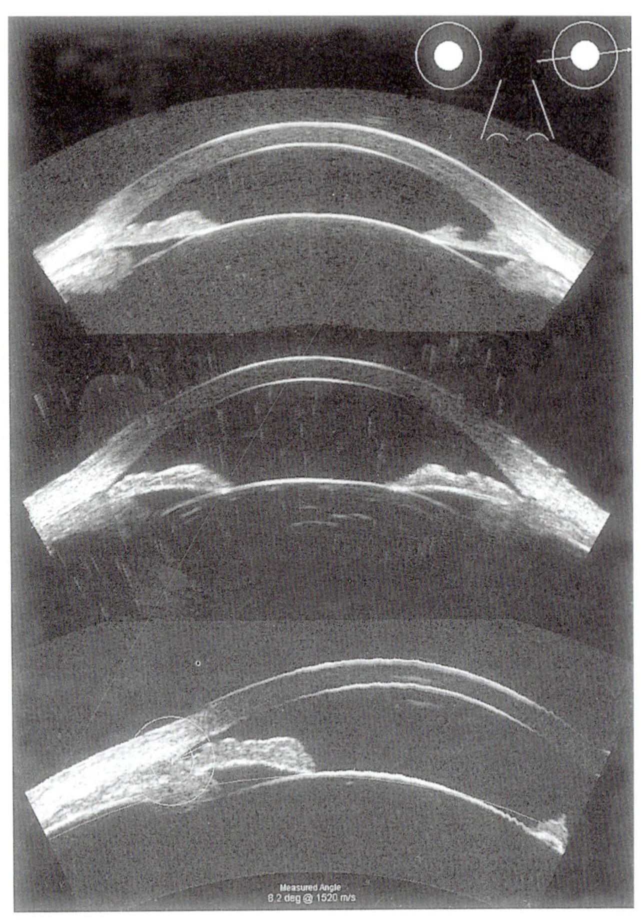

图3.36 50MHz扫描通过眼前节的单一平面可对角膜虹膜间前房角进行测量。上图：扫描显示患者的闭角型青光眼。中图：扫描显示患者的窄角型青光眼。下图：扫描显示在不同的子午线如何实际测量房角。将此定义为数字前房角镜检查。

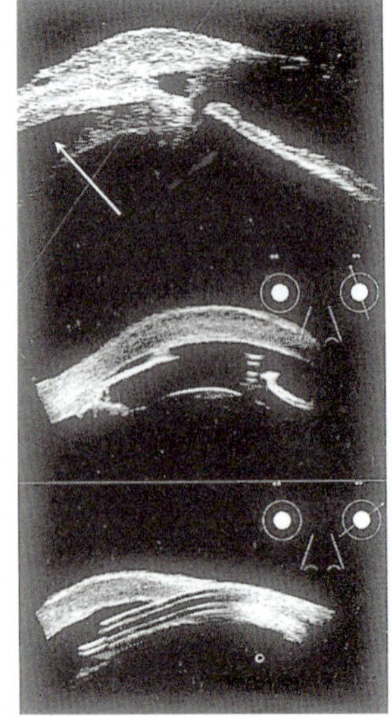

图3.37 上图：50MHz扫描滤水泡显示滤过泡间隙以及巩膜下可能的解剖学改变。包括睫状体从巩膜脱离时的压力降低变化，如图中箭头所指(箭头)。下图：Ahmed青光眼阀的位置，用于控制眼内压力，避免眼压过低。

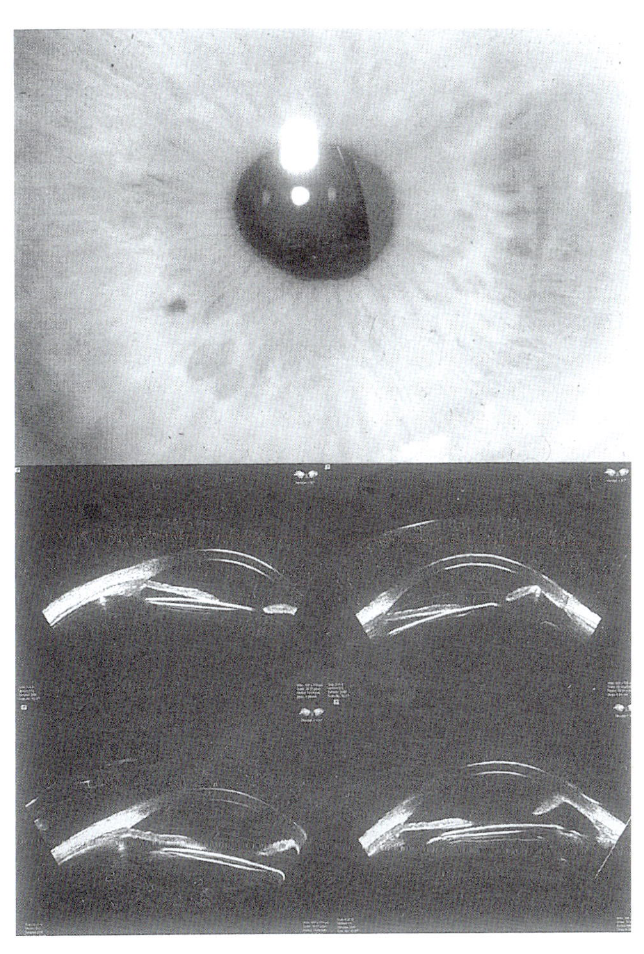

图3.38 上图:显示虹膜前接触角膜,提示晶状体部分向上移位。中间:超声图显示晶状体和襻位置。下图:显示同一眼晶体的复位。虹膜仍与角膜粘连(见彩图)。

晶体复位后,患者的眼部症状消失。

睫状体

在高频超声扫描时能够很好地观察到睫状体。虽然在解剖结构上有三组肌肉组织，但在超声中仅仅两层结构,即括约肌成分(Mueller's肌)和纵向肌成分。在扫描中,辨别肌肉和睫状突(图3.39)是很重要的,它们有不同的形态学表现。通过连续或三维超声可以很好地鉴别睫状突(图3.40和3.41;参见DVD),睫状突随着眼球形状的大小而改变(如近视眼或是远视眼),也随着年龄和/或晶状体或人工晶状体屈光力而变化。

临床上解剖学将睫状肌各部分区分开来是很重要的。这里关系到肿瘤,低眼压,调节状态或青光眼的治疗。在后面的眼肿瘤部分将会讨论肿瘤表现,对于区别虹膜黑色素瘤和睫状体黑色素瘤，或识别虹膜肿瘤是否累及睫状体也是十分必要的。

在后面的眼外伤部分将讨论低眼压的问题，指出睫状体与巩膜分离是一个重要的临床特征，无论是从虹膜根部断离(图3.42)还是单纯分离(图3.43)。睫状体的运动是一个重要的观察指标，它与晶状体产生的调节变化有关。因此,良好的解剖学显影和测量对于晶状体植入手术,特别是眼内接触镜(ICL)或调节晶体,和老视眼手术的切口位置,无论是用植入物(图3.44)还是激光治疗(图3.45)等都很重要。

生理学检查

无论是统计学还是实时检查，应用超声检查都可以观察到生理学改变。另外,应用多普勒或Swept扫描技术来观察血流变化,脉络膜,睫状体,晶状体的位置和形状等生理学变化都可以通过超声扫描常规检查。调节,压力及光线的作用均可以被观察到,各种滴眼剂的药理作用也能被证实。

利用仪器来显示在调节状态下晶状体的前移使得人们第一次应用电子技术测量眼轴长度[33],这对于手术前确定晶状体屈光力是很有用的。

我们实验室对于调节的研究使我们引入了调节的

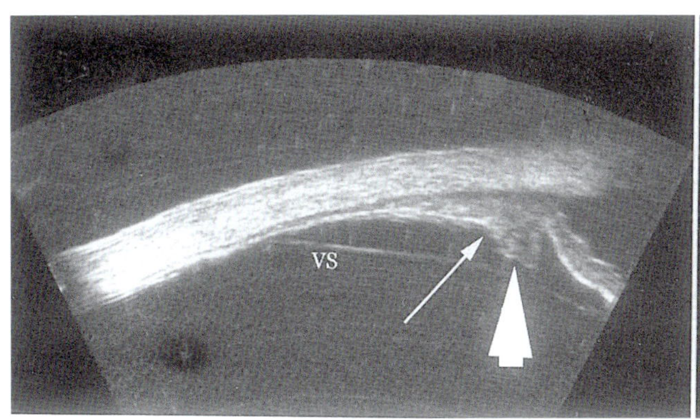

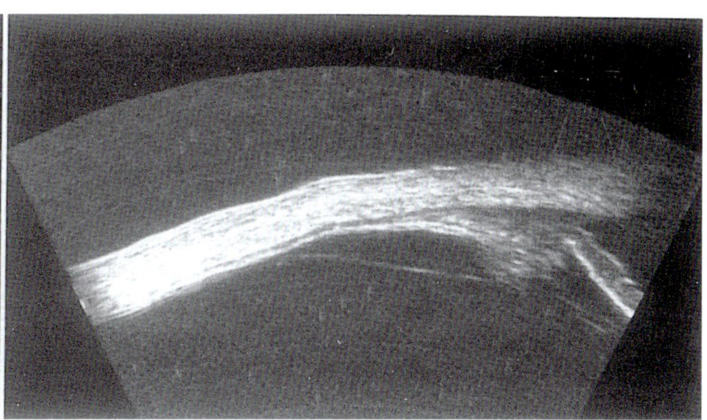

图3.39 50MHz扫描眼的横截面显示睫状体突的形态学及位置变化,与睫状肌不同。箭头所指睫状体,粗箭头说明睫状突。前端玻璃体线(VS)通常显示晶状体悬韧带。

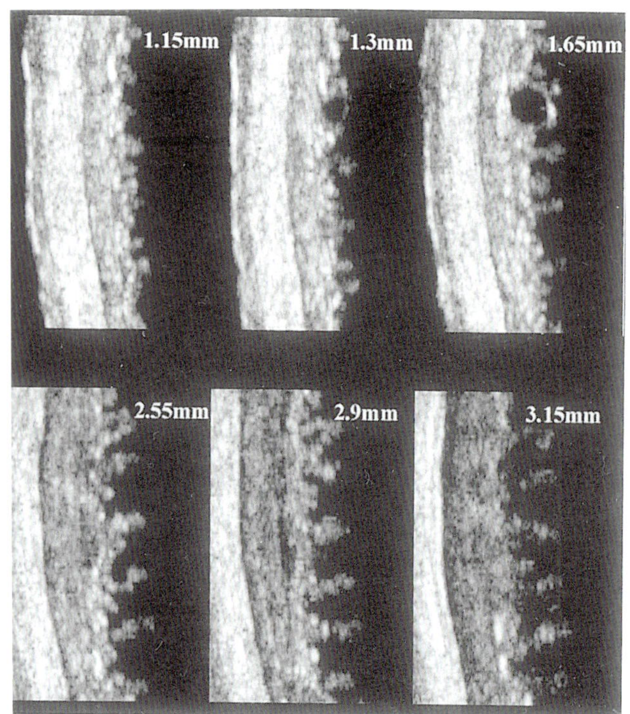

图3.40 一系列通过睫状体的冠状扫描，显示睫状突的横截面，注意在右上端出现囊肿图像(参见DVD)。

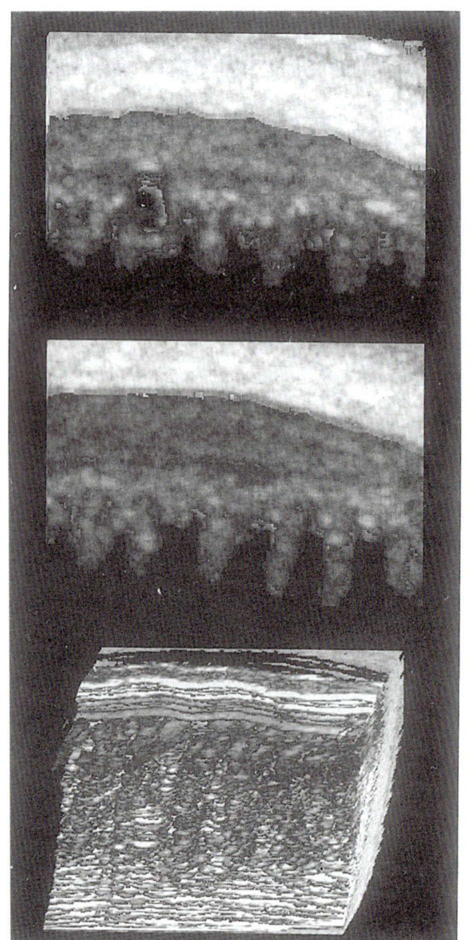

图3.41 在图3.40中看到的，通过彩色衬底和3D逼真的扫描图像进一步显示睫状体和睫状突解剖部位的不同(见彩图)。

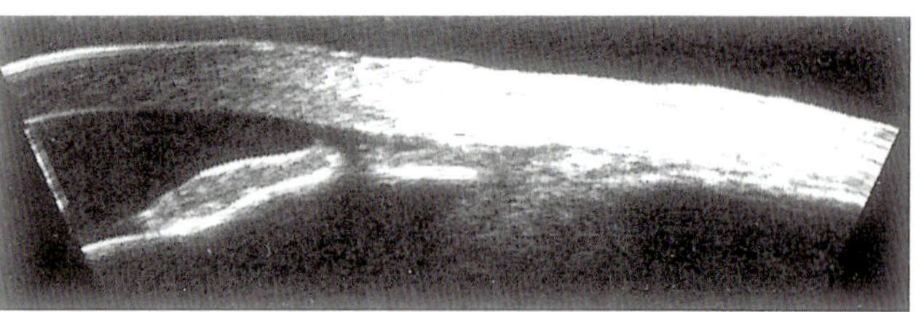

图3.42 虹膜切开术患者有巩膜处虹膜脱离(虹膜脱离)和房角狭窄。

链膜学说(the catenary diaphragm theory)，这种学说可以更好地解释调节过程中抛物线形晶状体前表面的曲率，可帮助解释眼内晶状体的调节是如何进行的，以及老视眼手术技术的可能性[67,81]。

图3.46显示早期射频为20MHz的A型超声图像，这可以用来显示团块或晶状体向前运动情况。使用VHF超声，我们可以证明Koretz等[82]提出的晶状体前表面的曲率和抛物线曲率相类似。这种非球面的晶状体表面及其景深优势对于许多矛盾的理论，诸如囊状及Helmholtz理论作出了解释。

图3.47中显示瞳孔直径随光刺激的改变。调节时

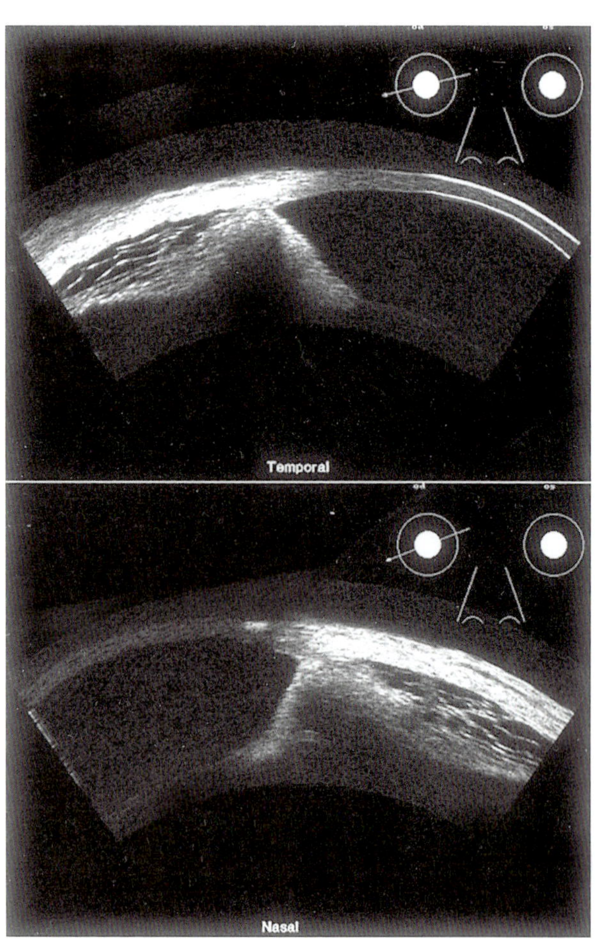

图3.43 伴有出血和压力降低的巩膜处睫状体脱离。

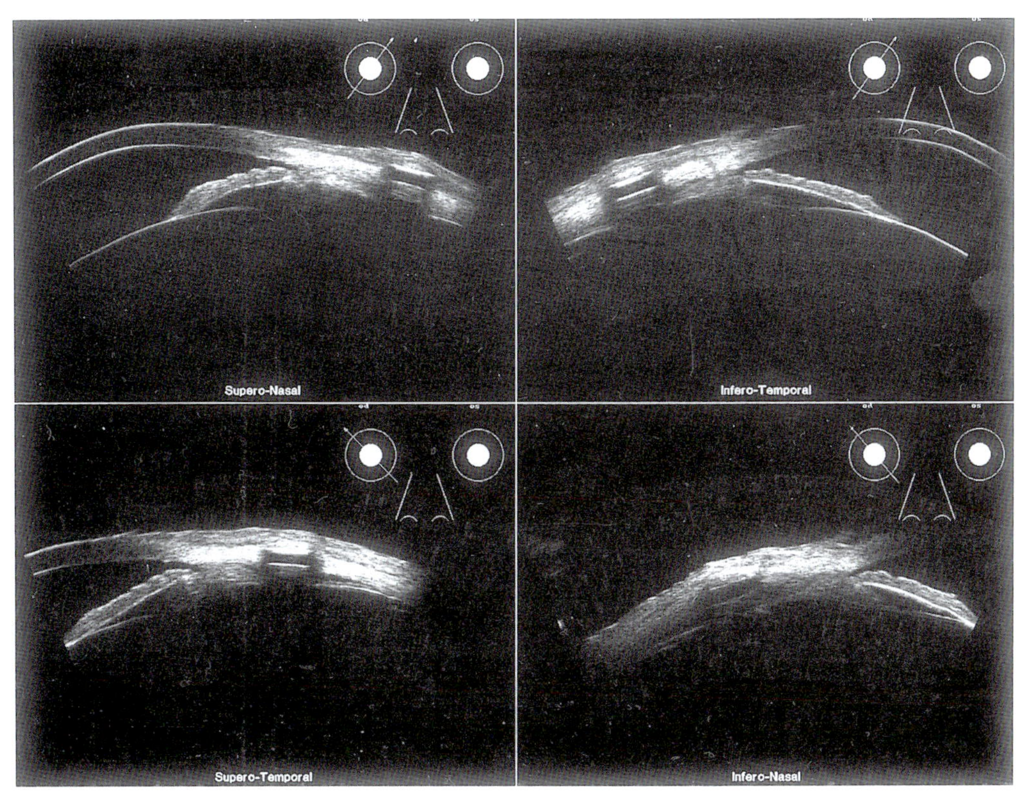

图3.44 植入物治疗老视眼的50MHz眼前节扫描。患者术后2年的扫描图像。

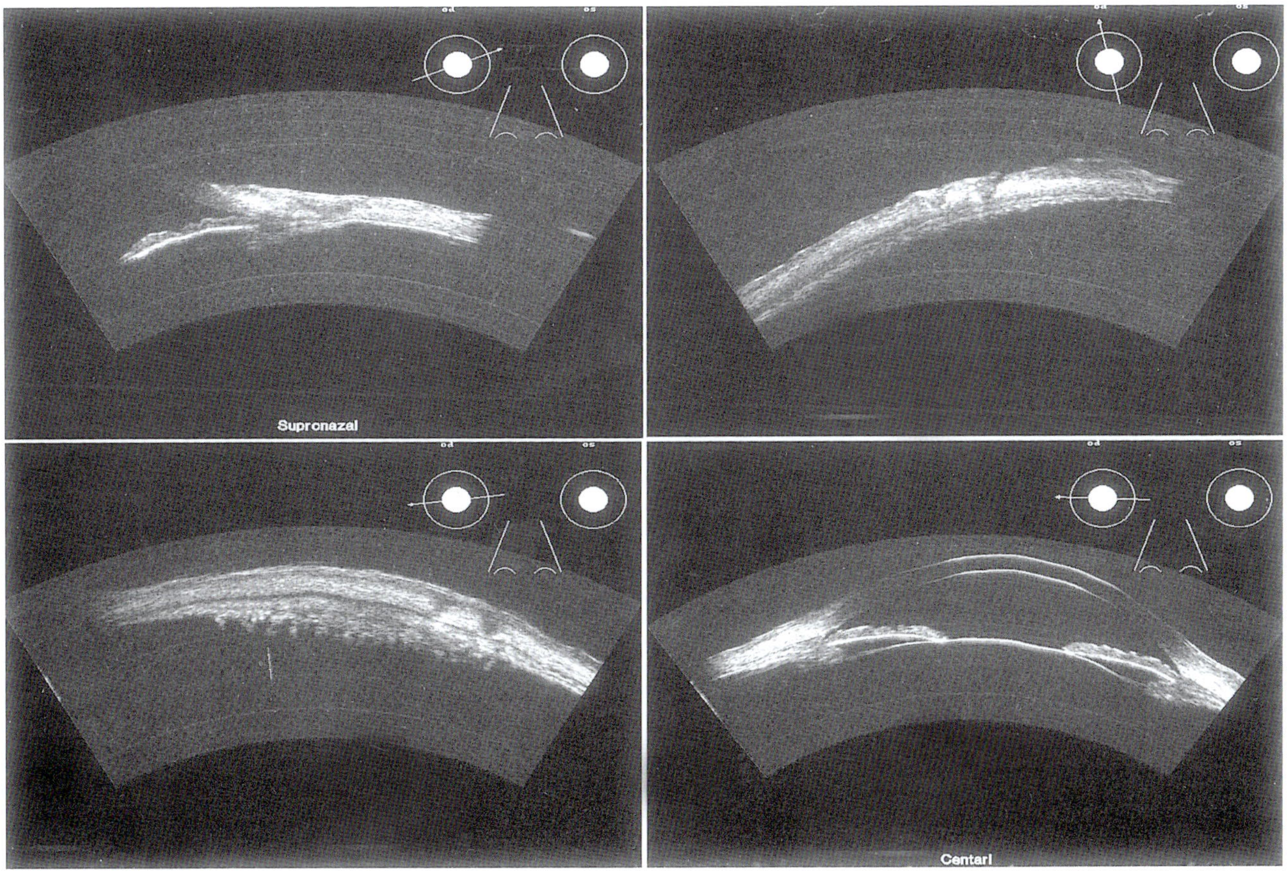

图3.45 50MHz眼前节扫描显示激光治疗老视眼的损伤部位。

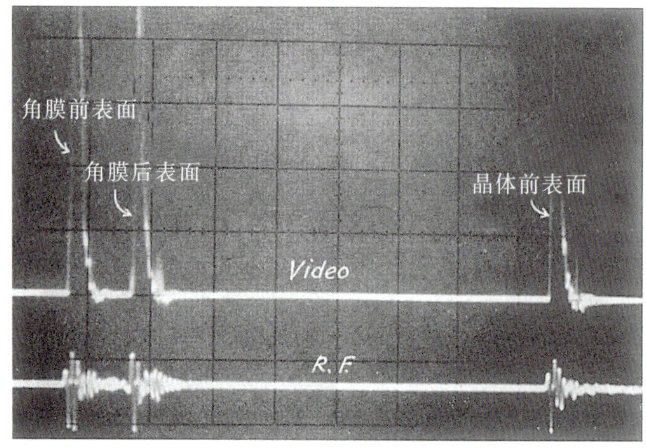

图3.46 20MHzA型扫描显示出RF和可视跟踪精准地测量眼球的大小。注意到在RF上声波的第一个1/4周期，正值可视为声波进入角膜，负值可视为声波离开角膜，表示介质和声速的变化。

虹膜位置(图3.48)与角膜巩膜夹角及晶状体有关，能够确定眼内人工晶体植入的可能性[83,84]。眼前节深度的测量，植入物位置的估计或老视眼手术或激光切口位置等见图3.49。

药物的作用

瞳孔扩大，扩大的程度或缩小的程度均可以在B型超声上显示出来，通常可精确地估算出瞳孔大小（图3.50）。将接触式B型超声换能器置于与虹膜平行的位置上，可以用图解方式显示虹膜括约肌的实时运动。关

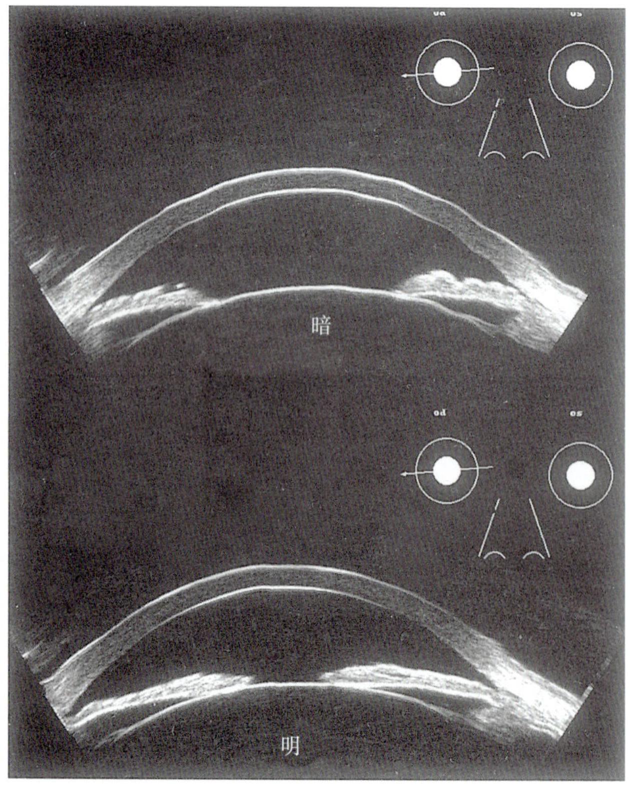

图3.47 在光线明暗照射过程中虹膜位置变化。这些和其他虹膜生理测量使用超高频超声更加容易。

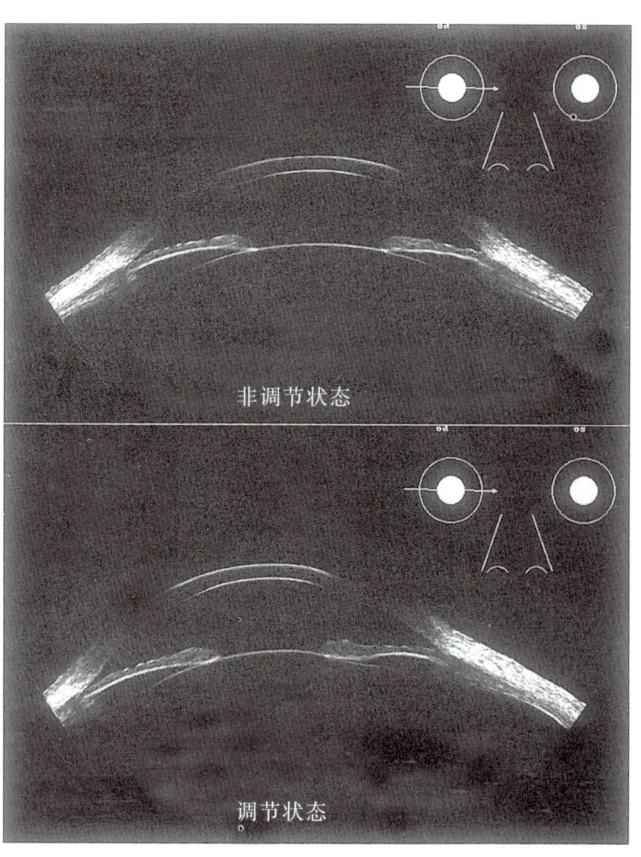

图3.48 在调节和非调节过程中虹膜的位置及它与晶状体的关系。也可测量晶状体前弯曲面(前囊)。

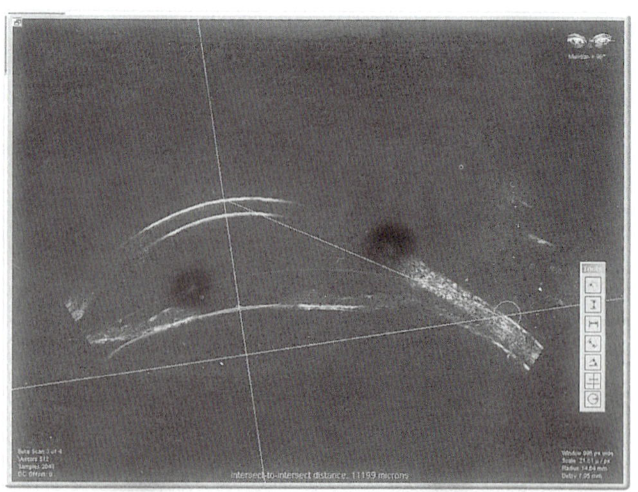

图3.49 晶状体赤道位置与其相关表面地形图可通过B型扫描进行测量和预测。这里环形部位显示对于老视眼矫正手术晶状体赤道部的位置预测；同样，使预测白内障摘除术后或IOL位置成为可能。

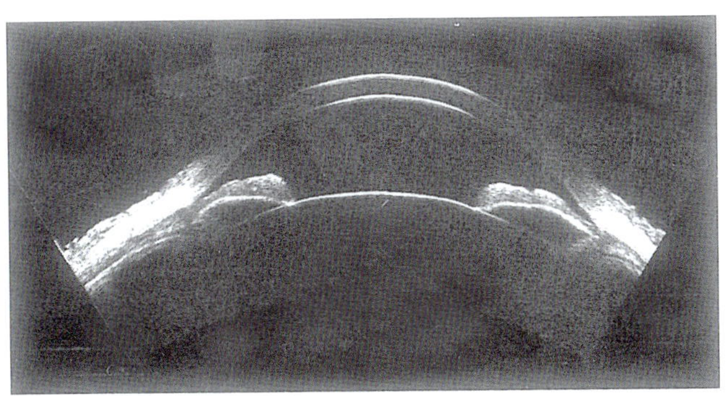

图3.50 B型超声扫描显示瞳孔开大,可进行调节状态或药理性或其他生理状态测量,也可参考图3.47,3.48。

于药物作用的研究,诸如,毛果芸香碱或是其他作用于瞳孔和睫状体的药物,提供了药物对解剖结构及血管结构作用的独一无二的测量数据(图3.51)[44,85]。

晶状体

正常晶状体以前已经叙述过,由均质的晶状体细胞构成的晶状体一般表现为无回声区。晶状体表面为高镜面反射表面,除非换能器为矩形,否则根本无法观察到。B型超声中的弓形扫描可以很容易地显示前表面,但后表面仅能显示一个"高反射区"。扇形扫描显示反弧形是正确的(图3.52),对于大于5~6mm深度的组织结构,我们需要用10~25MHz的低频扫描。纤维和血液覆盖的表面,呈现散射界面,在超声检查中能显示出更好的轮廓(图3.13)。

缺失和移位

在B型超声中可观察正常晶状体的位置变化。外伤患者晶状体从正常位置上缺失,需首先进行玻璃体腔详细检查移位的晶状体,如图3.53。

白内障

白内障患者晶状体在B型超声中的表现和正常晶

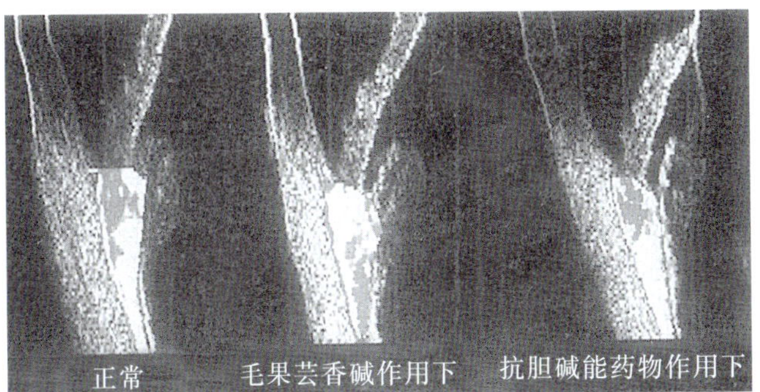

图3.51 在睫状体药理作用研究中,睫状体区域带有睫状体内散射宽度的颜色增强信号(见彩图)。

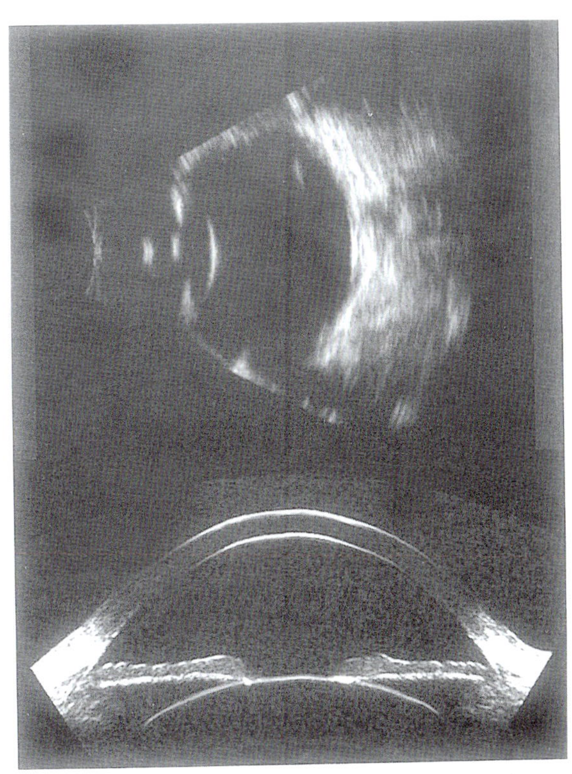

图3.52 10MHz扇形扫描只显示角膜反向成像(根据换能器声束的宽度)及晶状体前表面的一小部分。晶状体后表面由于凹面与扇形扫描"匹配"可更好显示出来。弓形扫描会更好地显示晶状体前表面,但晶状体后表面的显示效果不佳。

状体不同之处在于晶状体混浊区可以产生不均匀回声。A型超声扫描由回声均一区和透声区(仅有晶状体前后表面回声返回)到回声不均匀区,在此大量回声源于晶状体的核和皮质层。这些回声的位置代表回声改变的区域,这些改变伴有视觉改变,并且与视力下降程度一致。图3.54显示了晶状体核与皮质层分离,显示后皮质层白内障。白内障的B型超声检查显示晶状体内的多重回声。这些病理改变引起声学变化,包括:不均匀的晶状体纤维膨胀和水裂形成。

人工晶状体植入前后

超声检查对眼前节的状态和眼轴长度的精确测量方面

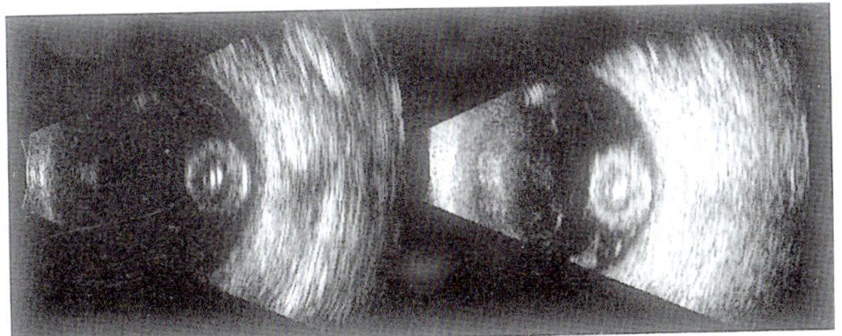

图3.53 该外伤的眼睛,透明晶状体完全脱位,在合适的平面内可见圆状块影。与肿瘤鉴别通常没有问题,比较容易地看到患者眼睛运动引起晶状体的运动。

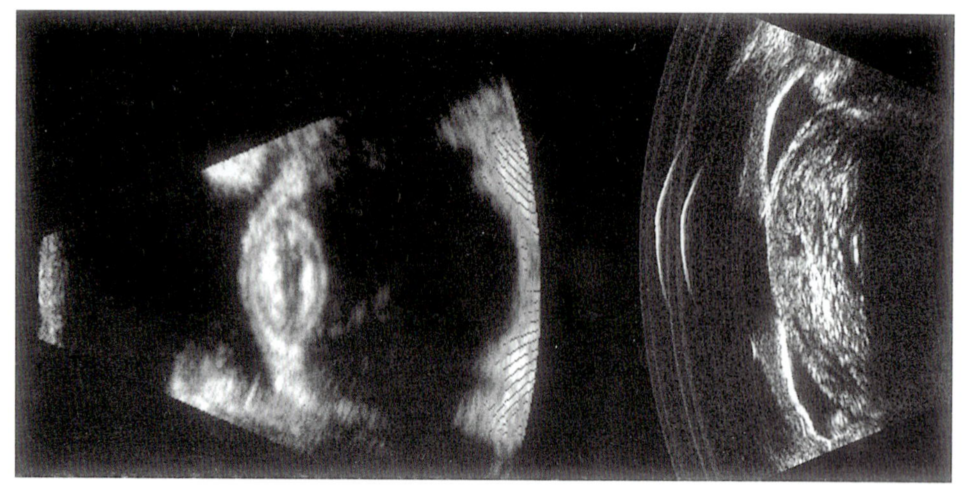

图3.54 (左)10MHz超声显示白内障患者的浅前房,(右)50MHz超声显示另外一名白内障患者的晶状体内部高反射回声。

是很有用的,由此选择眼内置入晶体的屈光矫正度数。

角膜虹膜角的大小及睫状体沟大小是不一致的。经子午线的扫描会显示最大径。这对于晶体襻的放置,防止晶体移动是有用的,这种技术被称为螺旋移动。

前房角间距离和睫状沟间距离测量对于植入IOL大小的估计很关键。Rondeau等[86]证实在角和沟部眼球的冠状层面不是圆形的,而是近似椭圆形的。除此之外,进行角膜直径测量并不能代替实际测量,这里存在2mm的误差。冠状位的椭圆形图像一般都是在垂直方向上较长,但轴线并不与散光轴相匹配(图3.55)。

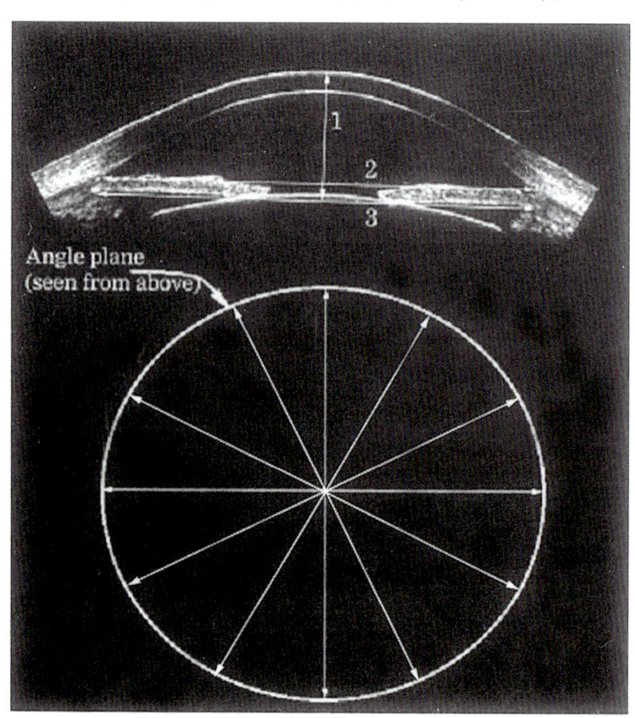

图3.55 上图:1.与瞳孔同轴的矢量扫描。2.角对角测量平面。3.沟对沟测量平面。下图:半子午线扫描系列几何扫描图像显示由线条代表个性化扫描。我们显示过的冠状测量常常是椭圆形,长轴可以决定理想的晶状体襻位置,可避免"螺旋移动"。

图3.65显示人工晶状体在正确位置的B型超声图像,同样,偏移和错位也能被显示。另外图3.57和3.58显示了晶体襻的错位。这对于指导手术干预很有帮助。当然,为了更好地设计晶状体,"大小"是至关重要的因素,且VHF超声是准确测量所有眼内解剖结构的首选方法。

眼后节超声检查

摘要

糖尿病,外伤等原因可引起不同密度的玻璃体出血。

观察成形的玻璃体内出血,用窄带换能器效果最佳,观察运动可采用动态扫描。

轻度玻璃体出血,眼内炎,或葡萄膜炎引起的玻璃体改变或中枢神经系统淋巴瘤导致的玻璃体异常,很容易被超声发现,但无法进行逐一鉴别。

视网膜脱离的声学标志为高振幅回声界面,总是和视神经乳头及锯齿缘接触(巨大裂孔除外)。动态扫描观察视网膜运动提示病变为近期(液体运动)或陈旧性视网膜脱离(固定、僵硬)。

肿瘤前方的视网膜脱离呈特有的泡状,其后为光滑的肿瘤表面,有时可接触到脱离的视网膜。

一些后极异常,如增殖膜、小黑色素瘤、痣或年龄相关性黄斑变性(AMD)的最佳检测超声频率为20~30MHz。

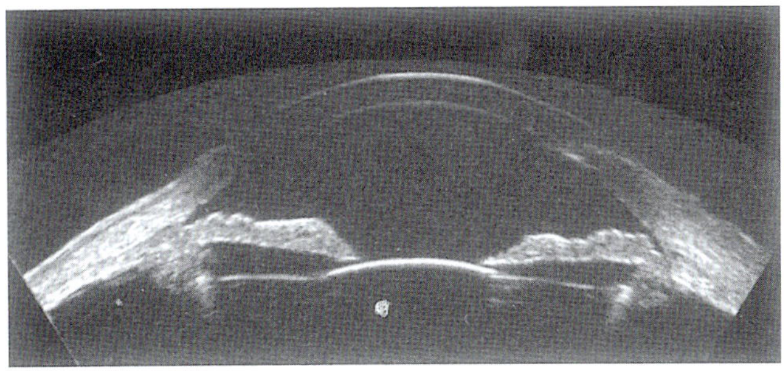

图3.56 眼前节50MHz扫描显示静止期白内障摘除后晶体襻的位置,晶体植入囊袋内。

严重的玻璃体出血通过化学变化(例如,视网膜含铁血黄素沉着病、含铁血黄素源性玻璃体脱水收缩)和物理变化(即形成条状物或膜状物导致永久性屈光间质混浊及牵拉性视网膜脱离)可导致患者视力下降。生物学变化发生较早,常需要手术干预。手术与否取决于对玻璃体病理改变程度的详细评估,包括视网膜、脉络膜和出血特点的超声评估。

Cibis[87]是研究出血及血细胞分解产物继发玻璃体改变的先驱。Cibis和Yamashita[88]一起报告了含铁血黄素源性视网膜变性。作为补充,Regnault[89]、Machemer和Williams[90]进一步陈述玻璃体膜状物形成过程中的短暂关系。成纤维细胞沿着出血途径蔓延进入正常玻璃体,使玻璃体出血平面机化,形成膜状物[90-92]。这些膜状物与视网膜相连,其收缩牵拉可引起视网膜脱离。即使没有继发视网膜脱离,这些膜的遮挡作用也会影响视力。

由于糖尿病或外伤引起的玻璃体改变并非静止不变,掌握病理学的变化对于超声工作者非常重要,重复检查有助于发现早期的或即将发生的视网膜或脉络膜脱离[93]。正常眼,玻璃体表现为透声腔(即无回声腔)。A型超声示晶状体后囊至视网膜之间,基线之上无回声波峰。B型超声显示玻璃体呈均一透声区。B型超声示正常视网膜呈光滑向后凹的非透声面[20],为玻璃体视网膜界面的回声(图3.59)。视网膜与脉络膜-巩膜复合

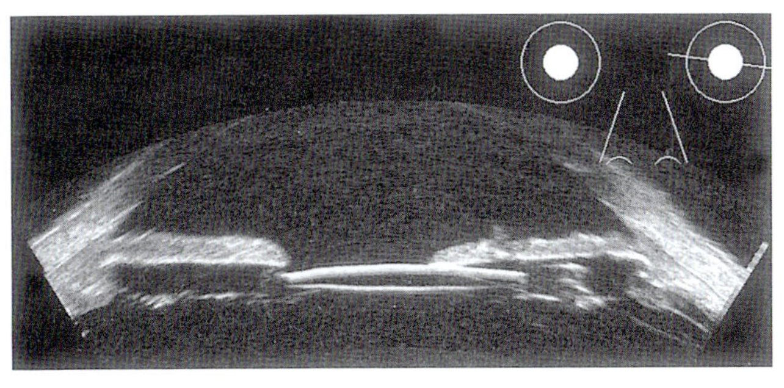

图3.57 由于一个襻折叠引起丙烯酸襻晶体轻度水平移位。尽管极小的移位,但患者的症状很严重以致要求取出晶体。

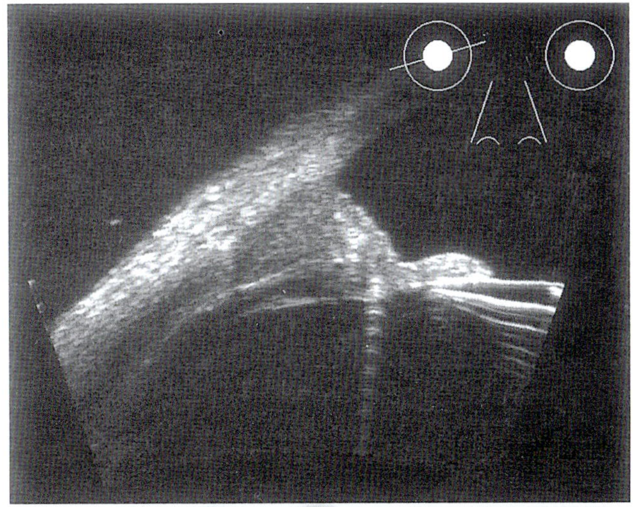

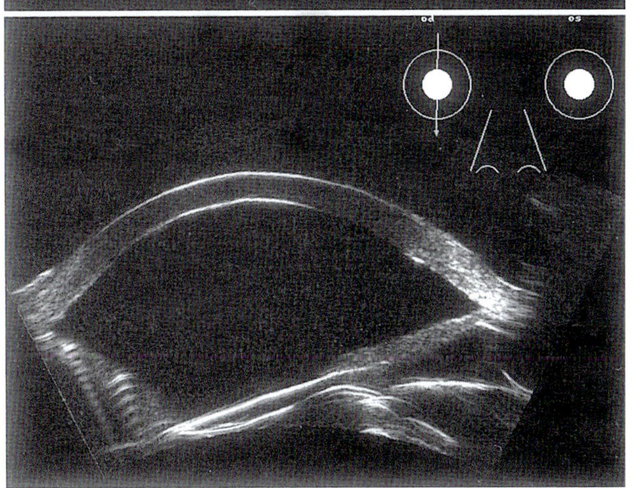

图3.58 上图:50MHz扫描显示晶体襻与虹膜粘连导致牵拉虹膜。下图:与上面相同的情况,由于粘连引起很严重的虹膜收缩。

体之间呈不间断的连续性回声。轻度玻璃体出血,仅在光学仪器下可见玻璃体混浊,10MHzB型超声低增益时很难检测出异常,玻璃体腔仍为透声区。超声示致密出血为不规则不透声区域(图3.60;在DVD上可观察动态扫描)。超声可显示出血的位置、范围和密度。

玻璃体出血的范围和密度

弥散的、未成块的轻度出血,几乎不产生回声,因而玻璃体显示为透声区(图3.61;参见DVD);凝集成团的血细胞则会产生高于基线的回声。低振幅回声,首选A型超声或窄带换能器的B型超声(后文将详述)检测,因为小血块的回声振幅很低[94](图3.61;参见DVD)。B型超声扫描,根据回声特点及玻璃体受累范围可对出血程度进行评估。对比A型B型扫描结果也很重要。出血引起的低振幅回声与玻璃体膜状物容易混淆,运动试验可将两者鉴别开来,前者运动明显,而固着的玻璃

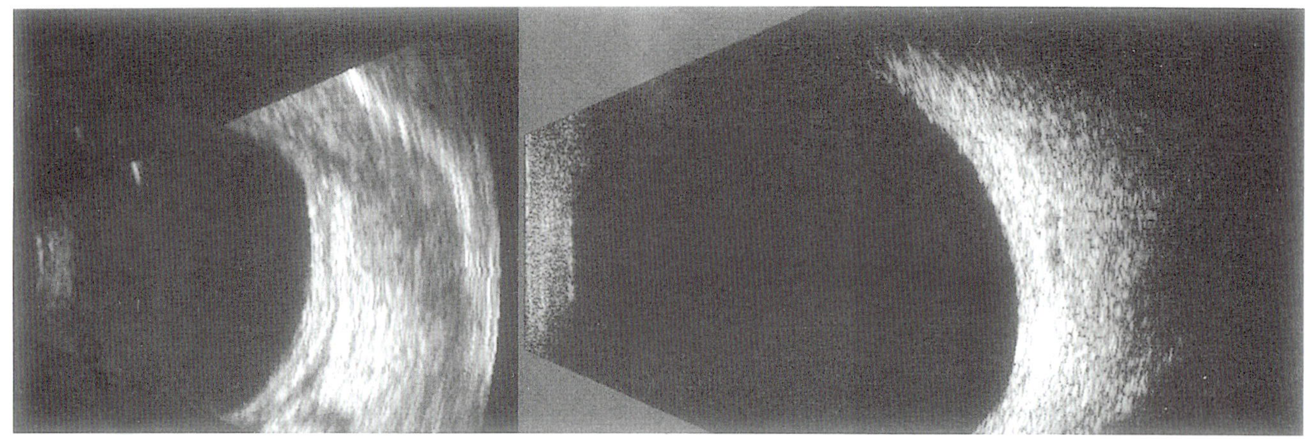

图3.59 左图：10MHzB型超声眼后节图像。右图：20MHz扇形扫描显示眼后节光滑轮廓。视网膜、脉络膜与巩膜联合形成一个光滑的反射层面，与巩膜和Tenon囊分离，呈高振幅回声。

体膜则很少运动。血凝块位于“固状”原始玻璃体内，由于其抑制作用，运动也受限制。

B型超声很容易显示血凝块的范围(图3.62)，进行连续扫描可以显示整个出血的轮廓。出血内的凝块表现为中高振幅密集回声，类似于实体性肿物。这些超声变化可为手术提供参考，尤其有助于再出血的检测。

玻璃体出血的定位和来源

固状或液化玻璃体区域出血的定位取决于出血位置和运动状况。局限于前部玻璃体的出血通常是在固状玻璃体内。沿成型玻璃体后界膜或“玻璃样面”的出血形成幕状或膜状，将液化、未液化的玻璃体一分为二(图3.63)。动态扫描可以清楚地显示幕状出血，快速扇形扫描检查时，嘱患者转动眼球，当眼球停止在新位置即可观察到出血和膜状物的“后运动”。固状玻璃体出血，其后运动持续时间短于液化玻璃体出血。运动停止后，液化玻璃体出血由于重力关系发生沉积，固状玻璃体出血则保持悬浮状态。

对固状或液化玻璃体内的出血进行定位是非常重要的。这是因为，局限于后部玻璃体的低密度自发性出血短时间内很容易吸收；而发生于固状玻璃体内的高密度出血吸收非常慢，且不受部位及病因的影响。有研究表明，发生机化的出血，被吸收的几率仅约为33%[94]。

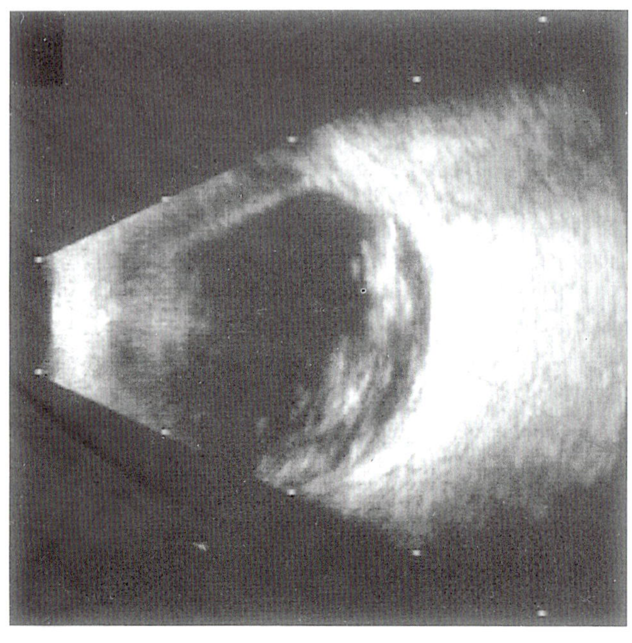

图3.60 玻璃体后中度出血，B型超声示玻璃体后部回声增强(参见DVD)。

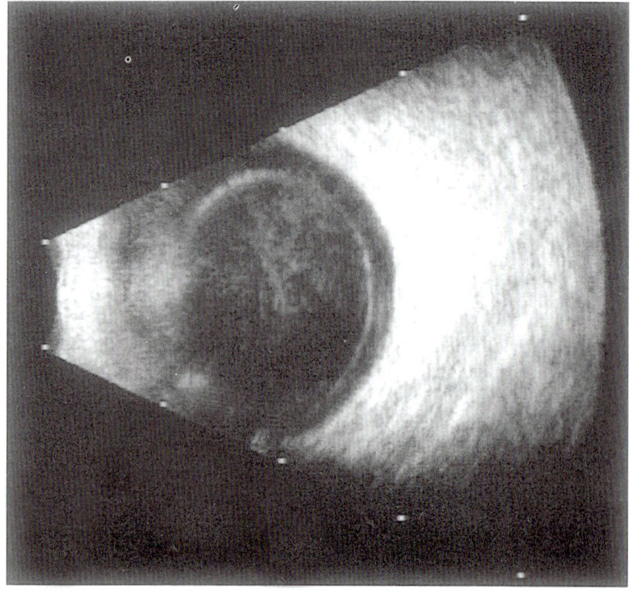

图3.61 沿玻璃体后界膜的轻度出血显示为各式各样的振幅，动态扫描表现也不相同(参见DVD)。

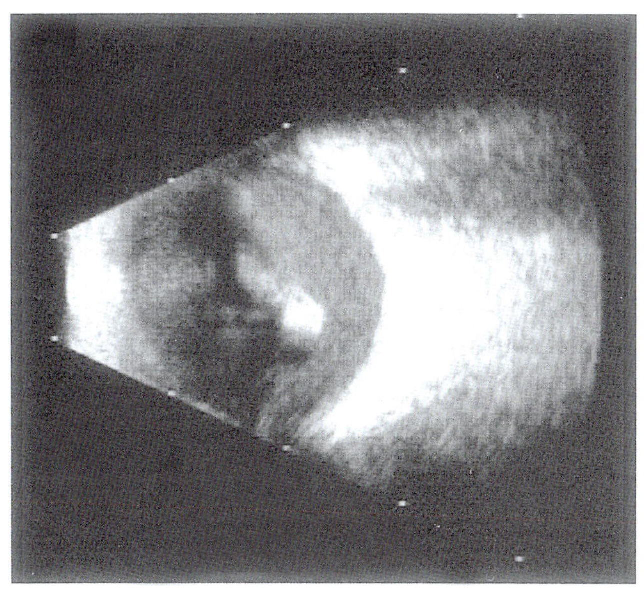

图3.62 10MHzB型超声显示致密的凝块区，伴有固状原发玻璃体和弥散的第三玻璃体的边界。

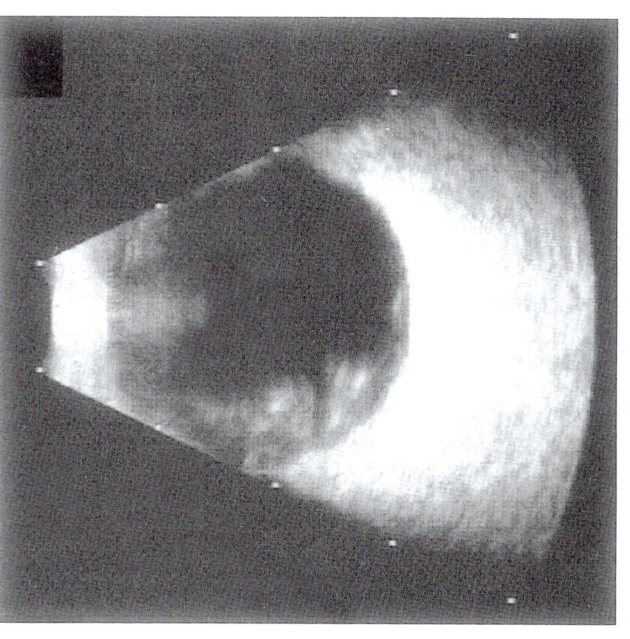

图3.64 固状玻璃体内新鲜出血，B型超声定位可疑的出血点。

虹膜平面，晶状体及视神经出血可用超声进行检测。年轻患者固状玻璃体内的出血，B型超声可见出血点通常位于回声光团与眼球壁的连接处（图3.64）[42]。眼球运动的动态扫描可追踪至玻璃体出血源点。玻璃体常与视神经乳头和/或黄斑部位粘连（图3.65）。当玻璃体帐膜仅有一处沿玻璃体后界膜连于视神经乳头时，其B型超声表现很容易与视网膜脱离混淆。

玻璃体帐膜（膜状物）

血细胞沿玻璃体表面积聚，类似于帐膜。根据外观（图3.66）和回声强度可将玻璃体帐膜与出血块鉴别开来（一般为中强回声，通常低于视网膜）。偶见，玻璃体帐膜很难与局部视网膜脱离鉴别，尤其伴有增殖性视网膜炎时（图3.67）。鉴别方法是：追踪帐膜与球壁的连接点，连接点位于锯齿缘之前提示为玻璃体帐膜（或脉络膜脱离），而连接点位于锯齿缘和视乳头上则通常为视网膜脱离。B型超声作为追踪膜状物的重要手段，能够反映界面回声的地形图，这是A型超声无法做到的。动态B型超声扫描能够清晰地分辨出膜状物与视乳头

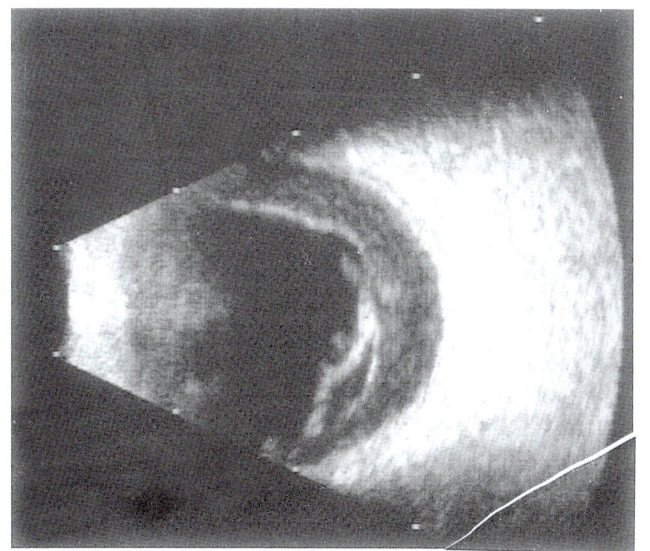

图3.63 B型超声示第三玻璃体内的出血勾勒出原始玻璃体的界面。

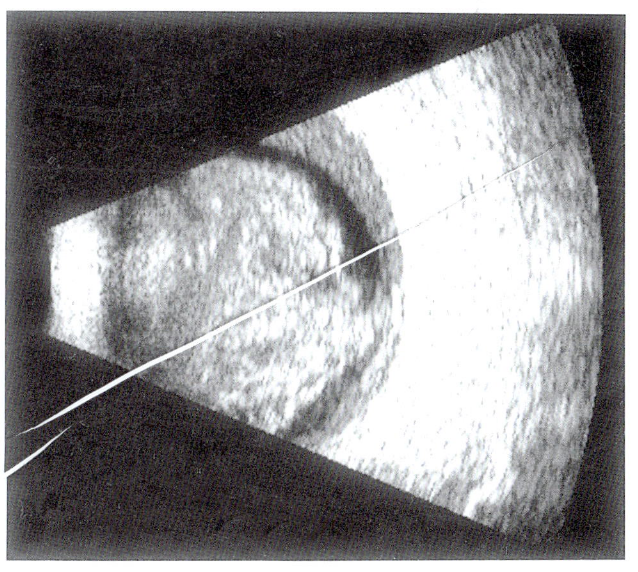

图3.65 新鲜致密的玻璃体出血伴原始玻璃体收缩——视网膜前可见液化带及出血。玻璃体在黄斑区与视网膜粘连（参见DVD）。

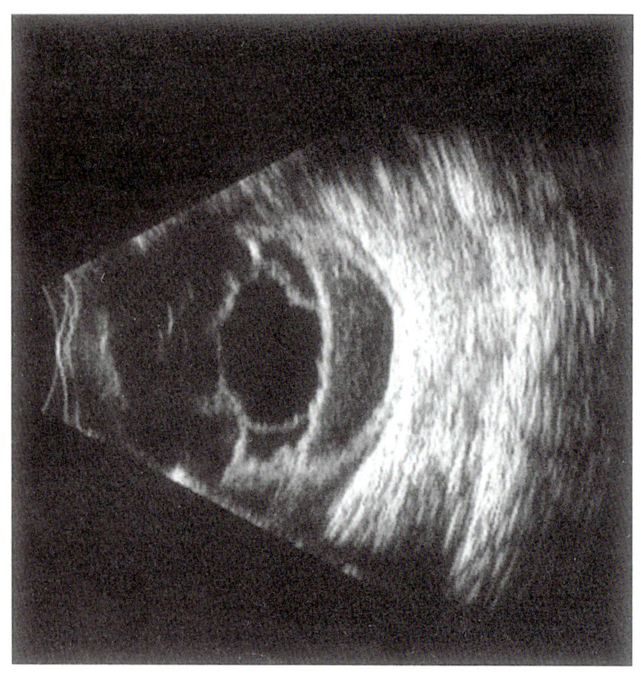

图3.66 由于玻璃体收缩引起的复杂形状的玻璃体出血，出血沿着收缩的玻璃体腔壁分布。

有无连接，从而鉴别玻璃体膜状物与视网膜脱离。A型超声显示视网膜脱离的回声振幅高于绝大多数的玻璃体膜状物。视网膜与巩膜的回声振幅大致相同，玻璃体膜状物的回声强弱不等，平均振幅仅为巩膜的一半或更少，B型超声呈不均一的回声光带（图3.68；参见DVD）。

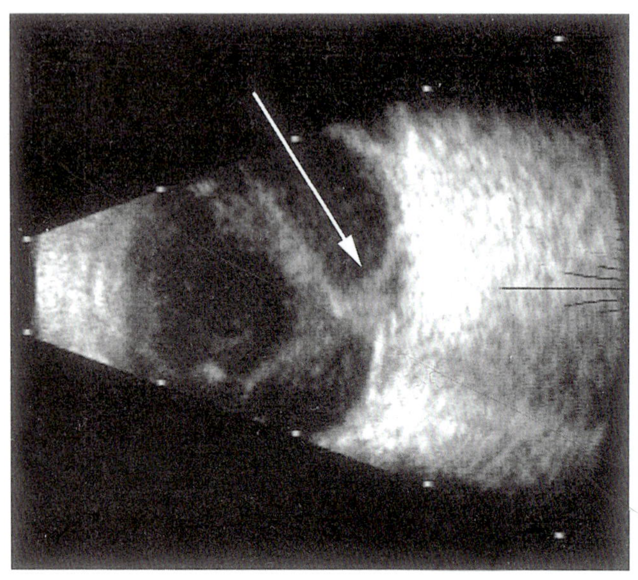

图3.67 糖尿病患者，10MHzB型超声示玻璃体与视网膜增殖膜粘连（箭头），粘连处呈"X"形回声。动态扫描观察效果最佳（参见DVD）。

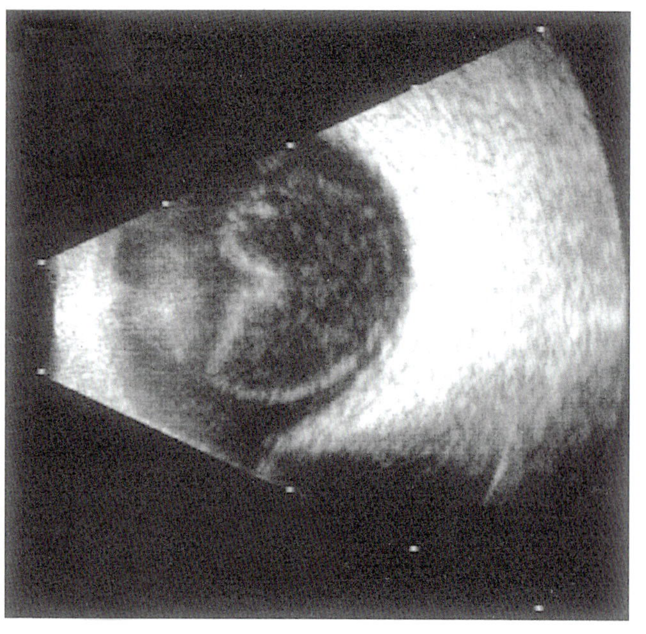

图3.68 10MHzB型超声示玻璃体膜。

增殖性糖尿病视网膜病变伴有玻璃体出血

糖尿病增殖性视网膜病变伴有玻璃体出血是玻璃体切割手术的常见适应证。对玻璃体混浊的患者进行超声检查可大大提高术前评估的准确性，B型超声扫描可显示（a）玻璃体出血，（b）增殖性视网膜炎，（c）玻璃体帐膜，（d）视网膜脱离。

前一节提到过，对弥散性玻璃体出血普通B型超声常无回声显示，最佳检测方法为10MHz非聚焦换能器，可显示弥漫性低振幅玻璃体出血。窄带B型超声换能器最易操作，弥散性出血呈低振幅回声。低增益A型扫描可显示为平段。玻璃体内致密出血，B型超声表现多样，可呈散布于整个玻璃体腔的回声光点，也可呈强回声膜。致密出血无明确边界，相对的也没有固定的外形。单纯玻璃体出血，晶状体和视网膜位置正常。

增殖性视网膜炎

B型超声显示如同是由视网膜发出的枝茎（图3.67和3.69；参见DVD），常形成分叉延伸进入玻璃体。增殖性视网膜炎的远端可与玻璃体膜状物相连，两者常于连接处交叉呈"X形"。

视网膜脱离

A型超声及动态B型超声扫描有助于鉴别玻璃体膜状物和视网膜脱离。动态B型超声，常见玻璃体膜状

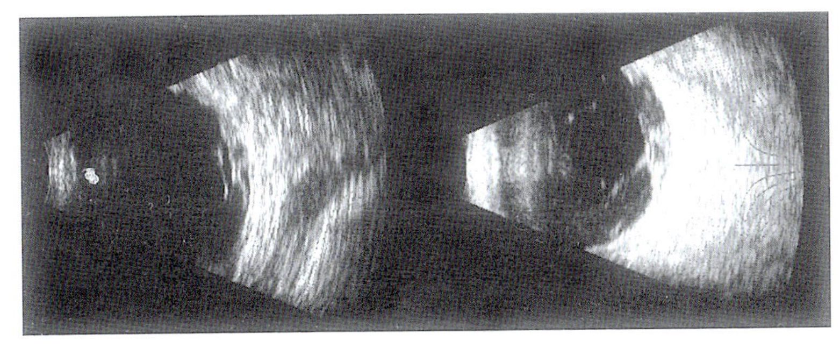

图3.69 B型超声示增殖膜粘连于收缩的玻璃体。左图为宽带B型超声图，右图为窄带B型超声图，显而易见，窄带可更好地显示牵拉部位(参见DVD)。

物漂浮于玻璃体腔内与视乳头无连接，而脱离的视网膜与视盘保持接触。但是，我们前面也曾提到过，固状玻璃体与视盘和/或黄斑部位的球壁紧密连接(通常是年轻患者)，沿玻璃体表面的出血与视网膜脱离的静、动态B型超声表现非常相似。

视网膜劈裂

视网膜劈裂是视网膜神经上皮层之间发生分裂，超声表现为凸向玻璃体腔的(通常位于周边)弧形回声光带，类似全视网膜脱离。两者从超声厚度上很难区分(图3.70)。

Boldt[95]指出，由于劈裂腔内的压力高于玻璃体的压力，B型超声探头直接压迫劈裂区，视网膜劈裂腔不发生塌陷，视网膜脱离腔则塌陷。

外伤性玻璃体出血

由外伤导致的玻璃体出血，将在以后章节（眼外伤)进行探讨。

其他玻璃体异常

原始玻璃体脱离(PVD)和星状玻璃体病

玻璃体的正常老化以固状玻璃体收缩为特征（原始玻璃体脱离，或PVD)，“第三玻璃体”由透明液体取代填充[96]。B型超声示玻璃体腔内低振幅回声，动态扫描可见部分残留玻璃体粘连于视网膜壁。在有闪光感和间质漂浮物的患者中，以上B型超声发现为寻找潜在的视网膜裂孔提供了线索。

钙皂结晶的沉积物(星状玻璃体病)呈高振幅回声散布于整个固状或液化玻璃体，常伴有玻璃体收缩，B型超声显示透声的第三玻璃体带状区。

A型超声示钙皂颗粒呈广泛散布的低振幅回声。动态A型超声显示这些颗粒呈“跳舞”状或快速移动。B型超声呈玻璃体腔内致密的回声光点(图3.71)。Jaffe[97]提出，星状玻璃体病通常首发于原始玻璃体，晶状体后最常见，周边玻璃体可为透声区。

玻璃体老化，实时或动态B型超声扫描可见液化玻璃体及胆固醇结晶(胆固醇沉着)。这些沉淀物如雪片飘动，与悬浮的高反射的星状玻璃体病不同。

玻璃体淀粉样变性

玻璃体淀粉样变性比较罕见，有关这方面的超声经验不多。我们检查了一位患者，病理学证实一只眼为玻璃体淀粉样变性，另一眼呈玻璃体内边界不规则的低振幅回声，类似玻璃体出血、眼内炎及前房出血。

眼内炎

眼内炎B型超声表现有一定特征，但不足以确诊。可发现玻璃体溶解裂隙，细菌及其碎屑聚积于裂隙边缘，形成弥漫的息肉样基质(图3.72；参见DVD动态扫描)。B型超声可呈凸向玻璃体腔的弧形光带，范围跨过

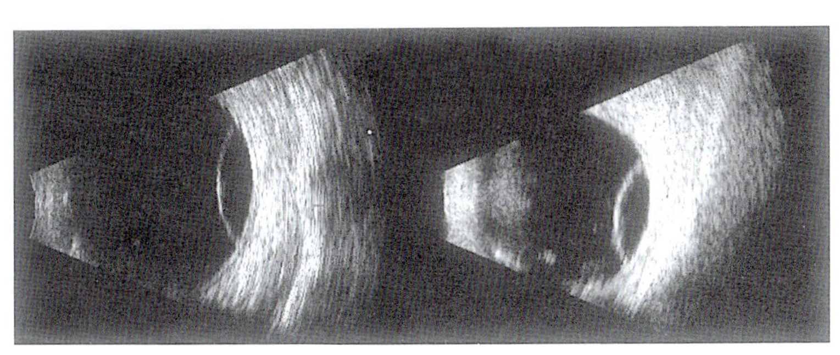

图3.70 10MHzB型超声示劈裂腔。腔内压力超过玻璃体压力，劈裂视网膜仍保持光滑的凸向玻璃体腔的回声光带。注意探头与界面保持垂直使显示效果达最佳状态，改善探头有助于劈裂厚度与全层厚度的鉴别。

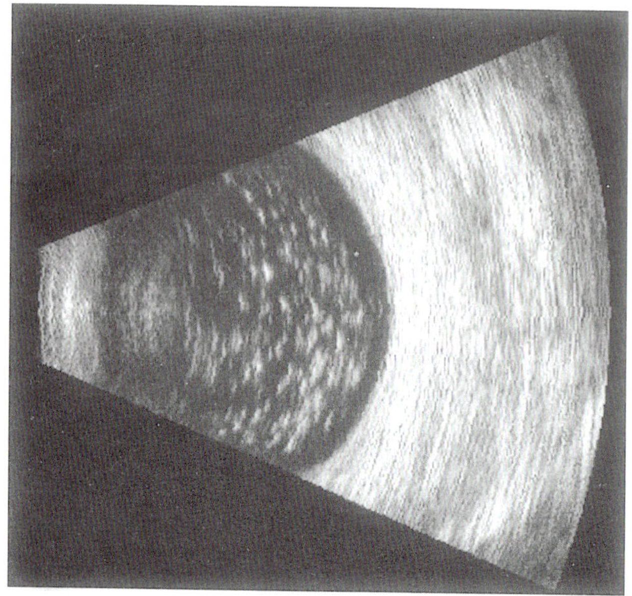

图3.71 典型星状玻璃体变性呈散布的强回声光点，收缩的玻璃体与视网膜之间呈透声区。

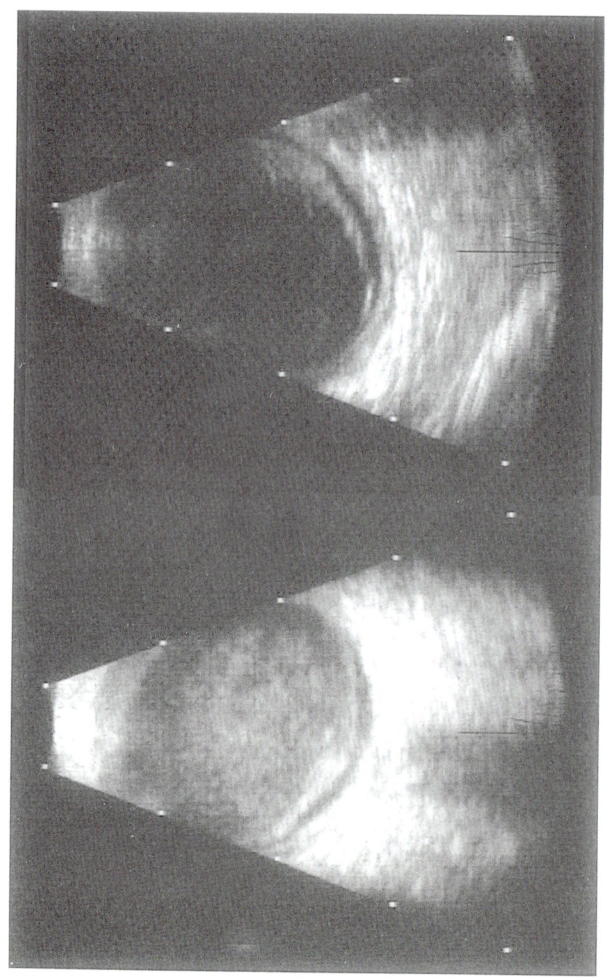

图3.72 一位眼内炎患者的两幅B型超声图像，上图为宽带换能器，下图为窄带换能器。相比较而言，窄带换能器对玻璃体改变更为敏感。可见玻璃体与视网膜分离，但在视神经乳头处仍保持连接，动态超声显示更佳(参见DVD)。

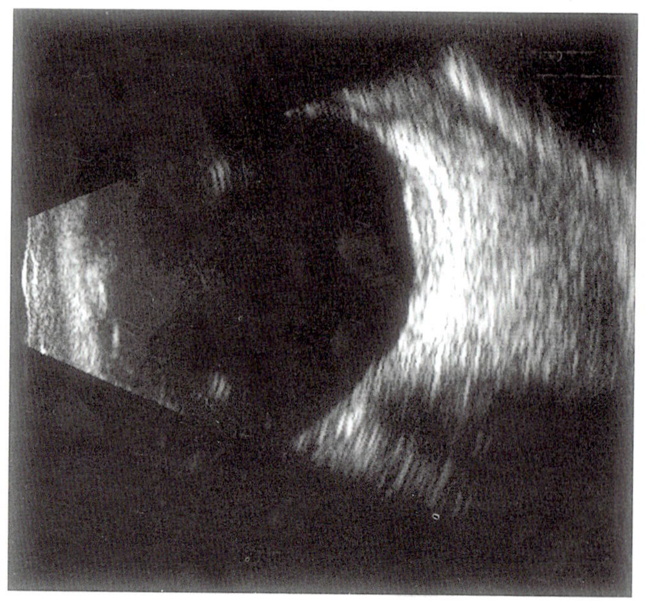

图3.73 中枢神经系统淋巴瘤B型超声，类似于肉芽肿，瘤体吸收声能，可见玻璃体内点状回声。

锯齿缘类似脉络膜脱离。其声学表现独特，不同于其他眼部异常，似乎与细菌扩散有关，与眼内压或出血不同。眼内炎的早期表现通常类似于玻璃体出血，但通过仔细询问现病史并掌握正确的临床表现，正确诊断并不困难。中枢神经系统淋巴瘤临床比较罕见，但也可产生类似眼内炎的玻璃体点状回声，诊断时应该考虑到(图3.73)。

超声检查与玻璃体手术

视网膜异常

视网膜脱离

普遍应用间接检眼镜和超声检查，对现代视网膜脱离手术有很大影响，因其可对眼底周边进行彻底评估。间接检眼镜等光学检查技术仅适于屈光间质清晰的玻璃体和视网膜检查。在视网膜及视网膜下液透明的情况下也可观察到视网膜下腔。超声技术则不受以上限制，采用B型超声检查玻璃体、视网膜和视网膜下腔(尤其在屈光间质混浊的情况下)有助于诊断视网膜脱离及处理各种玻璃体视网膜异常。

Oksala和Lehtinen[98]于1957年首次报道使用A型超声诊断视网膜脱离。之后，Baum[99]、Baum和Greenwood[100]、Purnell[28]、Coleman和Jack[101]等多人相继报道了B型超声诊断视网膜脱离。

孔源性视网膜脱离

正常视网膜，B型超声显示为光滑内凹的弧形回声光面，这是玻璃体视网膜界面回声。正常视网膜回声与脉络膜-巩膜相连续，三者之间无界面。视网膜脱离，B型超声图像为眼球壁前方，且与之分离的连续性回声光带(图3.74)，厚度较薄。扁平型视网膜脱离与球壁间仅有窄带状暗区(透声区)。高度隆起的全视网膜脱离显示为泡状，凸入玻璃体腔，仅在锯齿缘和视乳头处与球壁连接，隆起视网膜的后部区域无回声。

B型超声水平位或放射状连续扫描可确定视网膜脱离(部分或全部脱离)的范围。连续扫描是将探头垂直于眼球表面，从角膜缘上方开始以2mm左右间隔移动探头进行扫描。通过连续扫描可将视网膜脱离与其他结构类似的病变区别开来，比如，脉络膜脱离范围达锯齿缘前方，以及玻璃体膜状物(沿玻璃体后界膜的出血形成)，通常与视乳头无连接，这些都与视网膜脱离的表现不同。观察回声振幅首选A型超声，可进一步鉴定视网膜脱离与玻璃体膜状物，视网膜回声均一，振幅高于膜状物。前面提到过，视网膜和正常眼球后壁振幅相等，而玻璃体膜状物仅为其1/2。如存在强回声的前节病变，如钙化白内障，视网膜的回声振幅可明显降低。

B型超声可显示脱离视网膜的厚度、视网膜机化和萎缩的范围。新鲜视网膜脱离呈白色薄带状，长度和相对应的巩膜弧一致。动态扫描运动性好(图3.75；参见DVD)。陈旧性脱离，视网膜变厚，总长度缩短形成一个从视盘到锯齿像的索带，呈漏斗形或"牵牛花"样外观(图3.76)。陈旧性脱离的视网膜囊样变性超声显示为光带增厚卷曲(图3.77)。

玻璃体膜状物或带状物牵拉视网膜常可引起孔性视网膜脱离。前面曾提到，B型超声可以显示玻璃体膜状物或带状物与视网膜的粘连部位，这些粘连部位可能成为牵拉视网膜形成裂洞的"受力点"。

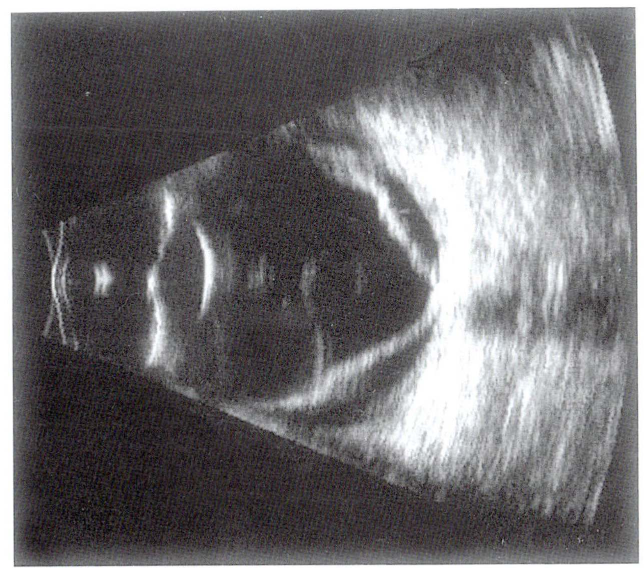

图3.74 比较扁平的视网膜脱离，呈均匀强回声光带。动态扫描运动自如。

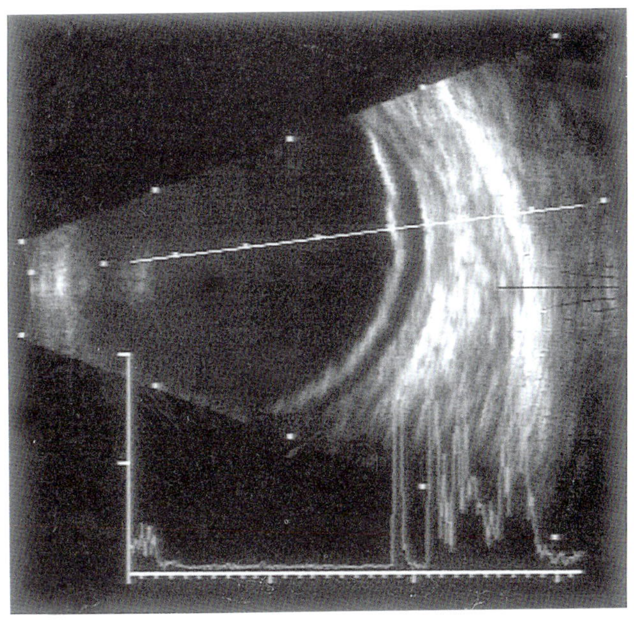

图3.75 A、B型超声显示新鲜视网膜脱离为表面光滑的强回声(参见DVD)。

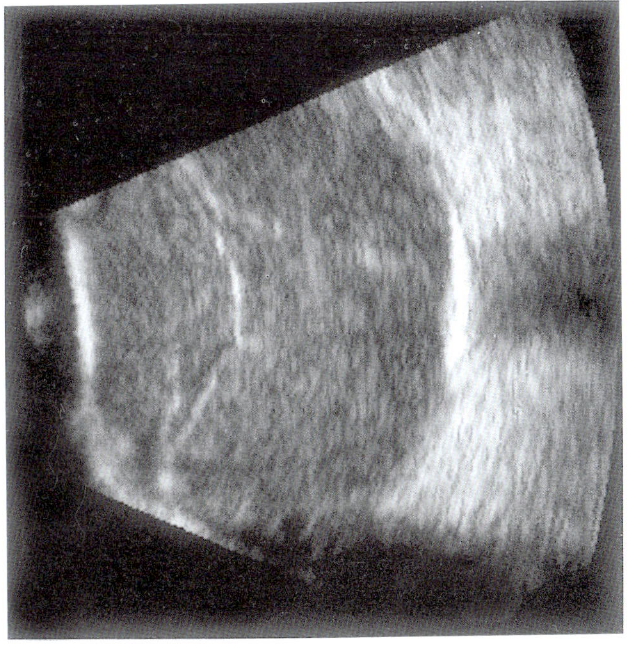

图3.76 "牵牛花"样陈旧性视网膜脱离，视网膜前后间隙皆有出血。动态扫描显示视网膜僵硬，收缩的机化膜连于视网膜。

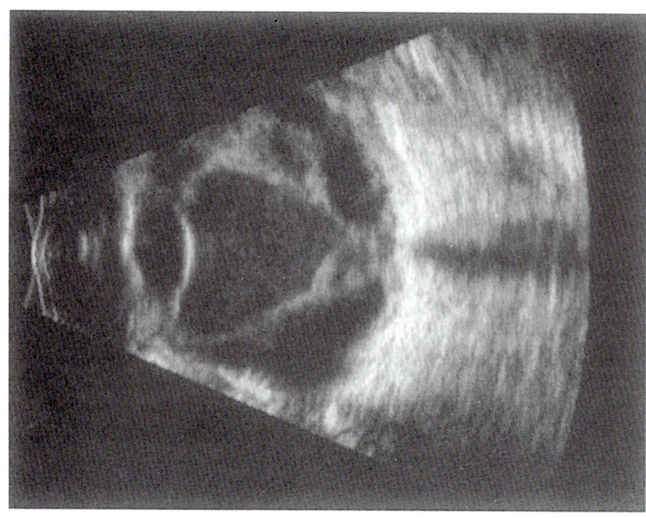

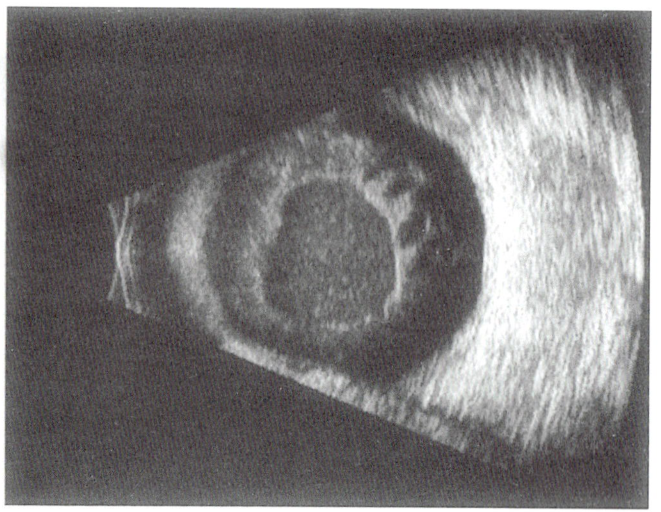

图3.77 10MHzB型超声示陈旧性视网膜脱离。左:浴杯式B型超声显示全视网膜脱离,伴有机化膜和囊状结构。右:冠状面显示视网膜横截面,可见致密的玻璃体点状回声。

视网膜脱离可并发脉络膜脱离。下一节脉络膜渗出中将提到,脉络膜脱离的后界不超过涡状静脉水平,前界可超过锯齿缘。B型超声示视网膜脱离和脉络膜脱离皆呈高振幅回声,且易被B型超声图像鉴别(图3.78)。

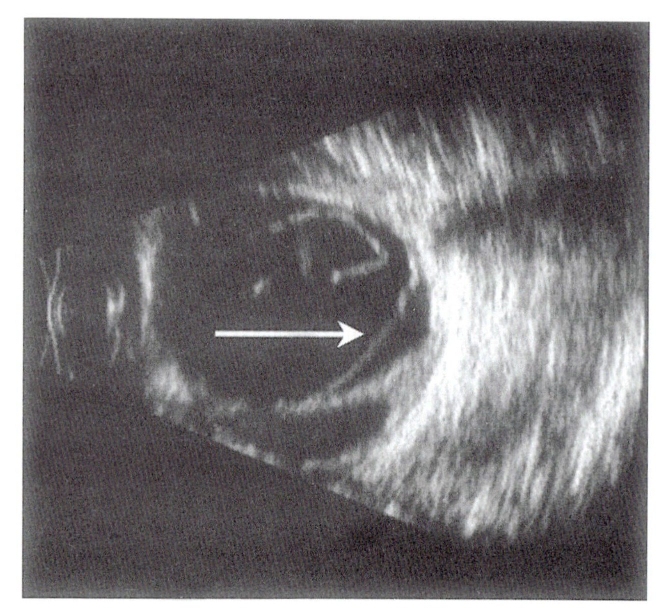

图3.78 合并脉络膜脱离的视网膜脱离。两者皆为均一的强回声界面,不同的是,视网膜脱离与视神经相连,脉络膜脱离的前界超过锯齿缘。

非孔源性视网膜脱离

继发于脉络膜黑色素瘤的视网膜脱离. 采用双目间接检眼镜和巩膜投照法有助于诊断脉络膜黑色素瘤的继发性视网膜脱离。但仍有误诊发生,有研究表明,视网膜脱离手术中发现脉络膜黑色素瘤的几率为2%[102]。Norton[103]强调指出:“有关视网膜脱离最为严重的误诊是没有认识到潜在的恶性脉络膜黑色素瘤导致的视网膜异常隆起,一旦对这类患者进行视网膜手术,人工破坏巩膜壁的完整性将加速肿瘤扩散,危及患者生命。另一方面,由于没有认识到自发性视网膜脱离的眼底改变,误诊为恶性黑色素瘤进行眼球摘除的悲剧也时有发生。

B型超声可明确脱离的视网膜下面是否有肿瘤潜在。连续扫描可显示脉络膜肿物的形状及结构特征,低频扫描呈实性回声光团,与呈回声暗区的视网膜下出血或渗出不难鉴别。对于那些病因不明的、疑似继发性视网膜脱离的患者应进行详细的B型超声检查以明确脱离的视网膜下是否有肿瘤存在。并非所有的视网膜脱离都需要超声检查,最具诊断价值的检查对象是那些经过筛选的非典型性视网膜脱离。以下临床表现提示非孔源性视网膜脱离:

1.缺乏裂孔:因视网膜脱离手术发现脉络膜黑色素瘤而进行摘除的26只眼球中,22只眼球无视网膜裂孔[102],4只眼球临床检查疑似裂孔,经病理检查没有得到证实。当然,即使有裂孔也不能排除脉络膜黑色素瘤的可能性。

2.光滑的泡状脱离及流动性视网膜下液。

3.眼内压增高:脉络膜黑色素瘤有较高的眼内压明显升高率。

4.大虹膜痣:Reese[106]探讨了脉络膜黑色素瘤与大虹膜痣的联系。

B型超声可成为可疑性或非典型性视网膜脱离的

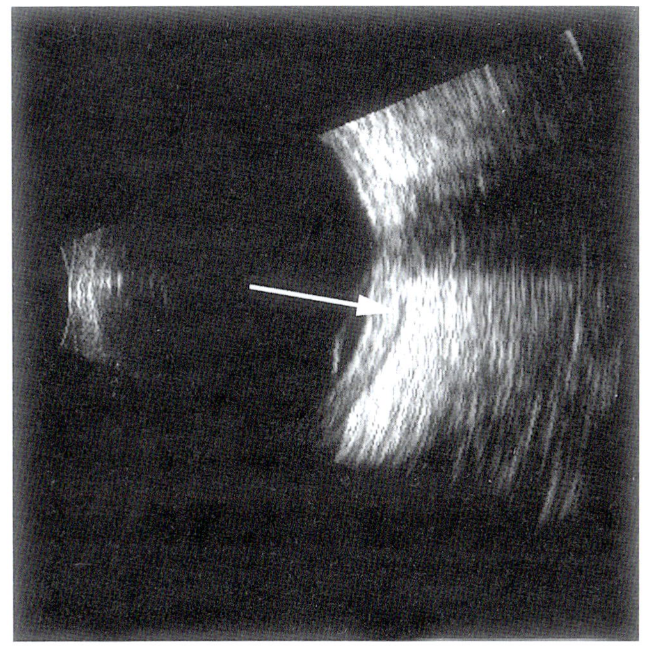

图3.79 眼球后极部巩膜炎，其后的筋膜间隙增宽，常向后蔓延累及视神经鞘，形成所谓的“T征”(箭头)。

基本筛选检查方法，以排除视网膜下潜在实性肿瘤的可能。连续扫描用于肿瘤定位，肿瘤呈强回声光团(参见下一节肿瘤)。超声也可显示伴随改变，如出血。眼部肿瘤将在后面探讨。

其他继发性视网膜脱离. 视网膜脱离也可继发于炎症、渗出和瘢痕。超声示视网膜下间隙为透声性，但炎性灶和瘢痕区有异常回声。也即视网膜下液呈透声区(出血除外)，但组织异常可以看到。超声亦可显示累及巩膜和Tenon筋膜间隙或视神经鞘的炎症(图3.79)。

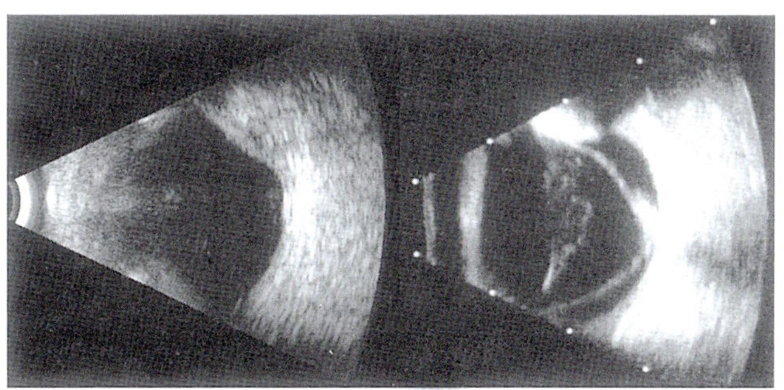

图3.80 左：示球壁凹陷处有海绵植入物。视网膜在位。右：示海绵植入物及残留的视网膜脱离。

手术后情况

视网膜脱离手术可引发一些并发症，B型超声检查可协助进行相应处理。

环扎术后，尤其术中大面积冷冻可导致脉络膜渗出或出血，向前压迫房角致眼内压升高。脉络膜渗出或出血通常可采用间接检眼镜观察。但在角膜混浊、瞳孔缩小或白内障的情况下，间接检眼镜观察非常困难。需借助B型超声检查显示病变，显示为向前跨锯齿缘的光滑的环形隆起光带。脉络膜渗出与出血的鉴别可借助于A型超声定量技术。对于后巩膜切开术，B型超声提示局部脉络膜渗出区为手术部位。

视网膜脱离术后屈光间质混浊不清，很难用光学仪器观察视网膜的复位情况。B型超声可以清晰显示视网膜位置(图3.80)及球后环扎物。

在病史不清、间质混浊的情况下，B型超声亦可显示环扎物或局部较大的植入物，见图3.81。

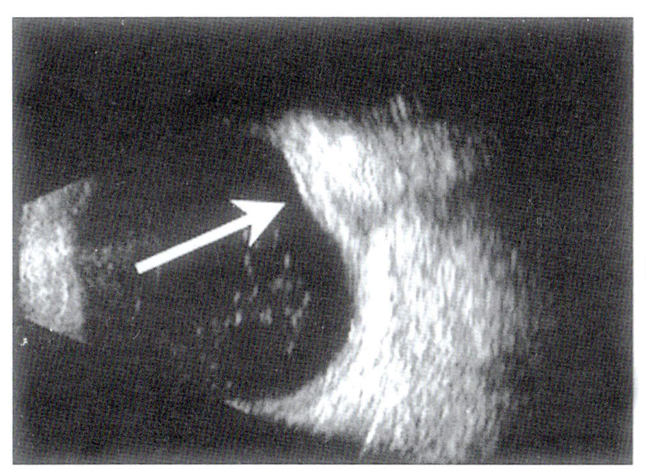

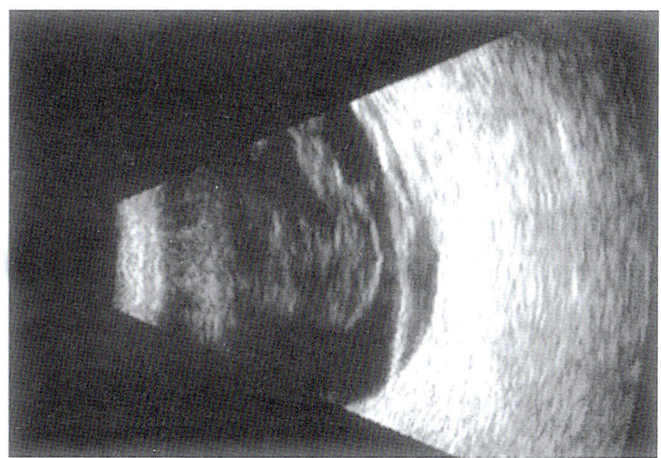

图3.81 10MHzB型超声示视网膜脱离术后的海绵状植入物。球壁后的植入物压迫眼球变形，玻璃体呈中等点状回声。右：残留的脱离部分。

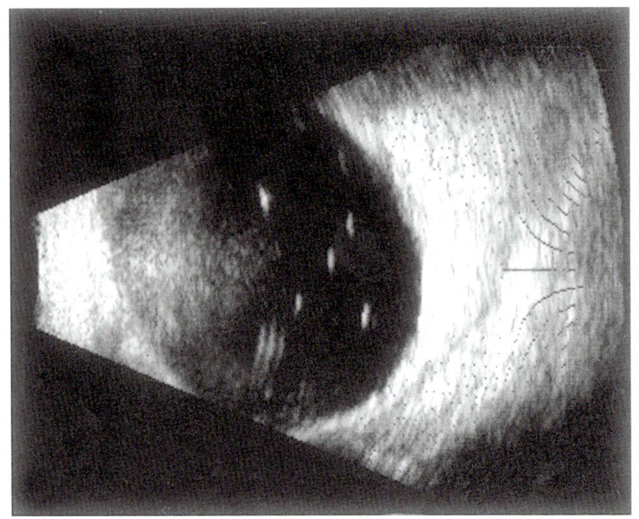

图3.82 术后液体玻璃体腔内残留全氟化碳气泡，视网膜在位（参见DVD）。

玻璃体填充物的术后评估

视网膜脱离行玻璃体手术，填充于玻璃体腔的气体或液体可产生特征性的回声及伪影。气泡可反射声束，造成声衰减使后极部显示不清。填充的全氟化碳液（重水）须术毕前取出，但术后仍会有气泡（图3.82）残留于睫状体区域或后极部（图3.83），呈强回声，类似球内小异物。

B型超声显示硅油填充的眼轴变长，这是由于声束在硅油中的传播速度要慢于在盐水或玻璃体中的传导速度。37℃，1000CS硅油条件下，声速为972.0m/s；37℃，5000CS硅油，声速为978.5m/s（标准差=4.5）。硅油密度比水轻，漂浮在玻璃体腔顶端，B型超声垂直或经过6点和12点的连线扫描，可显示硅油与水之间形成的"劈裂"征（图3.84）。硅油产生伪影的原因很难解释清楚，通过调整探头的位置可避开伪影得到正确的超声图像。

增殖性视网膜炎

增殖性视网膜炎的超声表现已在前一节玻璃体异常中讨论过。

黄斑水肿

严重的黄斑水肿或在Best病的"日升"现象阶段，超声可显示为囊性结构。在黄斑区，玻璃体视网膜界面向前隆起，其后为局部透声区（无回声区）（图3.85）。B型超声在显示玻璃体视网膜牵引和黄斑水肿方面虽然不及光学相干断层扫描（OCT），但也可以检测到绝大

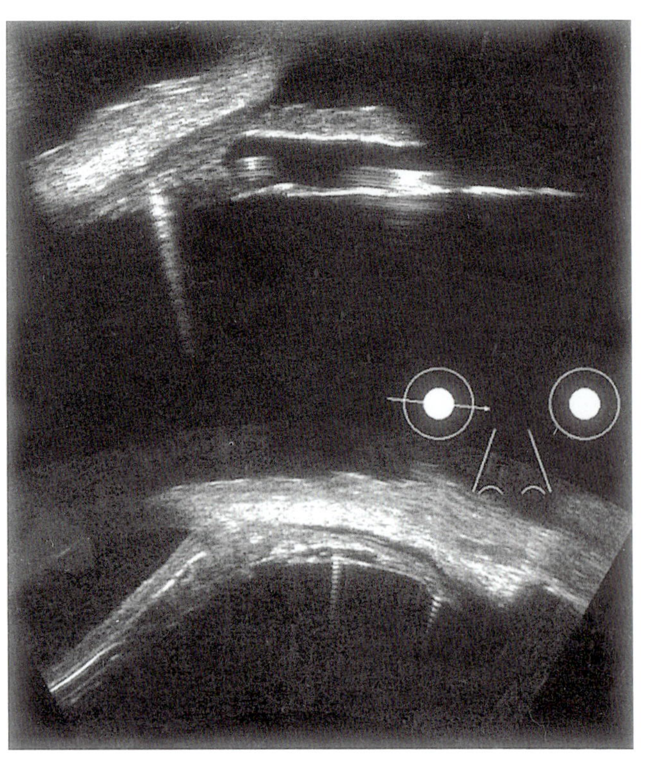

图3.83. 50MHz超声示全氟化碳小泡。这些小泡通常在高频扫描中才会产生振铃伪影。

多数的牵引。介质混浊的情况下，20MHz换能器可很好地显示视网膜改变（图3.153）。

年龄相关性黄斑变性（AMD）

典型的黄斑变性常因病灶太小超声无法识别。盘状黄斑变性，B型超声示后极部隆起（图3.86）。病变内部表现声学多样性。以出血为主的病变，表现呈囊样，前表面为强回声光带，与眼球壁之间为透声区（无回声区）。纤维瘢痕病变呈弱回声区。以上表现类似脉络膜小黑色素瘤。据以往经验，脉络膜恶性黑色素瘤，由于肿瘤细胞占据脉络膜，B型超声呈脉络膜凹陷（见脉络膜肿瘤），而盘状黄斑变性仅局限于玻璃样膜，脉络膜不受累，理论上不可能出现脉络膜凹陷。

A型超声检查对于两者的鉴别也是非常重要的。盘状黄斑变性在视网膜高振幅回声后为不规则回声，常为低振幅；脉络膜黑色素瘤在视网膜高振幅回声后为逐渐衰减的回声，但如果瘤体太小A型超声显示不佳（见下一节小黑色素瘤）。

年龄相关黄斑变性的脉络膜

一种利用参数图像进行组织鉴定的新技术，可检测黄斑区尤其是黄斑区的脉络膜，有助于明确病情变化，评价手术效果。

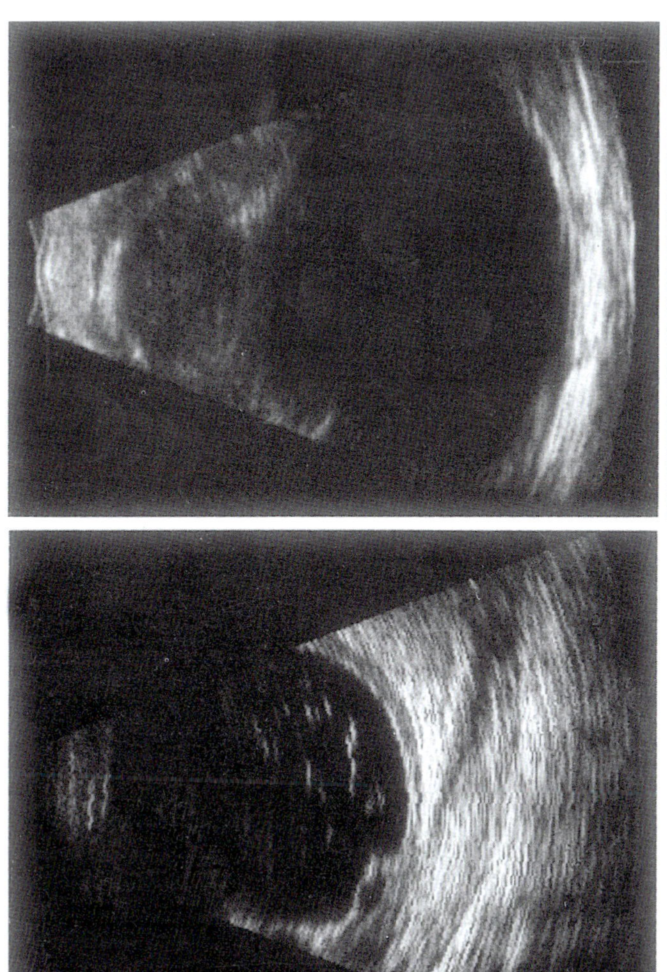
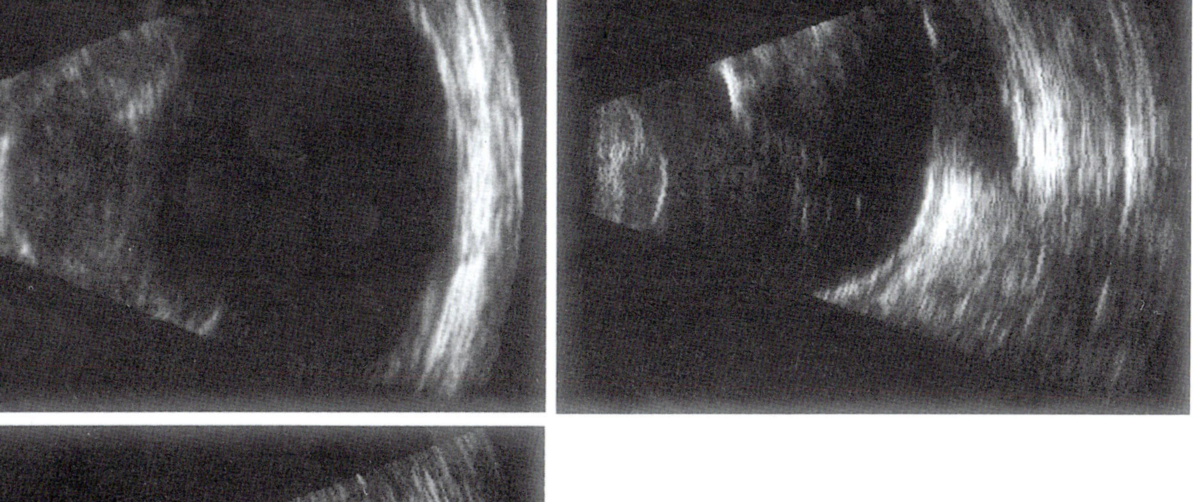

图3.84 左上：接触型10MHzB型超声，水平扫描硅油填充的眼球，声束在硅油中传导较慢产生眼轴变长的声学伪像。右上：相同眼，10个月后再行垂直扫描，玻璃体腔上方的硅油产生伪影，破坏了眼球壁的完整性。下方：10MHzB型超声，水平扫描眼球下方（由房水填充）球壁完整，局部隆起提示周边脉络膜/视网膜脱离。玻璃体内有中等点状回声。

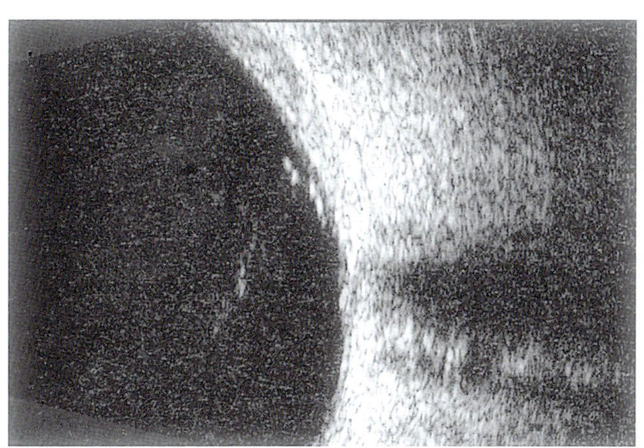

图3.85 20MHzB型超声显示囊样黄斑水肿的玻璃体牵拉膜。

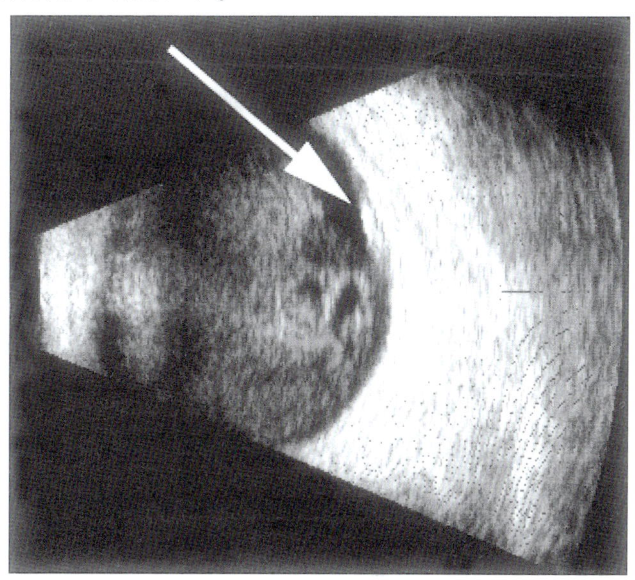

图3.86 10MHzB型超声经过盘状AMD的黄斑区（箭头）及玻璃体膜状物。

参数图像和组织鉴定已在第2章讨论过。有关脉络膜的测量将在下一节小黑色素瘤中进行探讨。

观察正常脉络膜及眼球壁厚度最好用20MHz以上(包括20MHz)的频率(图3.87)[107]。

Coleman,Rondeau等人[105]研制出一种独特的分析性数学模型技术,利用微波分析显示“正常”脉络膜,通过周围散射成分进行血管鉴定并测量脉络膜的厚度。这种技术通过数字射频扫描黄斑区，并且利用能量谱和微波分析鉴定反向散射结构的改变，大大提高了成像质量(图3.88所示)。这种技术的开发有助于评估疾病进展和治疗效果。

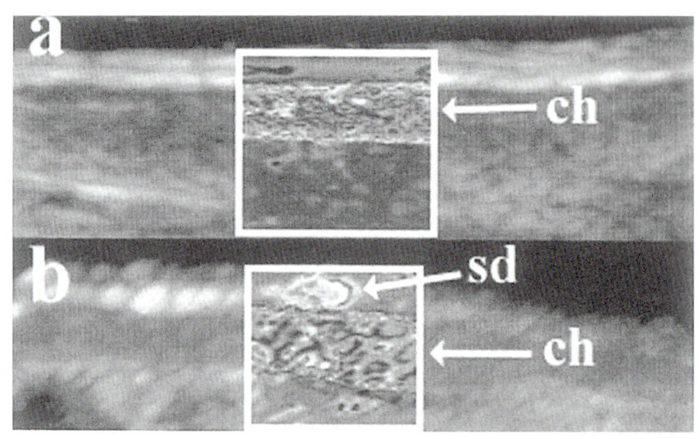

图3.88 散射参数图像的微波分析可显示脉络膜间质(ch)及血管。上:(a)正常的脉络膜。下:(b)湿性AMD,近黄斑区可见玻璃疣(sd)。

葡萄膜超声和肿瘤

视网膜母细胞瘤

视网膜母细胞瘤是儿童最常见的原发性眼内恶性肿瘤,是发生于婴幼儿的高度恶性视网膜肿瘤。肿瘤内部常有局部钙化。利用超声可进行初步诊断及随访。超声检查肿瘤或玻璃体内钙化显示为强回声灶。病变初期,肿瘤体积较小,呈边界光滑的圆顶状弱回声光团。随着瘤体生长,形状变得不规则,内回声也因钙化的增多而变强(图3.89)。并可继发视网膜脱离。超声检查在肿瘤治疗过程中是非常有帮助的，它可以对肿瘤进行定位并密切监测治疗中及治疗后瘤体的基底直径等参数,为下一步治疗方案提供参考。

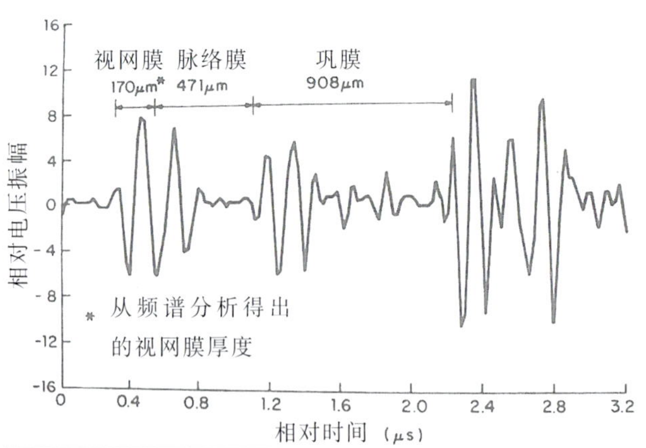

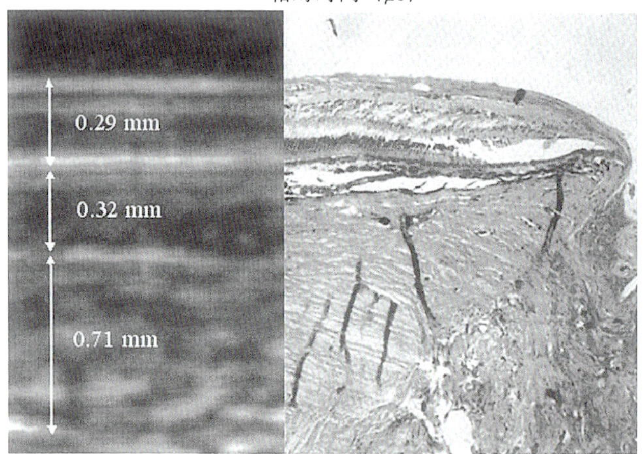

图3.87 左:22MHzB型超声扫描活体眼球后极部视网膜、脉络膜和巩膜的厚度测量。右:与左图相对应的组织切片示未灌注脉络膜的相对厚度(见彩图)。

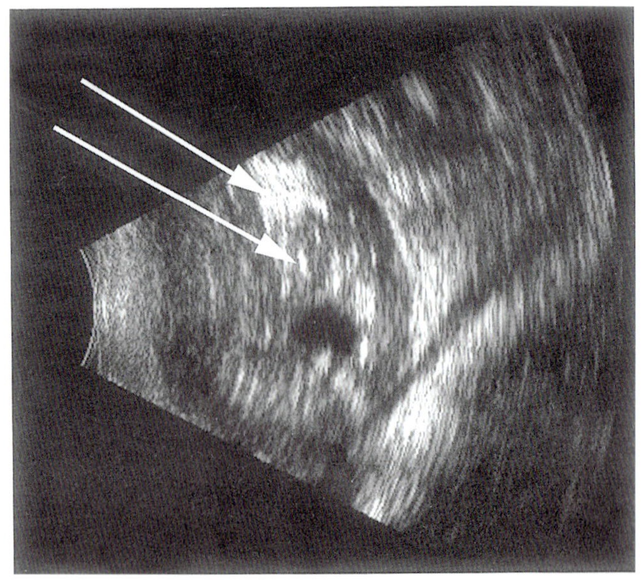

图3.89 10MHz超声示视网膜母细胞瘤。据估计,超过95%的视网膜母细胞瘤有强回声的钙化。本例患者,短箭头为肿瘤周边区的集中钙化灶,其后有声影。长箭头为单个小钙化灶。

脉络膜渗出

摘要

脉络膜渗出和出血,后界止于涡静脉,前界常蔓延至锯齿缘前面,借此与局部视网膜脱离相鉴别,后者前界局限于锯齿缘。

采用超高频(VHF)或超声生物显微镜(UBM)观察低眼压和睫状体脱离效果最佳。

外伤是造成脉络膜渗出(脱离)的常见原因,偶尔也可发生于内眼手术。对部分屈光介质混浊或瞳孔缩小无法进行临床确诊的患者,可采用B型超声检查。脉络膜渗出呈自眼球壁某一象限凸入玻璃体腔的弧形回声光带。累及整个脉络膜的渗出则表现为由眼球壁各象限凸入至玻璃体腔中央的回声光带(棒球缝线征baseball-stitch),对侧回声光带可互相接触("脉络膜对吻")(图3.90)。脉络膜渗出,前界绝大部分都会跨过锯齿缘并与后壁回声形成锐角,后界局限于涡静脉,脉络膜下腔为声学暗区(无回声区),借此可与脉络膜出血相鉴别,后者脉络膜下腔呈弱回声,类似于玻璃体出血的低振幅回声。偶尔,脉络膜下腔的大量渗出液有时也可呈弱回声,提示渗出液或细胞发生机化(图3.91)。其他眼内异常,如视网膜脱离等,可并发于脉络膜渗出(图3.78)

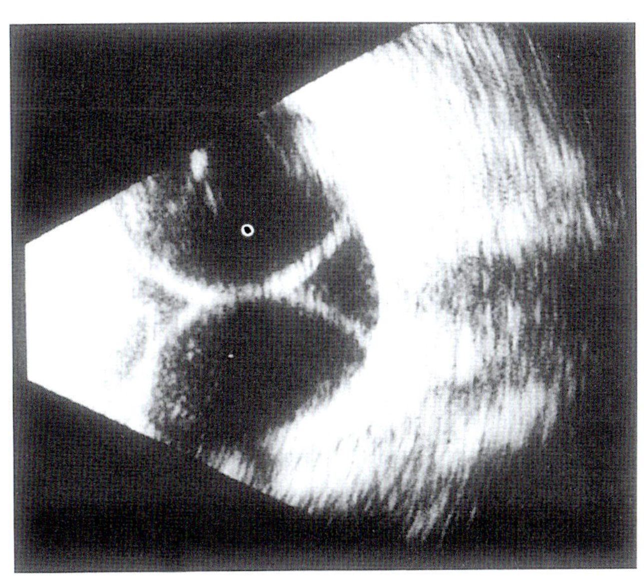

图3.90 典型的"脉络膜对吻",由低眼压引起,呈光滑凸出的弧形回声光带,后界止于涡静脉壶腹,前界跨过锯齿缘。

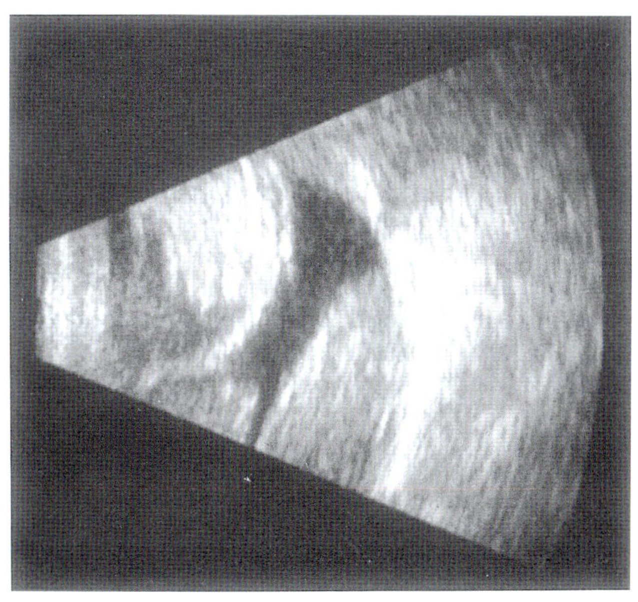

图3.91 脉络膜出血呈低振幅回声,大泡内的透声区提示有溶血,以上特征为选择引流部位和时机提供了参考。

浅前房是术后最常见的并发症。另外,穿透性眼外伤、瞳孔阻滞、晶体脱位、晶体肿胀、脉络膜出血或眼内

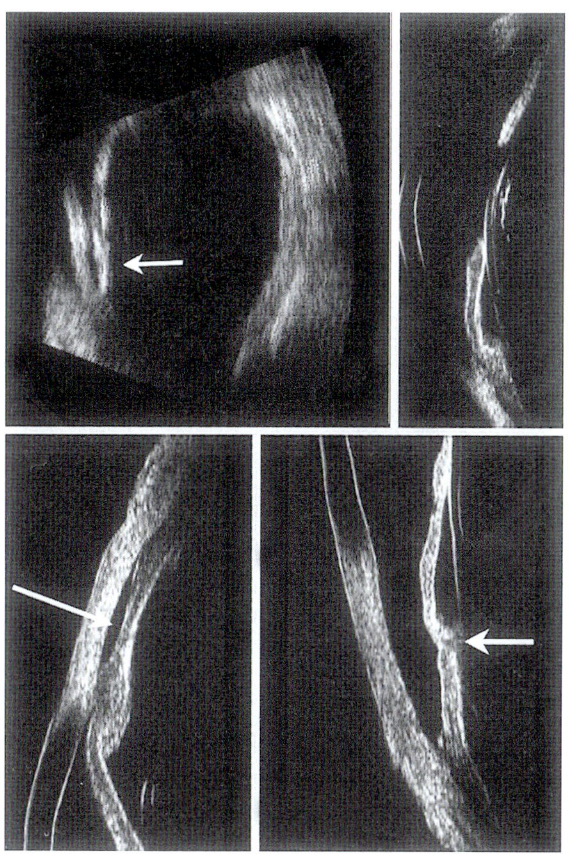

图3.92 左上:浴杯式B型超声示后部脉络膜增厚,颞侧睫状体可能发生解离(箭头)。右上:50MHz超声图,晶状体回声符合白内障。左下:鼻侧睫状体脱离(箭头)。右下:颞侧睫状体完全解离及虹膜根部(箭头)全离断。

肿瘤皆可导致浅前房。多数浅前房伴有浆液性脉络膜脱离(渗出)。因此,检查眼后节可获得对诊断及处理有帮助的信息。

以下措施有助于查找浅前房的病因:查找眼前节有无相关异常,球壁有无瘘口,测量眼内压,眼后节有无脉络膜脱离。事实上,在那些最需了解眼后节情况的复杂病例中很可能遇到角膜水肿、前房出血、白内障、瞳孔缩小和玻璃体出血等妨碍眼后节可视化的不利因素。

闭角型青光眼滤过手术后导致眼前房变浅,这将有可能产生恶性青光眼,在这种情况下,房水积聚在玻璃体腔内。晶状体向前移位,虹膜切除效果不佳。恶性青光眼有别于术后瞳孔阻塞性青光眼(图3.93),其特点为缺乏开放性虹膜缺损,房水积存在后房,引起虹膜膨隆(图3.94),晶状体并不前移。在恶性青光眼中,眼压通常很高,但在早期仍处于正常范围。浅前房综合征由于脉络膜脱离通常为低眼压,亦可瞬间升高到正常水平。因此,对于恶性青光眼和浅前房综合征的鉴别诊断不能仅凭眼压高低。对于那些可疑病例,如有脉络膜脱离则可诊断为浅前房综合征;反之,没有脉络膜脱离则应高度怀疑初期恶性青光眼。在屈光介质混浊、眼内压不高的情况下,可用超声观察后节情况。

脉络膜增厚和脉络膜皱褶

10MHz超声显示脉络膜皱褶为脉络膜增厚,类似植入物、条带或异物。高频超声可证实脉络膜增厚,但10MHz超声可用于探测球后以排除球后肿物的可能性。

低眼压和睫状体脱离

应用超高频超声或UBM探测任何形式的睫状体隆起或从巩膜脱离都是必要的。如果应用一个前置物,在一些病例中10MHzB型超声可以探查到睫状体脱离,但与高频超声相比,效果欠佳。

图3.95示特征性睫状体脱离B型超声表现。与球壁间呈无回声区,经线方向连续扫描可确定脱离范围。我们发现,由低眼压导致的特征性睫状体脱离,其范围通常累及两个或两个以上象限[108]。对于持续性低眼压,B型超声示病变部位及范围可为手术治疗(缝合或气体填充)提供参考。

低眼压和眼外伤皆可导致睫状体脱离,图3.96可见虹膜根部全脱离。

眼肿瘤

对于眼科医师来说,脉络膜肿物的准确诊断仍是

摘要

脉络膜肿瘤

脉络膜肿瘤最常见的是黑色素瘤、血管瘤、转移癌。

鉴别特征

黑色素瘤:实性;形状多样;领扣状隆起;最常见;A型超声声衰减显著。

血管瘤:实性;扁平状隆起;血管间隙使A型超声保持高振幅。

转移癌:实性;盾状隆起;A型超声为均一(声衰减不著)的中等强度回声,即前半部分低于血管瘤,后半部分高于黑色素瘤,后者成分更均一。

根据有害的血管外基质(EVM)图形,组织特征性技术可将黑色素瘤再分类。观察小黑色素瘤成长情况,并对治疗后的肿瘤进行随访,对诊断和治疗都非常有帮助。精确测量肿瘤的厚度,包括三维测量体积,临床上很重要。

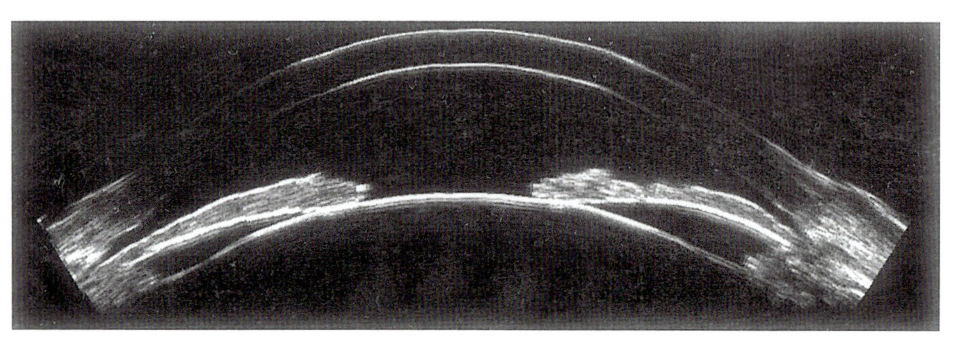

图3.93 瞳孔阻滞性青光眼的前节超声,房角关闭,虹膜扁平。

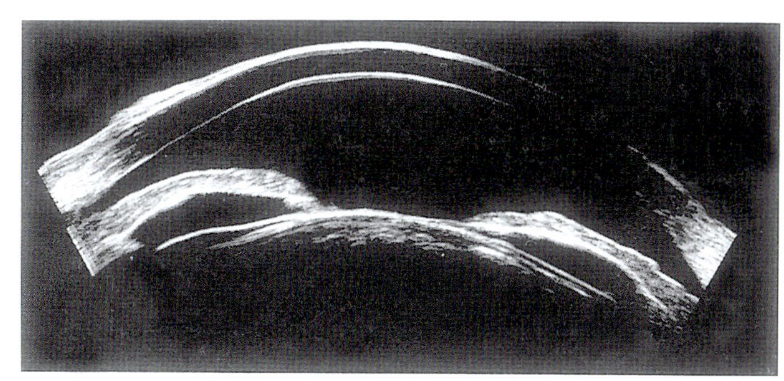

图3.94 虹膜括约肌晶状体前囊粘连引起典型的虹膜膨隆，虹膜角膜角狭窄。

一个挑战。病变的临床表现相似却需要不同的治疗。即使采用间接检眼镜和巩膜顶压[109]；巩膜透照法[110]；荧光血管造影[111-112]；视野计检查[113-114]；MR，CT及OCT[115-119]等检查，仍有部分检眼镜观察到的病变无法确诊。最近，有一项合作性眼黑色素瘤研究(COMS)中宣布，经全面检查诊断为黑色素瘤后进行眼球摘除，术后证实确诊率可达99%，但诊断可疑的病例不在该研究范围内。肿瘤并发外伤和出血及其他屈光介质混浊的情况确诊率97%[120-124]。

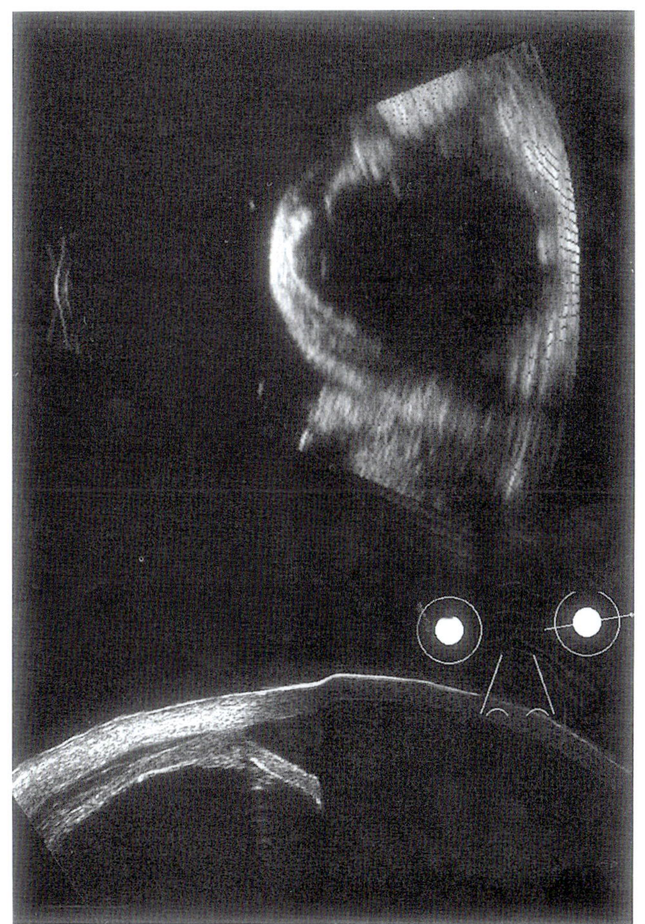

图3.95 10MHz(上)和50MHz(下)超声示睫状体脱离。10MHz扫描示低眼压典型变化，如眼轴变短，脉络膜增厚；50MHz扫描显示睫状体脱离较10MHz更加清晰。

在鉴别脉络膜实性肿瘤和含有出血的类似疾病方面，超声具有较大优势。根据A型超声的回声振幅特点可将“实性”眼肿瘤与类似眼肿瘤的病变鉴别开来，如脉络膜脱离或视网膜脱离并伴有视网膜下出血或渗液。而且，A、B型超声的信息有助于鉴定各种类型的脉络膜肿瘤(表3.4)。

1959年，Oksala[125]首次报道了脉络膜黑色素瘤的A型超声特征。接下来，Oksala[126]、Ossoinig[127]和Poujol[128]发表的文章进一步探讨了脉络膜肿瘤的超声形状。Baum[129]、Purnell[28]、Coleman[130]、Greenwald[131]、Ossoinig[132]、Byrne[133]和DiBernardo[134]等人也都相继发表了有关脉络膜肿瘤的B型超声表现的文章。

这些研究者在文章中强调了超声对诊断脉络膜肿瘤的重要性，尤其是在屈光介质混浊的眼球中，经常隐藏着容易漏诊的恶性黑色素瘤（武装部队病理学研究所的一项研究表明在摘除的眼球中10%有恶性黑色素瘤)[135]，因此存在一个诊断的问题。在这类眼球中超声是辨别肿瘤的唯一方法，较CT和MR更加准确和经济。

一项著名的研究表明，529例屈光介质清楚的眼球，检眼镜可见病灶，临床考虑为恶性黑色素瘤行眼球

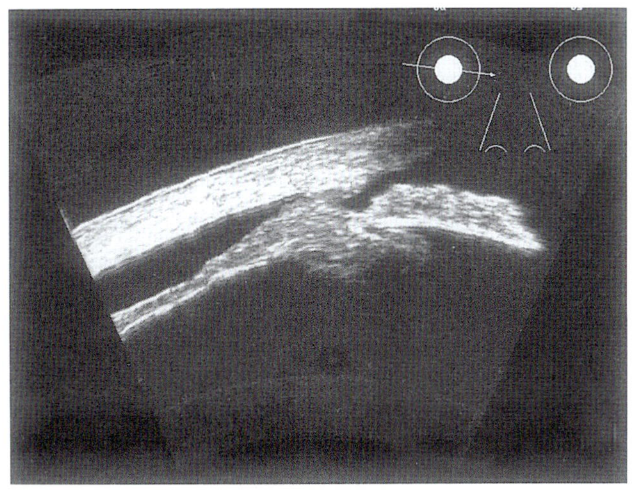

图3.96 典型低眼压患者，睫状体与巩膜分离。经线扫描示脱离范围有助于诊断，选择手术部位和术后监测。

表 3.4 脉络膜肿瘤的鉴别诊断

特点	恶性黑色素瘤	转移癌	脉管瘤/血管瘤
形态学特点			
大小	高度 0.5~15mm	大小不等	高度 0.5~2mm
形状	圆顶状最常见，息肉状少见	凸起或扁平状	凸起最常见
位置	眼球的任何部位	常见于眼后部	常见于靠近视神经的后极
眼部伴随改变	常伴非裂孔性视网膜脱离	常伴广泛的非裂孔性视网膜脱离	可伴有视网膜脱离
扩散迹象	有时发生眼外转移	常见多发转移灶	无
随时间变化	生长或退化	生长或退化	生长或退化
声学特点			
边界性质	锐利，光滑连续	锐利，光滑连续	锐利，光滑连续
暗区	息肉状：实性，无暗区；圆顶状：15 和 20MHz 常有暗区	10 和 20MHz 常为实性	5 和 10MHz 大病灶可见暗区；小病灶可呈实性
脉络膜凹陷	明显	无	无
吸收效应	常见声影	偶见声影	很少见
A 型超声振幅	肿瘤内部声衰减著，始波后波峰急剧下降	全肿瘤声衰减不著	较一致的高振幅波群
A 型超声结构特点	回声间隔较紧凑	回声间隔较紧凑	回声间隔较宽

摘除术（未用超声），术后证明临床诊断的误诊率为19%（100例）[136]。如果能对这些可疑性眼内肿瘤联合A、B型超声检查，明确其形态学和声学特征，可大大提高诊断的正确率，即便屈光间质混浊也是如此。

肿瘤的长期随访必须采用系统化和一致性技术。然而，仅凭超声提供的信息并不能完全进行“组织诊断”，提高可信度需要结合肿瘤特点。稍后我们将介绍一种最新的组织鉴定资料，其高灵敏度可诊断黑色素瘤并鉴定其“高危”性[56]。

大体来讲，由于治疗方法不同，有三种肿瘤类型和一种病理学类似的病变必须进行鉴别：它们分别为恶性黑色素瘤、转移癌、血管瘤和机化的视网膜下出血。虽然，转移癌是最常见的脉络膜肿瘤，但眼科医师最常漏诊的却是恶性黑色素瘤。接下来我们将根据黑色素瘤的不同表现来探讨肿瘤的鉴别。

肿瘤的超声特征包括形态学特征和声学特征，前者主要为二维分析或B型超声，后者主要为一维分析或A型超声，A型超声是B型超声形成的基础，两者相辅相成，分别从形态学及声学方面显示了肿瘤的不同特异性。

超声评估中，形态学特征（B型超声所见）与声学特征（A型超声所见）的关系就好比组织学评估中的肉眼观察与显微镜检查。超声是活体检查，可以提供其他组织学技术无法比拟的动态的组织学特征，如血供。

形态学特征

大小

从初期的小隆起到填满整个眼球，B型超声能够清楚显示恶性黑色素瘤和转移癌的体积变化。根据我们的经验，血管瘤隆起不明显，通常不超过5~6mm，但横截面大。视网膜下出血隆起高度通常不会超过4mm。

20MHz超声的轴向分辨率最小可达75μm。然而，肿瘤基底与巩膜的回声很难分界，重复测量的基点也不尽相同，尤其是在不同的检查者和检查设备的情况下，要做到精确测量，难度非常大。标准的方法是测量肿瘤的最大厚度（即高度）。按照我们的超声设备，采用10MHz扫描，测量精确度达0.1mm。

形状

恶性黑色素瘤在B型超声上显示主要有两种特征性形态，即息肉状或圆顶状。当肿瘤生长被玻璃膜限制时，

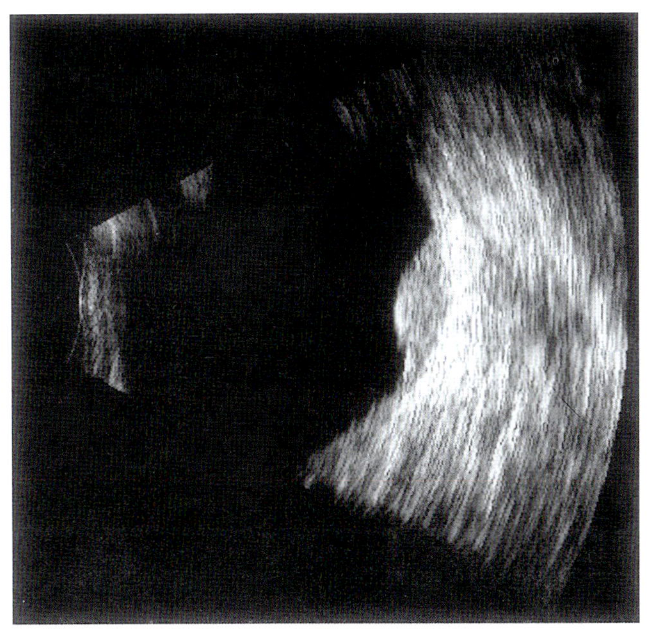

图3.97 10MHzB型超声示黑色素瘤呈圆顶状，邻近处小片视网膜脱离。

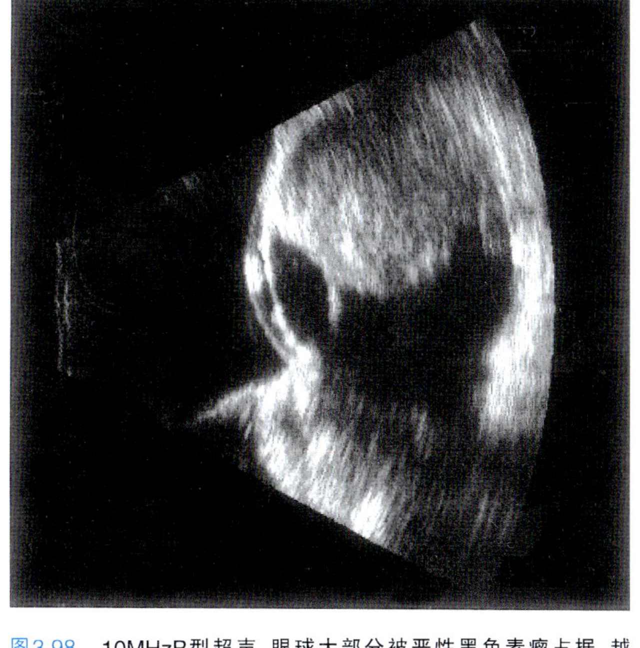

图3.98 10MHzB型超声，眼球大部分被恶性黑色素瘤占据，越向后肿瘤内声衰减越明显，A型超声显示更佳。

最常见的形态是隆起的圆顶状(图3.97和3.98)。肿瘤破坏玻璃膜后，一般呈息肉状或领扣样进入视网膜下间隙，突入玻璃体。在声束通过肿瘤蒂部时，呈蘑菇样外观(图3.99和3.100)。然而，当扫描平面未横穿肿瘤蒂部时，此种类型可似孤立于玻璃体内的肿瘤。这种情况需要进一步连续扫描以探察肿瘤与脉络膜相连的蒂。

据我们临床所见，所有转移性肿瘤都呈隆起状或扁平(图3.101)，无领扣状。但也曾出现领扣状腺癌的报道[137]。大体来说，转移性肿瘤比恶性黑色素瘤的形状要低(即高度/基底宽度的比例小)。脉络膜血管瘤和机化的视网膜下出血通常为扁平或低隆起。以上四种病变都可呈单一土丘样隆起，很容易混淆，除非厚度超过1.5mm，进行组织定型，确诊通常需要反复A型超声检查。

3维超声和体积

肿瘤测量，长期以来都以高度和基底或弦测量作为指标，然而，以体积作为测量指标可更加清楚地显示肿瘤的生长情况或治疗后的消退情况[138]。最近研制的新设备使这些测量简易可行。由于体积测量的是立方体，在体积精确度提高的同时，误差百分比也增高了。

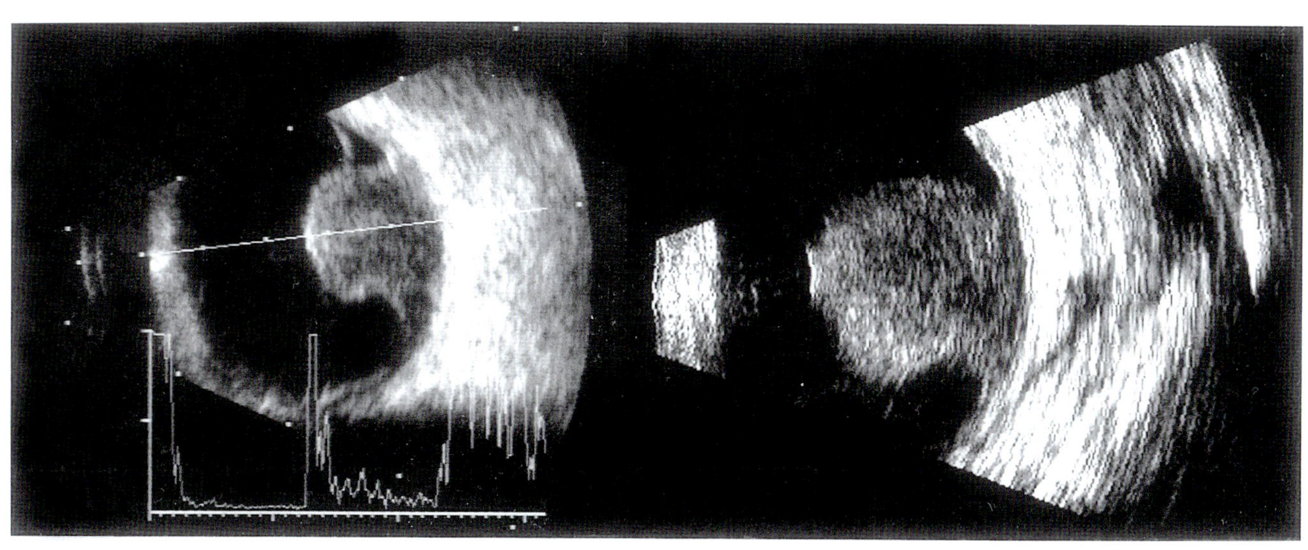

图3.99 B超示体积较大的“领扣”状黑色素瘤，可见头部与基底部回声强度明显不同(图3.102示三维图)。

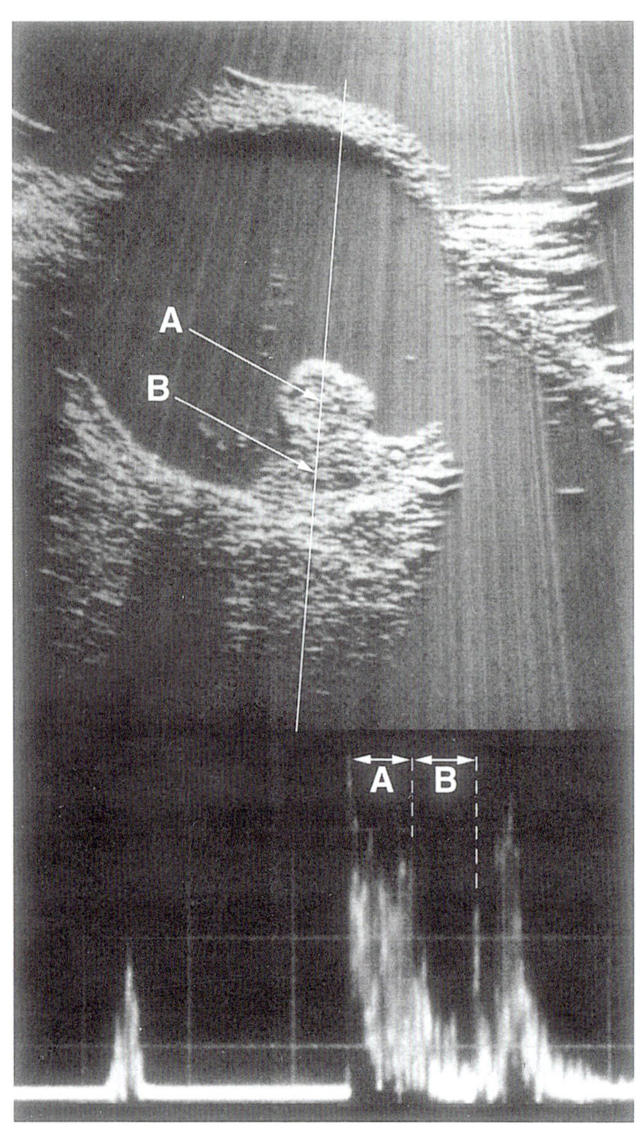

图3.100 水浴式A、B型超声示“领扣”状黑色素瘤，头部呈高振幅回声(A)，基底部呈低振幅回声(B)。

我们通常认为，超过基点体积10%即表明该肿瘤在明显生长(图3.102)。

位置

肿瘤定位有助于鉴别诊断，血管瘤好发于后极，尤其是靠近视神经乳头的部位；转移性肿瘤好发于后极；恶性黑色素瘤好发于脉络膜的任何部位。

肿瘤定位应参照眼内正常结构(图3.103)。这是因为，肿瘤与视神经的距离是影响预后的重要因素，而且在放置球壁附贴器进行放疗时，也需要测量肿瘤与晶状体或睫状体之间的距离。

扩散

超声可发现术前黑色素瘤亚临床眶内蔓延，见图3.104(参见DVD)。经病理学证实，超声可正确判断视神经有无受累。大体来说，潜在的巩膜外蔓延灶，超声检查不可靠，必须结合其他影像检查及临床表现。不过大范围眶内蔓延易被超声发现，如眼内扁平状脉络膜黑色素瘤，如图3.105。

体积变化

不同时间间隔随诊中，观察肿瘤不断增长还是消退很有价值(图3.106)。但是，重复扫描不可能做到每个扫描面都与上次相同。为了减轻测量误差，可以在保持玻璃体视网膜界面回声最大振幅的情况下，测量肿瘤的最大高度并以此作为评价指标。超声还用于观察肿瘤对局部放疗(I-125附贴器)(图3.107)、质子束照射及经瞳孔温热疗法(TTT)[139](图3.108)的反应。在眼内出血等屈光介质混浊的情况下，B型超声还有助于了解眼内血管瘤光凝术后的消退情况。

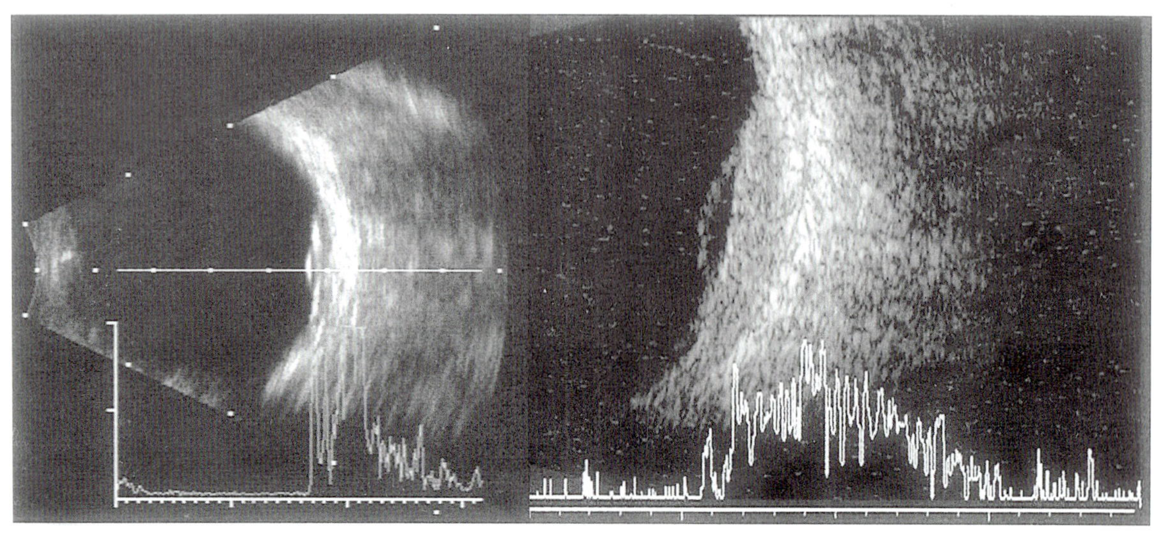

图3.101 10MHz(左)和20MHz(右)A、B型超声示转移癌呈扁平状，中强回声。

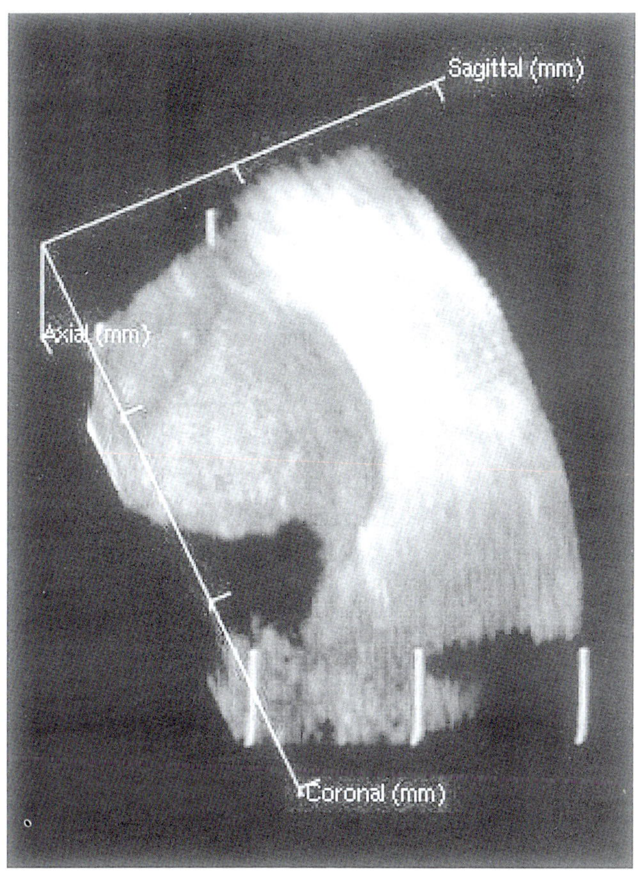

图3.102 典型的黑色素瘤三维成像，横切面二维成像见图3.99。

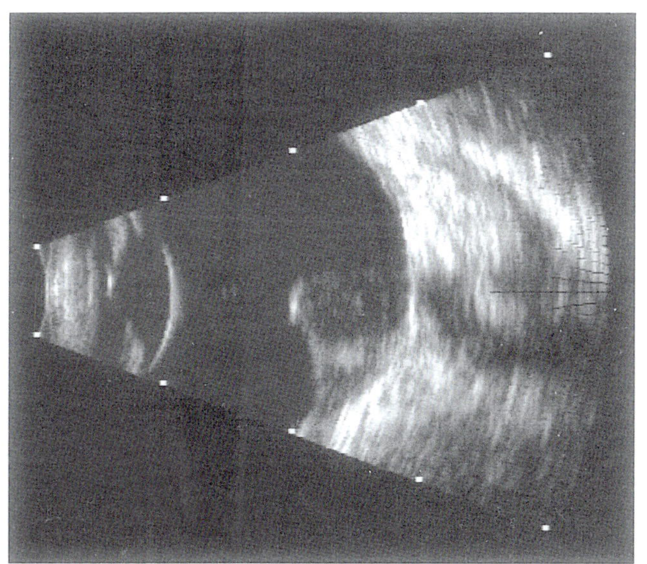

图3.103 肿瘤靠近视神经，引起视神经暗区增粗。玻璃体出血使肿瘤轮廓模糊，常规的10MHz超声很难将黑色素细胞瘤与视神经周围黑色素瘤区分开来。

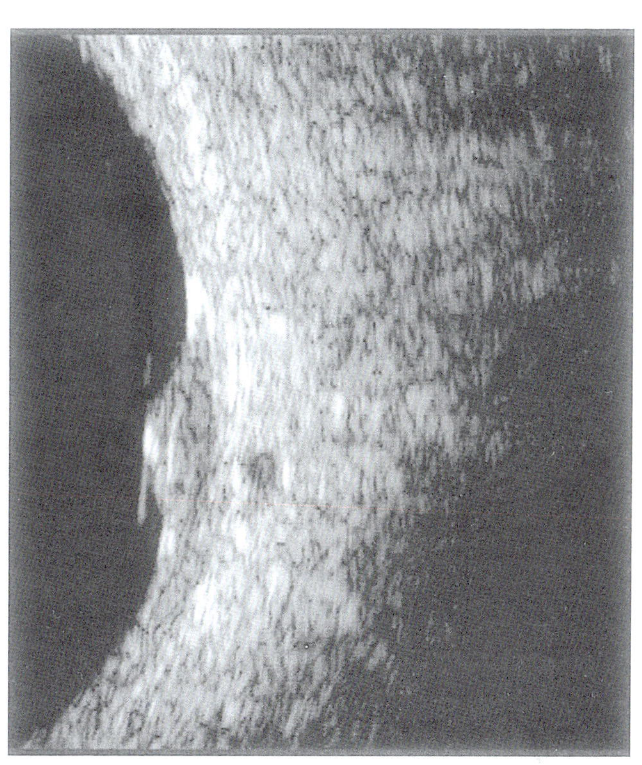

图3.104 20MHz超声示小黑色素瘤。肿瘤前有视网膜下液，肿瘤后有透声区，提示可能有眼眶蔓延（参见DVD）。

转移癌通常比恶性黑色素瘤生长迅速，但是由于优先施行其他的治疗方法，临床很少能对此类患者进行眼科超声方面的随访观察。

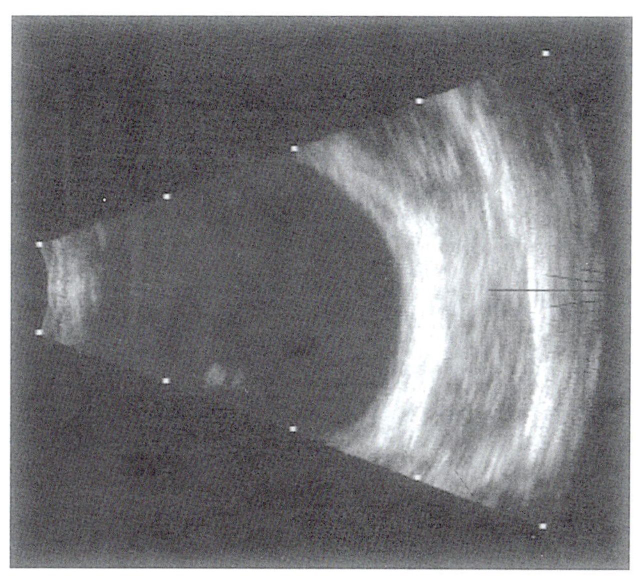

图3.105 眼内黑色素瘤形状扁平，其后为眼眶透声区，提示广泛转移。

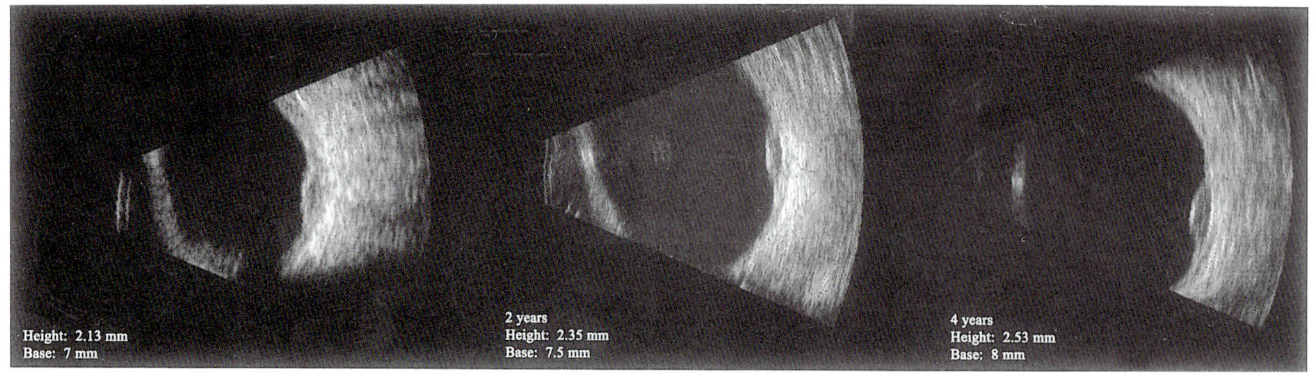

图3.106 连续几年随访眼内小黑色素瘤的生长情况。

超声图像

眼部肿瘤的超声图像应包括肿瘤边界面的回声高度(反射系数)、肿瘤内部声衰减(吸收系数或衰减坡度)、肿瘤内部界面的回声振幅与间距（内部组织结构)，以及随着换能器频率改变肿瘤吸收及结构变化。这些声学参数相互关联，如同形态特征，我们接下来将逐一进行探讨。

边界性质

声束穿过不同组织，在组织界面发生反射，回声振幅高度取决于界面两侧声阻抗差异。当声束遇到声速或密度明显不同的界面时，阻抗差大导致高振幅回声。如液体-组织或晶体-玻璃体等组织差别大的界面，都会产生高振幅回声。

A型超声检查，当声束与脉络膜黑色素瘤前界垂直时产生高振幅回声。检查时应调整探头方向以获得最大的界面回声，从而获得正确的内部组织回声，在下一节衰减系数中将对此详细讨论。恶性黑色素瘤、转移癌、血管瘤和视网膜下出血的前界呈高振幅回声，皆为玻璃体视网膜界面反射(图3.109)，性质相似，无鉴别意义。但是，根据边界性质区分肿瘤与玻璃体内出血并不困难，后者呈低振幅回声，轮廓不规则，与前者明显不同。

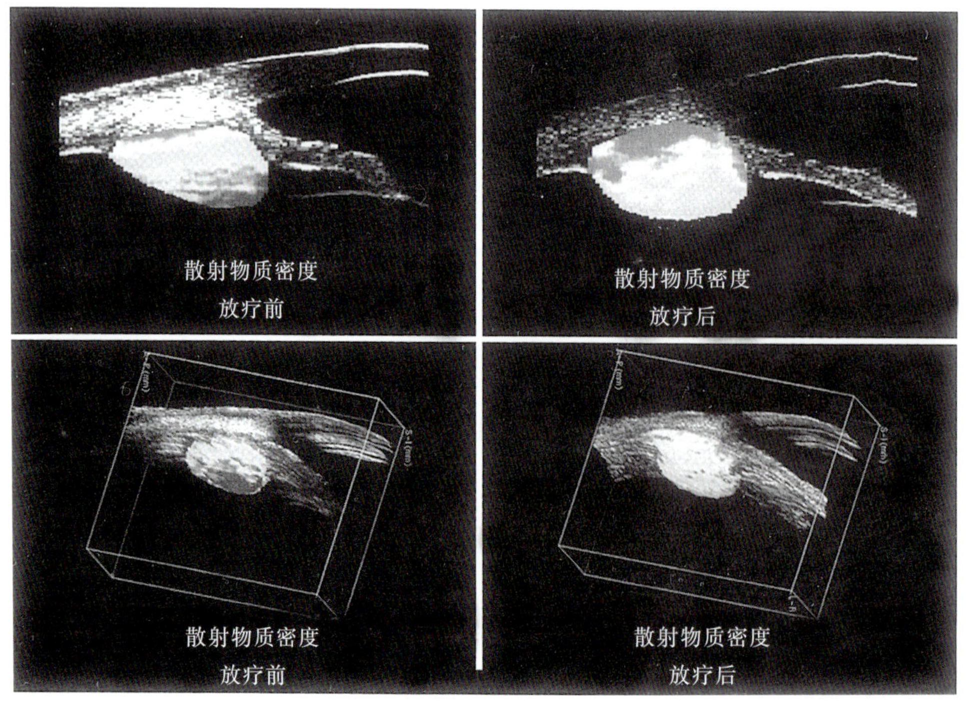

图3.107 采用参数图像显色法观察睫状体肿瘤的放疗效果。肿瘤大小未明显消退，但散射成分在增加(见彩图)。

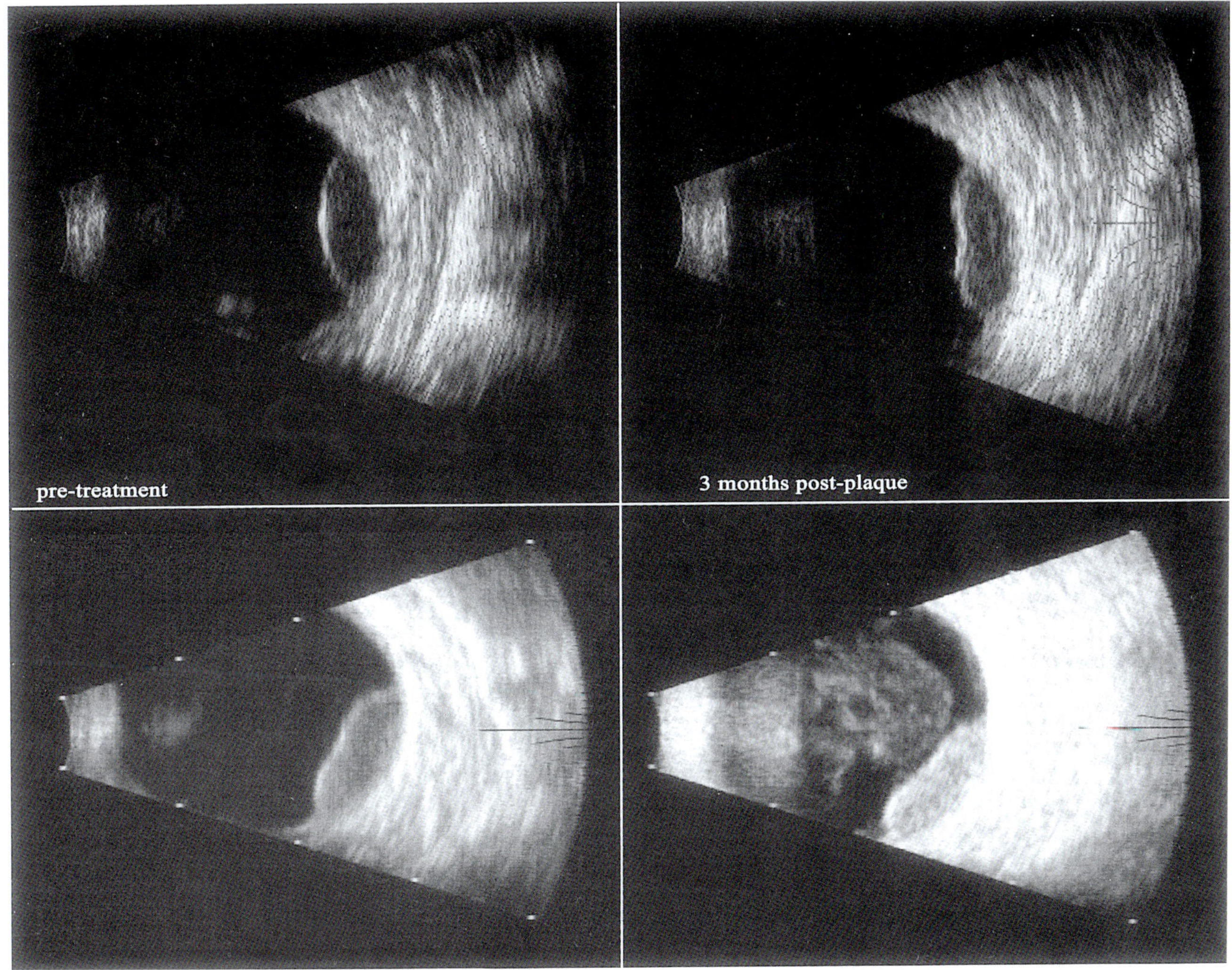

图3.108 上:质子束治疗前后黑色素瘤的形状变化。下:肿瘤治疗后的宽带(左)和窄带(右)成像比较,后者可见玻璃体内出血。

衰减系数

衰减系数是声束穿过组织时能量的丧失率。组织吸收声能使返回到探头的回声振幅或强度减低。声能吸收取决于组织的黏弹性,声衰减的90%以上都是声能吸收造成的,另外还有反射和散射。非均质组织对声束的吸收和散射导致始波之后振幅逐渐下降(衰减坡度),不同类型的组织具有不同的衰减坡度。在成分较单一的肿瘤中,衰减坡度近似于一条连接肿瘤内波峰顶的直线。成分复杂的肿瘤,其血管及不同类型的组织形成多个内反射界面,很难用一条直线代表衰减坡度。

Ossoinig[10]将衰减坡度命名为kappa角,为波峰连线(即衰减)和水平基线形成的夹角。实际上,衰减坡度呈指数曲线,只有进行对数放大后才会直线化。Ossoinig采用的放大器接近于对数放大(S形曲线放大)使衰减坡度在某种程度上呈直线。采用线性放大器,衰减坡度呈指数曲线(见第2章)。用射频可很好地认出这一曲线,这是应用射频和视频A型超声信号的原因之一。另外,射频信号还有如下优点:(a)经电子处理最少,失真度小,结果更真实可靠;(b)观察组织结构优于视频;(c)单纯的射频信号经数字图像处理效果更佳。

然而,Coleman[36]和Ossoinig[127]等人强调指出,衰减坡度在鉴别肿瘤类型方面起到了重要作用。恶性黑色素瘤在前界高振幅回声之后振幅陡然下降(或“Kappa”角),接近巩膜时基本达基线(图3.110和3.111;参见DVD)。血管瘤的衰减坡度相对缓和均一,没有恶性黑色素瘤那样的末端低振幅(图3.112和3.113)。我们的仪器检测血管瘤回声的平均振幅约为巩膜的70%,而Ossoinig设备[127]的检测结果为正常巩膜的95%~100%。

转移癌的衰减坡度类似血管瘤,衰减坡度较平坦,但肿瘤内振幅较低,常为巩膜高度的一半(图3.114;参见DVD)。视网膜下出血内反射更低,通常为巩膜高度

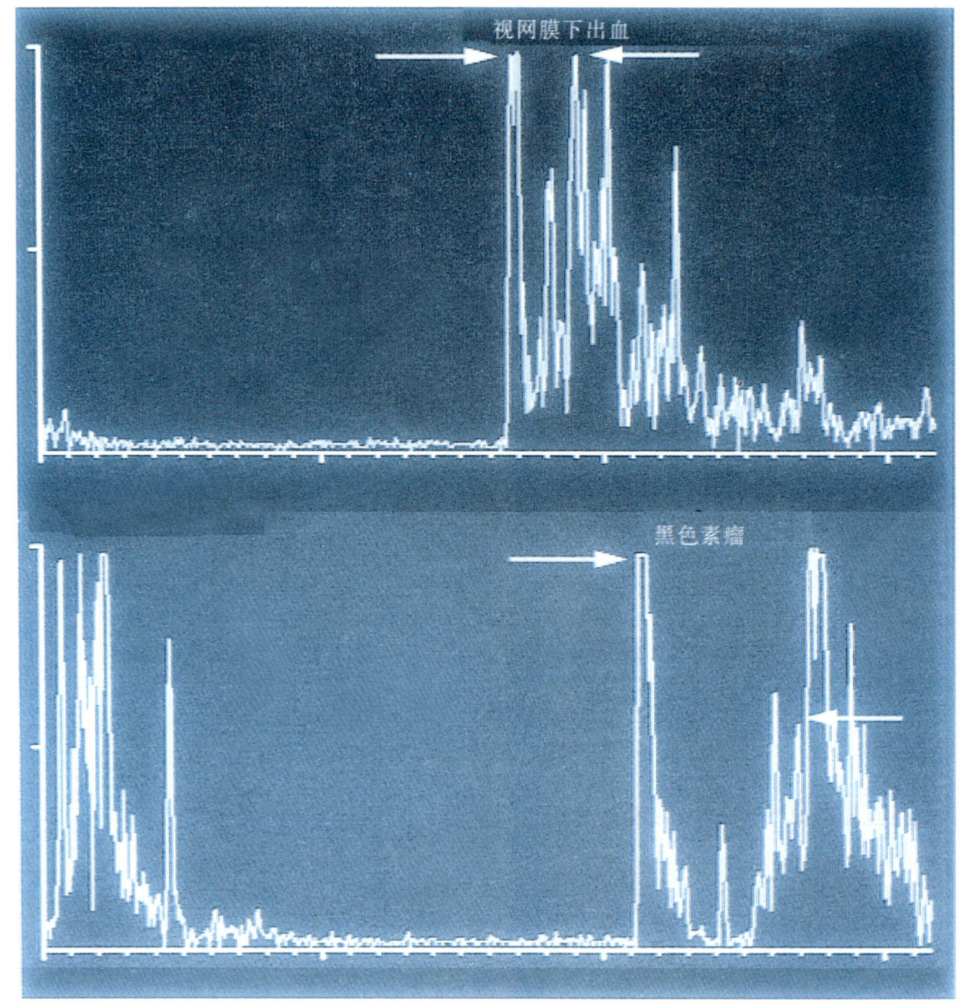

图3.109 A型超声将探头调至合适方向以获得最强的边界回声，可显示黑色素瘤内的组织回声的特征。图示黑色素瘤典型的声衰减变化，与视网膜下出血明显不同。

的10%~20%（图3.115；参见DVD）。将巩膜作为对比衡量脉络膜肿瘤内反射的参考，主要是因为巩膜位于肿瘤后方，且声能已被肿瘤吸收。巩膜回声已减去肿瘤前部分的声衰减，保留了肿瘤和巩膜对超声吸收的差别。

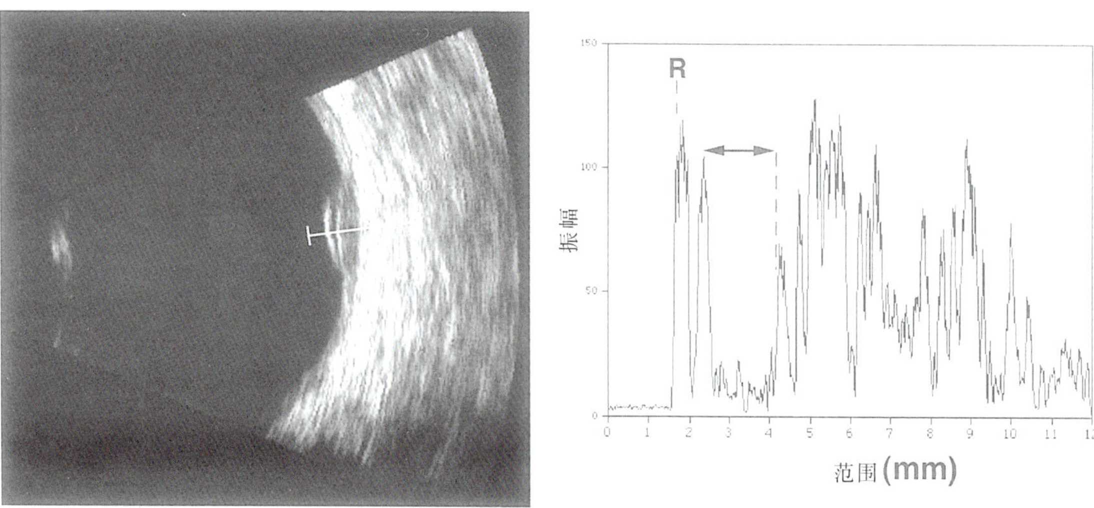

图3.110 左：小圆顶形恶性黑色素瘤B型超声，肿瘤前方浆液性视网膜脱离。右：高分辨率A型超声示典型低振幅内回声。

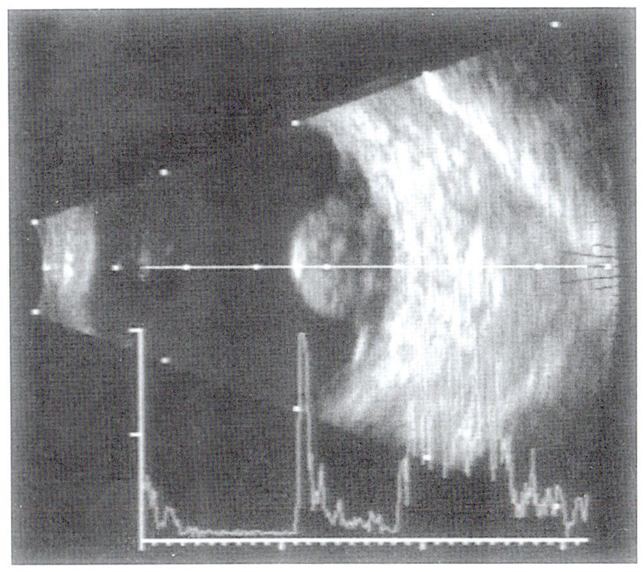

图3.111 A、B型超声联合扫描黑色素瘤，肿瘤示典型的声衰减。

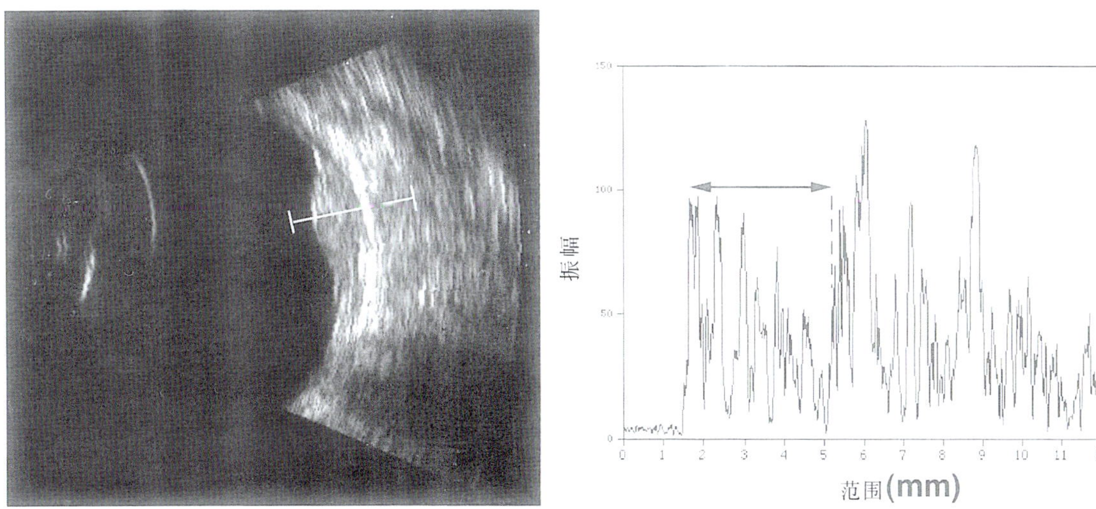

图3.112 左:B超示脉络膜血管瘤，呈典型圆顶状，内回声强。右:高分辨率A型超声，肿瘤内持续性高振幅回声，振幅高于眶脂肪水平。水平箭头示肿瘤位置。

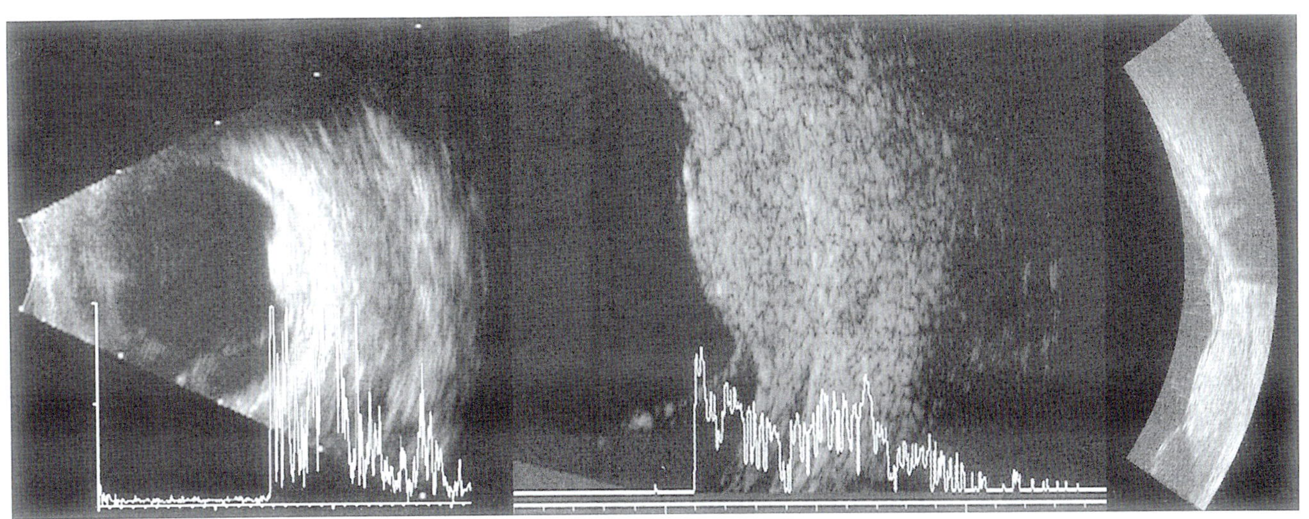

图3.113 A、B型超声联合扫描血管瘤，左为10MHz、中为20MHz、右为22MHz。血管瘤示典型声衰减。

内部组织结构

前界波峰之后为肿瘤内回声，根据内回声的高度和间隔可以判断组织结构的特点。内回声是由于组织结构不均一造成的，比如血管或液体池。总体来说，这些界面相对较小，作为散射面并不会造成明显的声能吸收，但它们的存在和部位有助于肿瘤之间的鉴别。

黑色素瘤，位于衰减坡度之上的不连续高振幅回声通常是由瘤内大血管产生的(图3.116，参见DVD动态扫描)。其振幅和位置可随时间变化。Ossoinig[11]称这种变化为“自发运动”。除此之外，恶性黑色素瘤的射频回声可呈丛集状，结构较粗糙，回声间隔宽窄不一。大体来说，视网膜下出血，呈外形精细的密集回声；转移癌为外形粗糙的回声。

频率变化

之前在讨论内部组织超声特点的时候，其前提条件是使用特定的单一频率的换能器。当频率发生变化时(换另一个频率不同的换能器)，每个内部组织结构性质(即回声振幅、回声间隔及声能吸收)都可以发生变化。我们已经发现10MHz与20MHz的肿瘤声学图像之间存在这样的变化(图3.117)。这种变化有利于将黑色素瘤与转移癌、血管瘤和视网膜下出血机化鉴别开来。黑色素瘤，高频A型超声示回声振幅急剧下降达基线(B型超声呈加速衰减)。转移癌通常在任何频率都呈实性表现(即A型超声保持内回声)。血管瘤超声表现随体积变化，通常任何频率都为实性表现。机化视网膜下出血通常在任何频率都保持无回声。脉络膜恶性肿瘤不同细胞学类型，其频率相关性变化也不同，混合细胞或上皮性肿瘤不同于梭形细胞肿瘤，前者通常随着频率升高呈弱回声[140]。组织回声频谱技术之所以会为组织鉴定提供更大潜力，部分归因于这种频率的差异性。随着技术设备的提高和经验的累积，作为扩充肿瘤声学特征的一种方法，有关频率–组织关系的知识也应该得到进一步发展。

分析性数学模式和参数图像

组织特性

B型超声检查中，代表组织结构的反射回声可用灰阶表示振幅大小，但分析性数学模式从能量频谱分析不同频率回声，也就是说，单频探头的频率并不能完整地反映出组织频率的范围。有关能量谱的分析在第2章作为技术背景讨论过。

临床上，肿瘤或组织的射频数据，经过数字重建形成参数图像并以B型超声像素代表扩散直径或扩散浓度。利用这一技术，我们可对肿瘤或组织内的各部分结构进行比较，以确定肿瘤微观结构的异形性，后者与肿瘤致死率等有关。观察肿瘤微观结构的变化最有参考价值的两个参数是扩散浓度和扩散密度(图3.118)。图3.119示黑色素瘤扫描，利用伪彩色显示扩散大小和浓度。

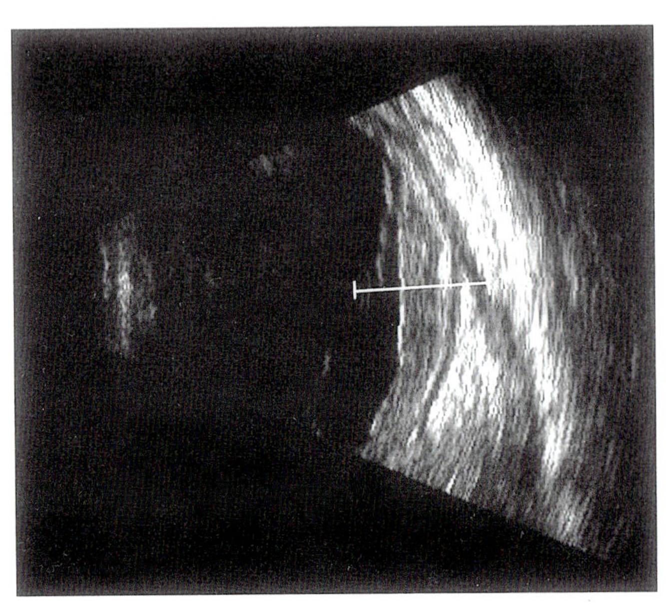

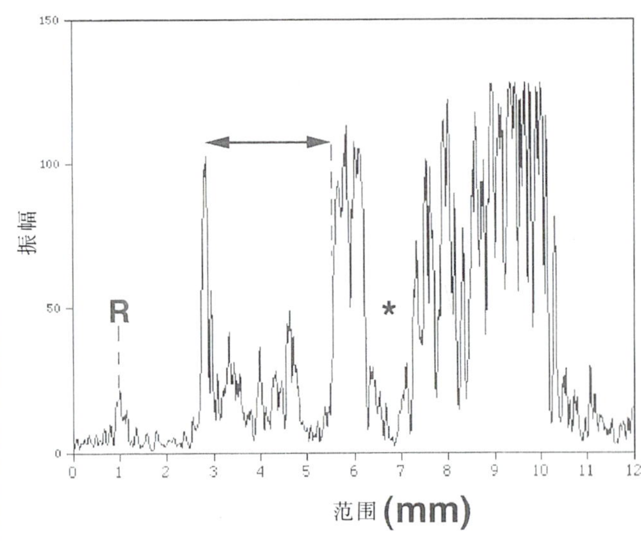

图3.114 左：B型超声示转移癌(肺源性)，扁平形，表面视网膜脱离。注意眼球筋膜囊间隙变宽，眼眶受累。右：高分辨率A型超声，肿瘤中等强度内回声，声衰减影响不大(参见DVD)。

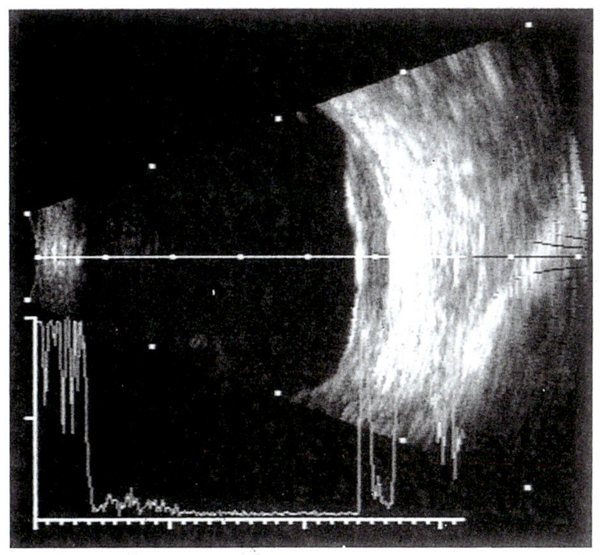

图3.115 视网膜下出血，A型超声显示出血呈低振幅回声(参见DVD)。

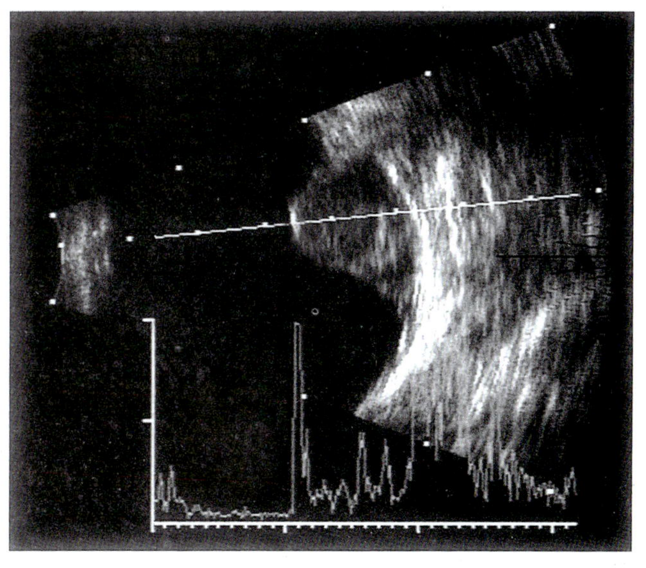

图3.116 超声示黑色素瘤内回声不均质，提示肿瘤内有组织间隔或血管等成分(参见DVD)。

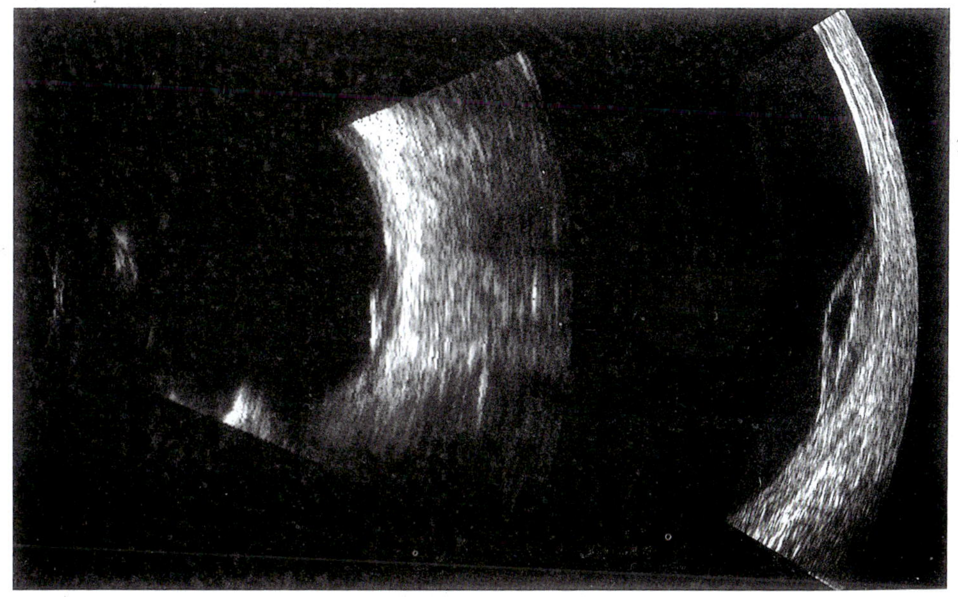

图3.117 10MHz和20MHzB型超声示小黑色素瘤。20MHz高分辨率可更准确地测量肿瘤及后部球壁的厚度。射频重建分辨率更佳，见图3.125。

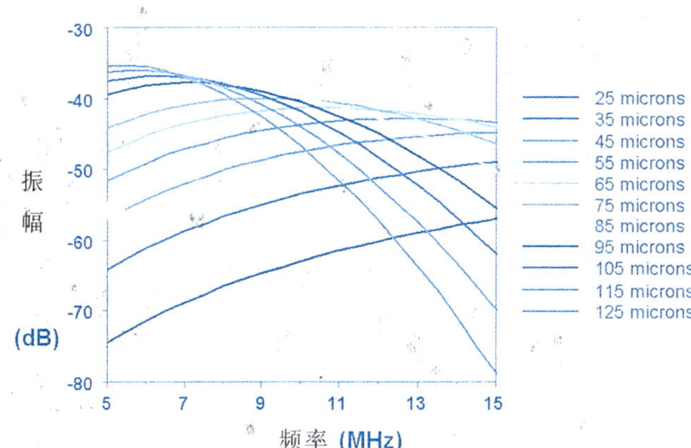

图3.118 不同频率超声测量声学散射体大小图。比较被检组织对不同频率的反应，可以得到散射体大小、浓度和密度(见第2章)(见彩图)。

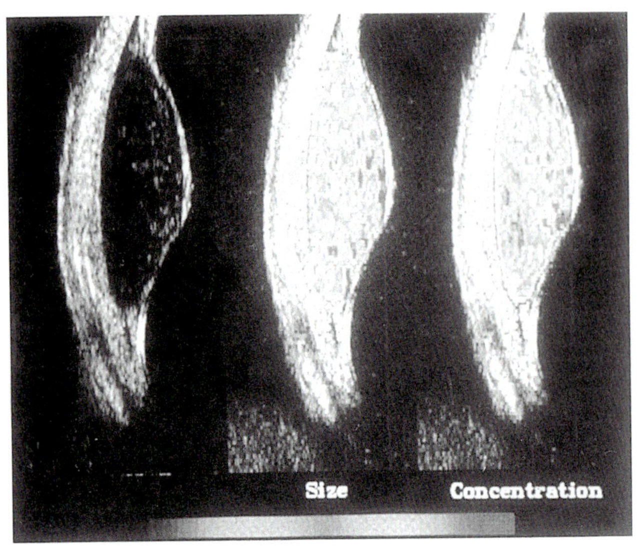

图3.119 左图示黑色素瘤灰阶，中图及右图分别示能量谱处理后的散射直径和浓度(见彩图)。

参数图像或组织特征对鉴定组织和肿瘤次级分类或分层非常有帮助[141]。

我们与爱荷华州大学(Boldt和Weingeist)及伊利诺州芝加哥大学(Folberg，Chen和Vangveeravong)合作研究了117例眼部黑色素瘤。患者在摘除眼球前由爱荷华州对患眼进行扫描并收集射频数字化资料。摘除后的眼球由伊利诺州芝加哥大学的Folberg博士及其研究小组根据血管外基质的组织学表现进行高危评估。威尔科内尔超声实验室的Silverman和Rondeau采用Lizzi和Coleman先前所描述的技术各自进行超声分析（图3.120），结果显示这种非侵袭性技术在鉴别高危黑色素瘤方面有80.1%交叉验证的正确分类[56]。

利用分析性数学模型技术对患者进行分类，有助于分期治疗并对相应的治疗模式进行监测。

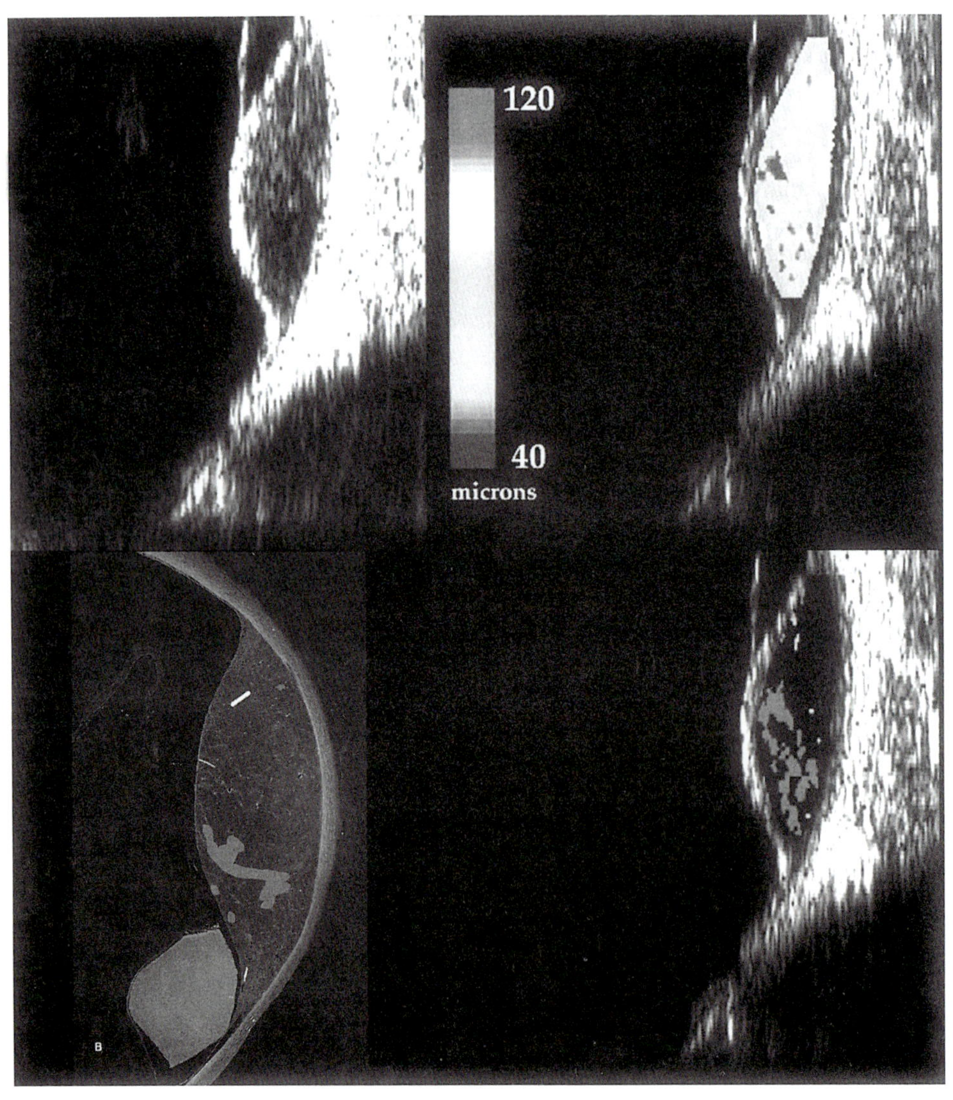

图3.120 对比黑色素瘤的组织学(左下)与超声图(左上)。组织学示黑色素瘤的血管外基质(EVM)。右侧两幅扫描图示与血管外基质(EVM)有关的扩散。右下图，血管外基质扩散提示为“高危”黑色素瘤(见彩图)。

组织特征有助于认识组织的亚群，如脉络膜和睫状肌，对于睫状肌的鉴别有助于研究药物的生理效应和治疗效果，如肿瘤的放疗。

小黑色素瘤和痣

目前，很小的黑色素瘤的诊断及可行性治疗备受关注和争议。虽然痣和视网膜黑色素上皮细胞先天性肥大(CHRPE)通常被认为是良性病变，但是，痣与小黑色素瘤在临床上并没有多大差别。而静止的小黑色素瘤和潜在高危黑色素瘤的差别可以不大，也可很大。

常规10MHz超声示痣、小黑色素瘤及高危黑色素瘤往往都呈强回声，厚度又太薄，常规A型超声鉴别困难。比较好的鉴别方法就是采用高频扫描，特别是结合参数图像分析模式检查，是更好鉴别三种病变的方法。很多文章探讨静止黑色素瘤和高危黑色素瘤的临床区别，其中以Shields等人的[143-146]文章最为详尽。高危黑色素瘤临床表现为橘黄色(脂褐素)和视网膜下液，高频超声可量化增强这些表现。图3.121所示的临床和超声特征有助于三者的鉴别。超声鉴别有赖于以下三种量化特征，即脉络膜替代、肿瘤下或肿瘤内"液"和精确的生长测量。

有关痣和肿瘤的组织学差异见图3.122。超声示黑色素呈高反射，用超声容易发现，无液体聚积，脉络膜正常。静止的黑色素瘤声学检查是均质的，无液体聚积，似乎也不存在脉络膜替代。据我们的经验，高危黑色素瘤可有如下表现：

1. Shields和Shields[147-148]强调脂褐素、视网膜下液和玻璃疣
2. 脉络膜替代
3. 视网膜下液或肿瘤内液
4. 3~6个月内厚度至少增加0.1mm

以上特征见图3.123~3.125，图3.126为临床治疗方案。

数学分析法辨别脉络膜层及其替代物如前年龄相关性黄斑变性一节所述。

肿瘤的多普勒和血流动力学特征

Ossoinig[12]强调使用A型扫描探头作为"触及"肿瘤的一种方法来激发其声学性质的改变，从而观察肿瘤的可压缩性。这一试验在眼眶比在眼球更为有用，特别是对囊性肿瘤。在眼部检查中使用这一技术，可使探测到的血管回声增强。

彩色血流多普勒可显示较大肿瘤的血管状态，而且不只限于肿瘤，在脉络膜和眼眶也适用[149]。

声学特征(B型扫描检查)

当A型超声肿瘤声学特征的全貌转化为B型超声时，可显示出组织结构的不同。声学静区(无回声区或

良性痣	小黑色素瘤	
	静止的(可疑)	潜在恶性
	临床：	临床：
小(＜1.5mm)	小(＜3mm)	小(＜3mm)
边界清楚	边界不规则	边界不规则
扁平	玻璃疣 ±	玻璃疣 ±
玻璃疣 ±	生长－静止到缓慢生长	脂褐素
静止		视网膜下液
		生长－慢到快
	超声：	超声：
黑色素呈高反射	脉络膜替代 ±	脉络膜替代 +
不累及脉络膜		

图3.121 所示的临床和超声征有助于痣与静止黑色素瘤及高危黑色素瘤的鉴别。

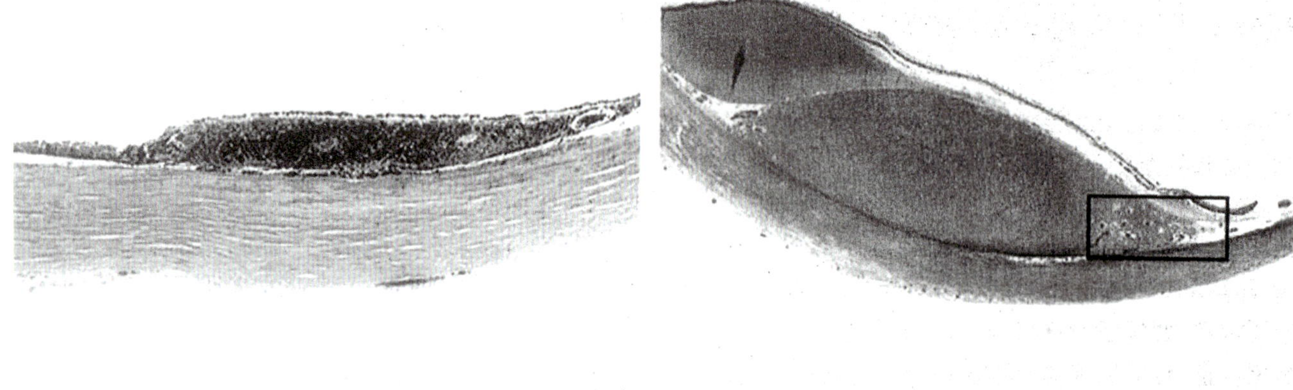

图3.122 痣的组织学标本，黑色素高度聚集，血管结构比较均一。与小黑色素瘤相比较，后者结构更加均匀一致，常伴视网膜下液，血管密集（方眶内）（由Robert Folberg，MD提供）（见彩图）。

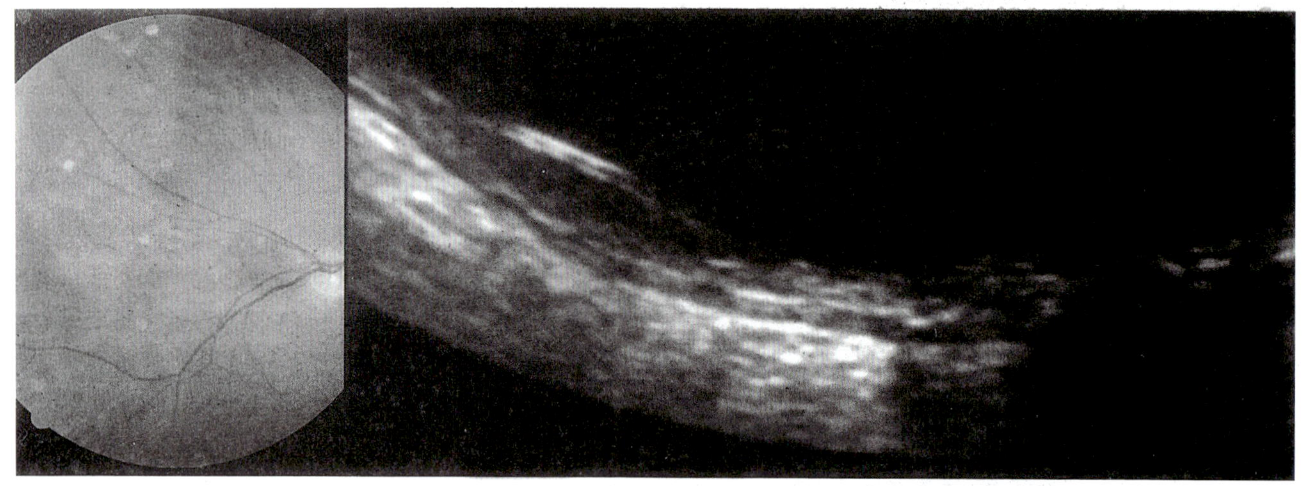

图3.123 患者同时患有痣和可疑黑色素瘤，前者靠近视神经，后者位于中间部。20MHzB型超声结合参数图像组织染色显示脉络膜，注意痣和黑色素瘤的后面（见彩图）。

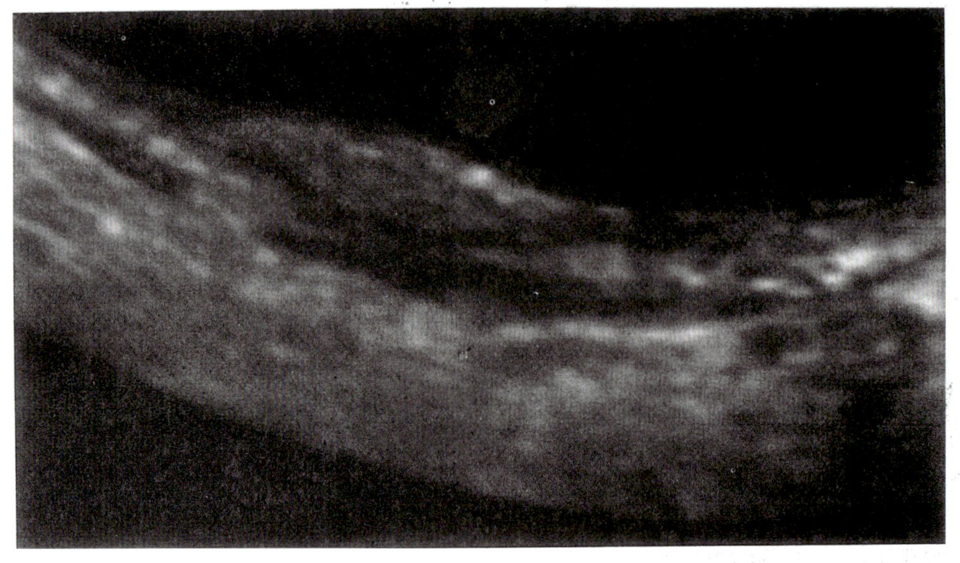

图3.124 该患者也有可疑的黑色素瘤，尽管该病例脉络膜已被替代。与高危性小黑色素瘤不同，没有液体或生长的迹象（见彩图）。

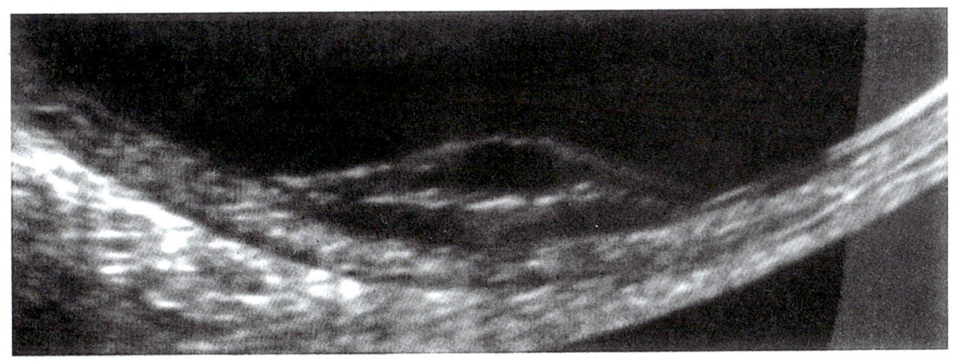

图3.125 该患者患有我们认为的高危性黑色素瘤，临床和超声征象均存在，包括：视网膜下液，脉络膜替代。这类病变短期内即生长。

称透声区）现象，即脉络膜凹陷和声影是B型超声肿瘤鉴别的主要特征。

声学"静区"

恶性黑色素瘤在B型超声上显示为强回声体突入无回声的玻璃体腔。组织学上，恶性黑色素瘤细胞分布均匀一致，伴不同程度的血管化。随着肿瘤组织血管化程度增加，其内部出现许多声学界面，更多的回声被反射，因此肿瘤呈现为强回声。这种含血管较多的葡萄膜黑色素瘤的强反射在换能器频率为5，10，15和20MHz时比较明显。息肉状黑色素瘤突入玻璃体腔内的部分，其声学特征表现为实体性，而其基底部或颈部则相对无回声。在那些相对无血管的黑色素瘤（大多数为凸起形），肿瘤的细胞均匀一致，内部缺乏明显的声学界面，因此肿瘤内出现声学"静区"或低回声区（图3.127）。这种现象在B型超声比较突出，而A型超声回声呈中等到低回声的递减状。如果肿瘤内有液化腔，A型超声显示为初始回声后缺乏回声（正如在视网膜脱离所见）。应用15或20MHz的换能器频率检查时，这种在相对无血管的黑色素瘤内的静区或低回声区比较显著。在5和10MHz时，肿瘤总是可以显示出回声。

脉络膜凹陷

当黑色素瘤累及或完全替代了脉络膜时，可见显著的脉络膜凹陷现象。肿瘤替代的周围脉络膜区域显示出盘状或碗状的、边缘光滑的凹陷。应注意的是活体

较小的黑色素瘤的治疗：

1.鉴别：

痣　　　　小黑色素瘤

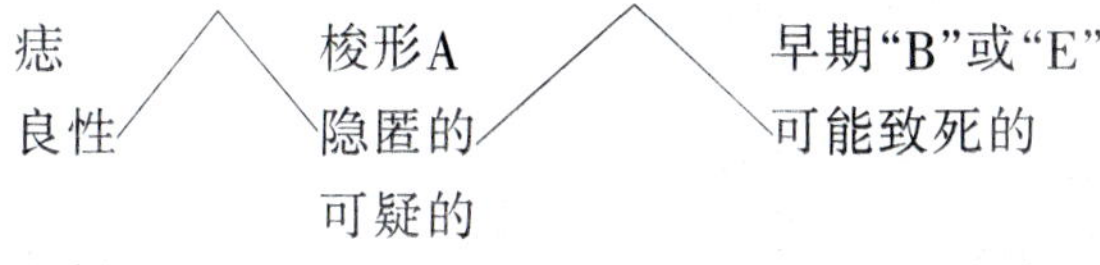

痣　　　梭形A　　　早期"B"或"E"
良性　　隐匿的　　　可能致死的
　　　　可疑的

2.观察：

要求随访

1年　　　6个月　　　3~4个月

3.治疗：

生长　　　　可能治疗
液体
脉络膜替代

图3.126 图示概括了可疑的和高危的小黑色素瘤的临床和超声学表现以及临床治疗。

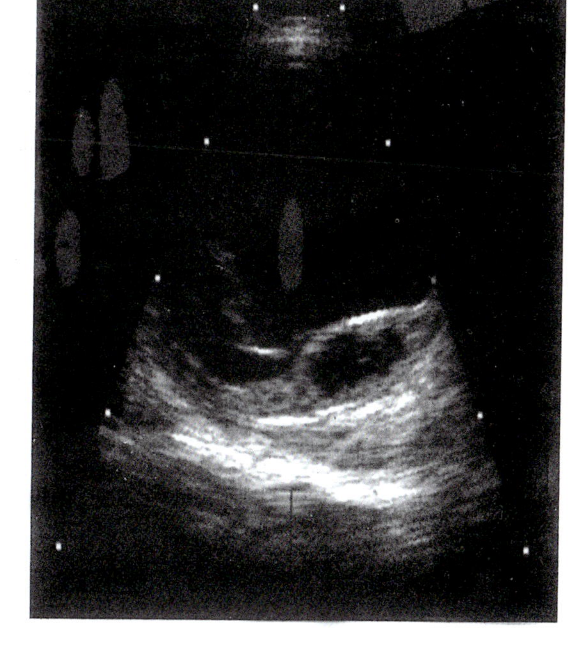

图3.127 均匀一致性的黑色素瘤在10MHzB型超声显示为肿瘤中央部分回声非常低或缺乏回声。

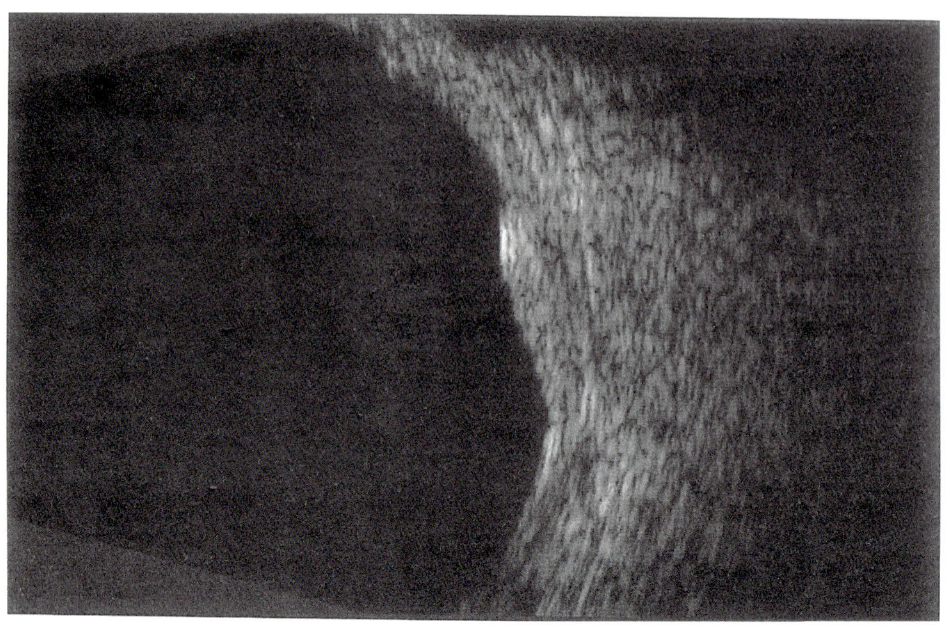

图3.128 一个小黑色素瘤在Quantel 20MHzB型超声仪显示为典型的脉络膜替代。如前所述，使用组织染色此特征更为显著。一般来说，在肿瘤后的眼球壁可见舟状凹陷，即相对于正常的脉络膜的凹状更显凹陷。

眼脉络膜是血管非常丰富的组织，其厚度可达500 μm，在后极部更厚(图3.128)。尽管并不是所有的黑色素瘤都表现出脉络膜凹陷，但在恶性黑色素瘤此征最为常见。

文献报道了一组110例眼内肿瘤脉络膜凹陷的发生率[130]，所有的转移癌和血管瘤均无脉络膜凹陷，而仅见于恶性黑色素瘤。在89例恶性黑色素瘤中，42%出现此征，而58%则缺乏此征。位于赤道部前的黑色素瘤均无脉络膜凹陷。然而，Fuller等[150]报道，在其病例中，脉络膜凹陷可见于转移癌。转移癌和某些黑色素瘤在组织学上的相似性可能导致我们认为它们具有相似之处。以我们的经验，视网膜下出血和盘状黄斑变性没有表现出脉络膜凹陷。

高频率扫描时，利用可以鉴别巩膜和脉络膜的“midband fit”扫描(如前所述)可以测量脉络膜，甚至可以测量很小的痣/黑色素瘤。几乎所有的痣都位于残存的脉络膜上，而小的黑色素瘤则替代了脉络膜。

衰减性缺失或“声影”

声被一种组织肿物衰减可引起声衰减性缺失或在肿物后的结构中出现声影。有时一个实体性肿物引起的声衰减非常显著以至于其后的球后脂肪较眼眶其他部分脂肪回声微弱，或声束不能穿透肿瘤后的眼眶部分，呈低回声(图3.129)。如果肿物具有良好的声穿透性，这种吸收性缺失不会发生。很明显，用我们的方法，黑色素瘤和转移瘤所导致的声影没有明显的变异，血管瘤很少表现出声影，可能是由于其衰减较少。

相关的眼部改变

与眼内肿瘤有关的病理改变也可以被超声证实。星状玻璃体变性在检眼镜检查时很像肿瘤。玻璃体出血同时伴有脉络膜黑色素瘤非常少见，但可由超声确诊(图3.130)。继发于眼内黑色素瘤或转移癌的视网膜脱离在临床上非常重要(图3.131)。在黑色素瘤，视网膜和肿瘤前表面之间常有一液体层，B型超声上显示为泡状视网膜隆起，伴随一个陡峭的、较高振幅的波峰。浆液性视网膜脱离也可与脉络膜血管瘤有关。

与脉络膜肿瘤相似的疾病

视网膜病变

在视网膜脱离或视网膜分裂症，超声可以显示隆起的玻璃体视网膜界面回声。但由于视网膜下间隙无回声，因此，此种隆起与肿瘤很容易鉴别。盘状黄斑变性也显示玻璃体视网膜界面隆起。这些出血性病变在A型超声上显示出低振幅的内部回声，而在15和20MHz(或在10MHz减低增益)时呈无回声。

在视网膜脉络膜炎可见局部隆起的视网膜，但视

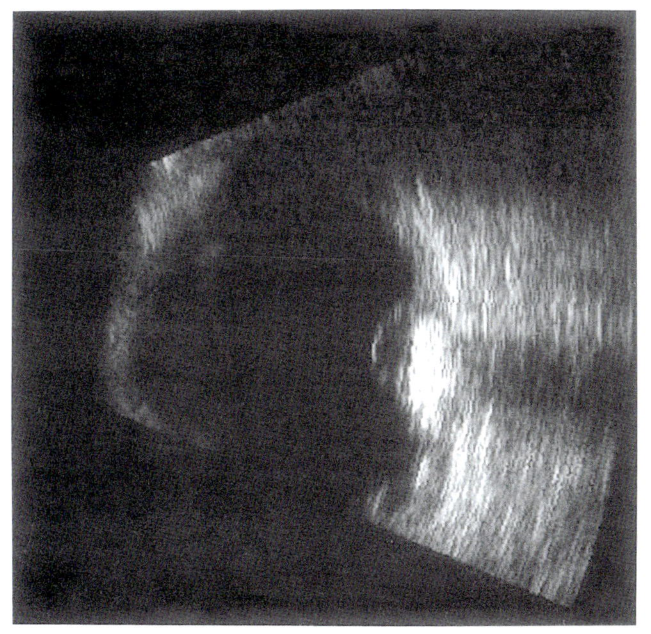

图3.129 已经治疗的视网膜母细胞瘤，具有明显的钙化，病变后形成声影。

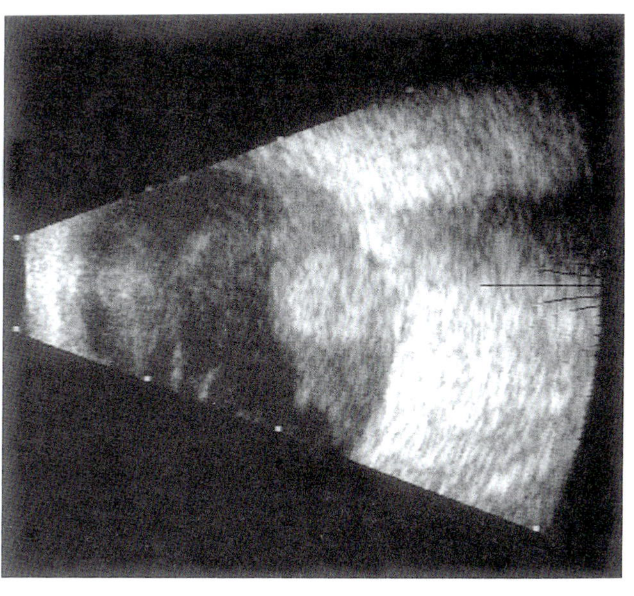

图3.130 眼部黑色素瘤周围伴有出血使临床观察不清，该患者经放射治疗后肿瘤消退，可用超声进行随访。

网膜下间隙是无回声的。检眼镜检查呈扁平的、高度色素性的视网膜色素上皮(RPE)病变(如CHRPE)，因隆起不明显，因此超声不易探查，但黑色素较高的反射性使其在光学或声学检查中均可见到。

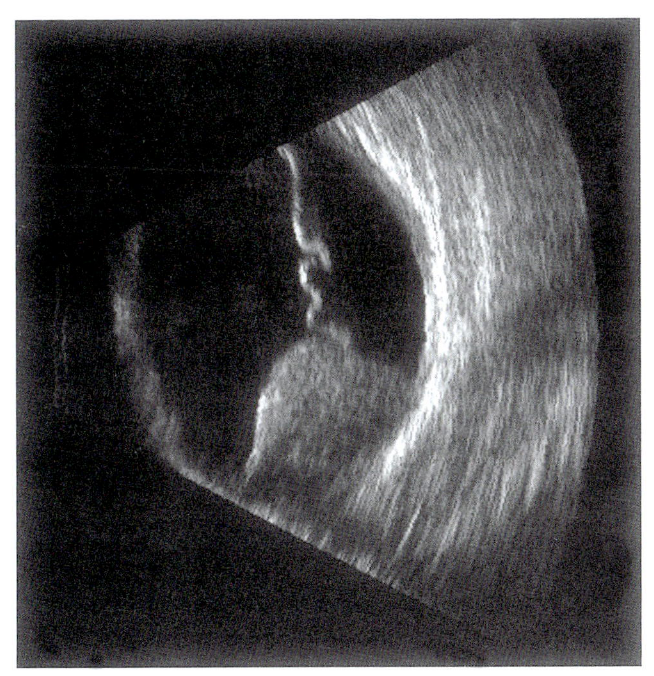

图3.131 此眼部黑色素瘤被脱离的视网膜遮蔽，诊断困难，用传统超声检查很容易发现肿瘤。

脉络膜病变

大多数良性脉络膜痣没有明显的隆起，因此在常规B型超声上不能被显示，但如前提到过的，可用高频显示脉络膜图像。脉络膜脱离在B型超声上典型地表现为与锯齿缘相连的凸形环状隆起，视网膜和巩膜之间为透声区。机化的脉络膜出血从声学上很难与肿瘤相鉴别，但内部回声振幅较低。脉络膜淋巴增生或淋巴瘤(图3.73)在超声上不能与“扁平状”黑色素瘤鉴别，但由于炎症组织较强的声吸收，可给予提示。因淋巴瘤回声稀少，且与炎性或转移性疾病相似，故很难诊断。在扫描时出现玻璃体回声光斑可为诊断提供线索，特别是有病史者应高度怀疑此病。

玻璃体病变

已机化的玻璃体出血可表现为回声团块，内部回声振幅通常低于黑色素瘤。后部玻璃体视网膜界面呈光滑的弯曲状且位于正常位置，有助于鉴别出血。反复超声检查对于鉴别位于致密的玻璃体出血下的肿瘤非常必要，这种情况在视网膜母细胞瘤比脉络膜肿瘤更为常见。机化性玻璃体出血与视网膜脱离的诊断并不困难。

超声鉴别诊断的可靠性和局限性

在我们实验室，超声诊断眼内肿瘤的可靠性已有报道，对于鉴别脉络膜新生物性病变与良性视网膜下出血、玻璃体出血和视网膜脱离可达96%以上[151]。Ossoing[11]应用他的方法得出了相似的数据。到目前为止，我们已经检查眼内肿瘤患者近10 000例，包括新生物性和良性疾病。不可能总是利用一种检查方法确定组织诊断，通常需要一系列检查来评估其变化以及重复检查。这里所描述的方法，即使在不能做出绝对鉴别时，也能够指导治疗过程，即对小的实体性肿瘤进行随访，而大的肿瘤进行转移性的检查。

除了前面讨论的辨别孤立性病变中存在的问题外，其他脉络膜肿瘤超声诊断的困难还包括肿瘤的大小和位置。

首先，非常小的病变不能被超声发现。一般来说，能导致视网膜隆起超过1mm以上的病变才能被超声探查到。当肿瘤可见，而且超声图像是在理想条件下进行的，0.5mm隆起度的肿瘤也可被揭示。更小的病变则不能被超声探及。这是一个含糊意义的问题，因为有一些观点认为，小的病变不应该立即治疗，而是在治疗前应该进行随访以证实病变生长。临床习惯于对小病变进行随访以观察其生长变化。

第二，充满玻璃体的大病变易与玻璃体出血混淆，包括有大块坏死的黑色素瘤及具有囊性变的髓上皮瘤。

最后的问题是应用接触性10MHz探头扫描时锯齿缘和扁平部位理想化B型超声的可视性。即使应用浸杯技术，与声束垂直的结构可以显示，而与声束平行的结构如锯齿缘处的眼球壁则不能显示。而且，肿瘤前面的结构将遮盖其部分轮廓。非常高频率探头扫描可以使这一区域更容易显示，因此是后面描述部位应选择的方法。

新的组织增强技术对于加强A和B型超声诊断是有用的[137]。

睫状体异常

睫状体肿瘤发生率比脉络膜肿瘤低，约占所有眼内黑色素瘤的10%[110]。由于睫状体肿瘤发生的部位不易被检查到，而且荧光素血管造影常常不能显示，因此临床诊断比较困难。该病可加速白内障或继发性视网膜脱离的进展，而后二者可导致临床诊断困难。此外，由于该部位睫状体非色素上皮隆起，检眼镜所见到的肿物很难与睫状体囊性病变相鉴别，因此超声对于诊断这样的肿瘤非常有价值，而且应用UBM或超高频率的超声（VHFU）大大提高了睫状体肿瘤的早期诊断[54,152,153]。

重视超声检查的某些技术要点可提高睫状体肿瘤的图像质量。首先，尽可能地转动眼球，这一点非常重要，这将使肿物垂直于探头以达到最好的分辨率(无论在前还是在后面的部位)。第二，这个部位的小肿瘤可能被忽视，特别是水平扫描6:00和12:00子午线处，因此应在各个子午线上进行B型超声扫描检查。第三，应使用一定范围内的换能器频率，以达到最理想的鉴别。第四，对可疑病例有必要做一系列检查。

睫状体肿瘤

睫状体肿瘤的超声特征也像脉络膜肿瘤那样，根据形态学和声学特征两个方面进行讨论。实体性病变几乎都是黑色素瘤，但也可能是其他实体性肿瘤，如髓上皮瘤，但比较少见。

应用高频率超声可以很好地显示睫状体肿瘤的位置和大小(图3.132)，继发改变如视网膜脱离、玻璃体出血和白内障性晶状体改变等也可被显示。

如脉络膜肿瘤一样，睫状体肿瘤后部的无回声带可被显示。肿瘤内部囊性变的存在是髓上皮瘤的特征，在黑色素瘤也可有囊样变性，但非常少见。

与睫状体肿瘤相似的疾病

B型超声为睫状体囊肿和睫状体肿瘤提供了鉴别诊断的依据。囊肿内部呈透声性，A型超声显示整个囊肿的回声仍在基线水平。睫状体囊肿高频率的B型超声图像见图3.133，表明病变为无回声的囊性结构。然而有时囊肿内的碎屑会产生内回声。

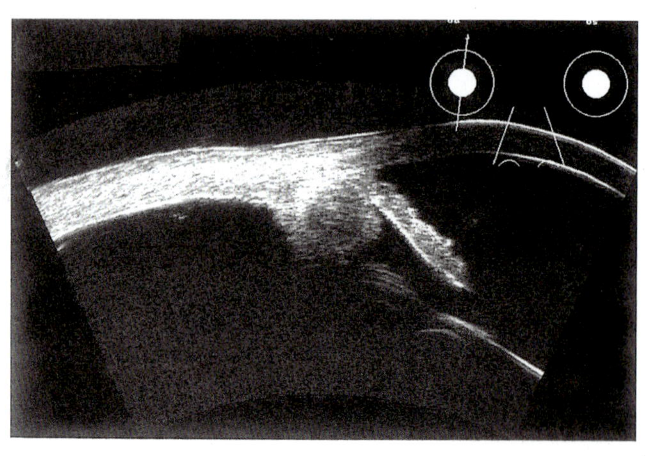

图3.132 睫状体肿瘤，如虹膜肿瘤，应用50MHz超声很容易被探查。该图表示睫状体内部强回声的实体性肿物，与黑色素瘤一致。

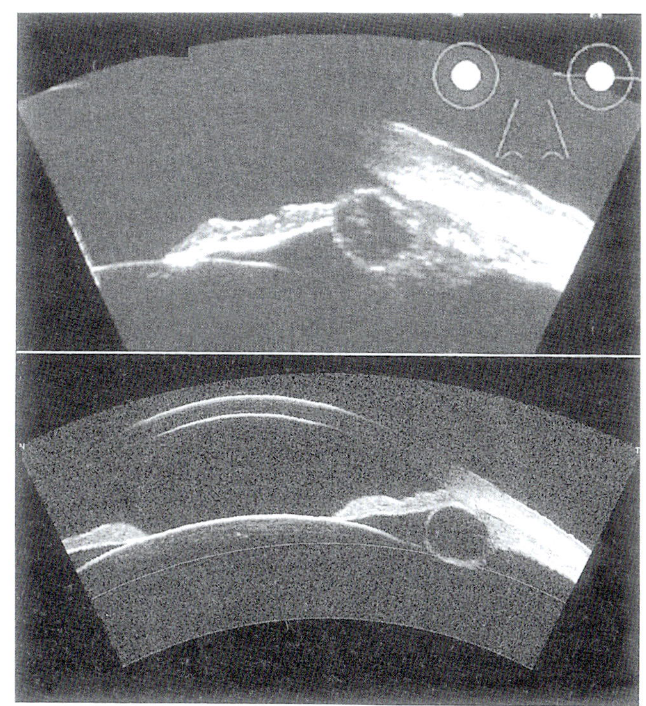

图3.133 该图为睫状体/虹膜囊肿，临床上与图3.132所见的睫状体肿瘤相似。清晰的囊性轮廓表示为良性睫状体囊肿。上图：睫状体/虹膜囊肿伴内部碎屑。下图：典型的睫状体囊肿内部无回声。

脉络膜脱离或渗出与睫状体环形黑色素瘤相似，但超声可根据其内部结构的低回声或高回声进行鉴别。

位于锯齿缘前部的转移性肿瘤最为少见，如果考虑为转移性肿瘤，通常根据多发性眼部肿瘤和/或有明确的原发性肿瘤来判断。

视神经乳头异常

视乳头水肿、视乳头炎、假性视乳头水肿、疣以及黑色素细胞瘤在超声上可显示为视神经的巩膜部分向玻璃体内突出，且回声增强。尽管视乳头水肿偶尔可见视网膜下液，但只根据视神经的巩膜部分超声形态不能鉴别视乳头水肿和视乳头炎(图3.134)。在视神经乳头有或无隆起的情况下，眼眶部视神经的表现可以做出正确的诊断。由玻璃疣所致的假性视乳头水肿（图3.135)，眼眶回声正常，正好与组织学发现相一致，即视乳头内的疣总是在筛板之前。疣可以很大，以至于出现声影，或内部回声明显扩大，或前段视神经出现内反射。在视神经炎，视神经鞘的回声形成连续的线状，好像将神经和鞘膜分开。当视神经炎同时伴有直肌肥大及炎症时，这种“双壁征”提示Graves病。当视神经炎伴有眼眶假瘤时，根据视神经的改变以及正常结构的水肿，如Tenon囊水肿，应怀疑炎症性疾病。

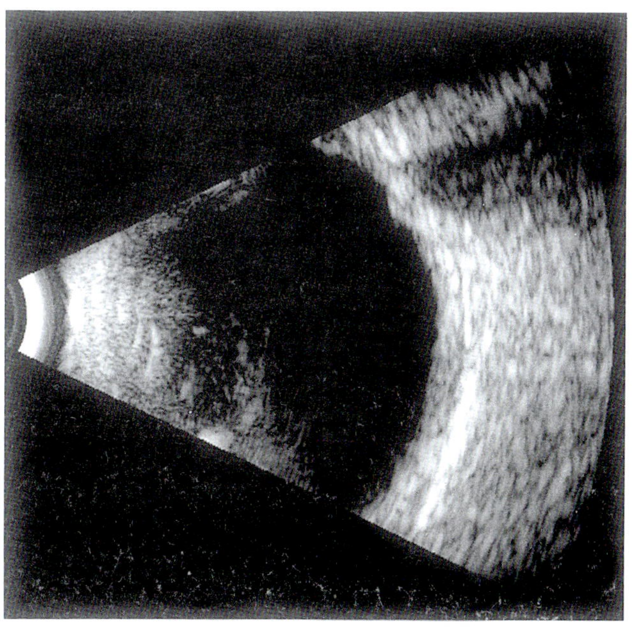

图3.134 10MHz超声显示视神经乳头突出，通常表示为视乳头水肿，但同假性视乳头水肿的鉴别非常困难，液体的存在可提示视乳头水肿。

我们认为利用10MHz的B型超声不能正确地估计视神经收缩或萎缩。利用标准化A型超声技术可以非常精确地测量视神经直径[154]。然而，用询问声束定位视神经(interrogating beam)，我们对这项技术的准确性有质疑。当视神经被与其声学特征不相同的组织侵犯时(正常视神经由于其神经的排列呈无回声)，会发生声

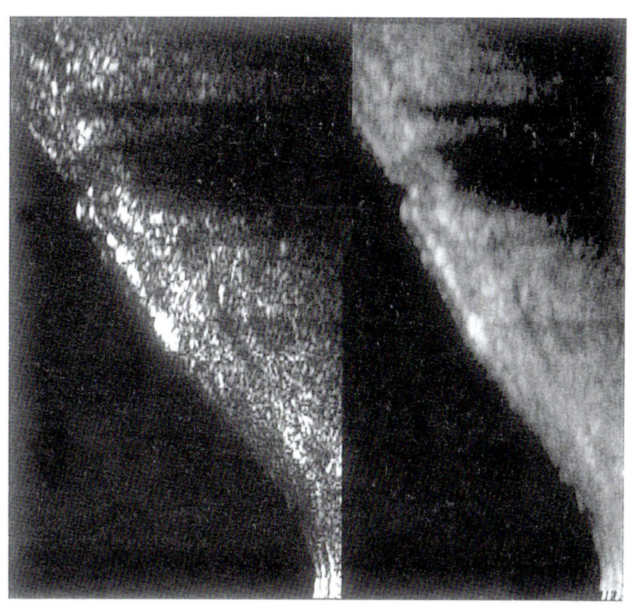

图3.135 视神经乳头疣回声很强，有助于鉴别视乳头水肿和假性视乳头水肿。传统的超声扫描(左)和midband fit扫描(右)以“平铺”的形式显示。

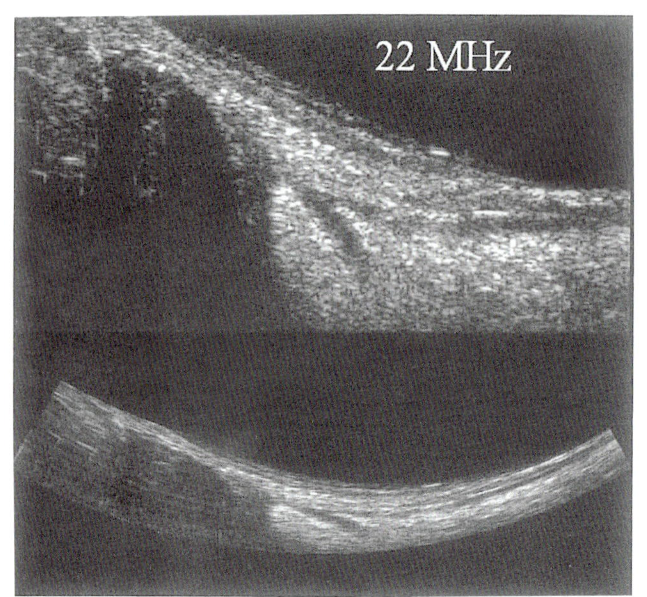

图3.136. 正常眼后极部22MHz超声可分辨出视神经、眶上静脉、Tenon囊和巩膜之间的界限以及进行脉络膜测量。显示邻近视神经的巩膜增厚。上图为水平位"延伸"图。

学界面，异常的回声从神经内反射回来。例如，当视乳头旁的黑色素细胞瘤蔓延至视神经时，可探查到许多神经内的异常回声。黑色素细胞瘤是由含有大量色素的多面体细胞组成。

视神经杯状化在早期通常不易被超声所发现，是由于眼部检查所用的声束宽度太宽，因而用标准的10MHz超声不能分辨一个小的凹陷。标准声束宽度使鼻侧和颞侧视杯边缘逐渐消失，而且声束宽度的伪影使视杯底部的回声消失。非常精确地聚焦、很窄声束的换能器可以显示视杯；高频率(20MHz)聚焦换能器也能形成这样的图像(图3.136)。

检查视神经乳头也可以显示视神经内肿瘤，如黑色素细胞瘤，其在超声上与玻璃疣相似。

眼外伤

前面所述的眼部诊断已经根据眼解剖进行了描述。外伤导致的这些结构改变已经提到，然而，外伤性眼球超声检查的重要性值得单独讨论，以便更好地总结某些特殊改变、检查技术及临床治疗方法。

眼外伤大体可分为三大类：挫伤或震伤，穿透伤或

摘要

在眼球外伤时，超声扫描使用消毒的普通生理盐水浴杯或一个消毒的袖套套住探头，即使在眼球破裂伤时也如此。

不规则的眼球壁轮廓可疑眼球破裂伤。

在超声检查之前应行CT扫描或X平片检查以使超声检查更加完善。超声可以更好地定位异物，确定异物与眼球结构的相对关系，但用CT或X线平片更容易予以揭示。儿童外伤时应考虑到放射线照射引起并发症的问题。

表 3.5 超声辅助治疗的改进

疾病	治疗
玻璃体出血	玻璃体切除术
视网膜穿孔	预防性冷冻
视网膜脱离	环扎带
晶状体脱位	观察或去除
晶状体裂伤	吸除
脉络膜出血	引流
巩膜裂伤	修复
局限性异物	摘除
磁性异物	摘除

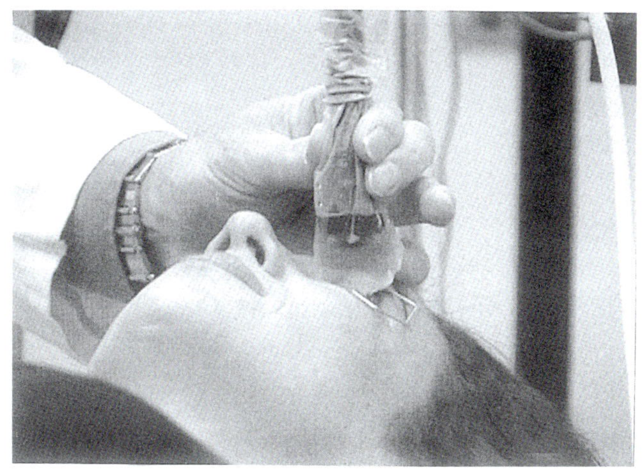

图3.137 使用充有盐水的无菌套对检查婴儿或严重外伤眼可起到理想的支撑作用。可用于A型或接触性B型超声，特别是对于那些用力压迫探头以得到较好图像的没有经验的检查者更有帮助。

破伤，异物伤。任何一种方式的眼外伤都可由于角膜或晶体损伤、前房出血或玻璃体出血而导致屈光间质混浊。在这种情况下，眼的超声检查成为一期手术或二期修复前必须进行的检查方法。超声检查强化了外伤眼有效的药物和手术治疗。表3.5总结了适于超声检查的一些疾病及其可以应用的治疗方法。

对于眼内异物应首先进行仔细的视力检查和X线平片和/或CT扫描，经X线平片或CT确定为眼内异物可使检查者更快地定位异物以及与眼结构的关系，缩短检查所需的时间并减低漏诊小异物的机会。因有磁性异物的可能，故应避免MRI检查[155,156]。在儿童应尽量减少CT的照射。

对于近期眼外伤的患者，应尽可能地保持无菌技术。我们不对换能器进行消毒，但在扫描前可用酒精清洁或把它浸泡在抗菌液中。另外，在换能器末端可包绕一个消毒的乳胶膜。如果应用浸入方法，可将抗生素溶液滴入无菌生理盐水内。对于严重受伤的眼球，应根据临床判断确定是否应用水浴杯B型扫描或接触性A或B型扫描。我们通常用一个充有盐水的乳胶套套上换能器（图3.137），盐水将换能器和套分开，起到缓冲作用，使眼球表面没有明显的压力，并对接触性B型超声起到支撑作用（图3.138）。

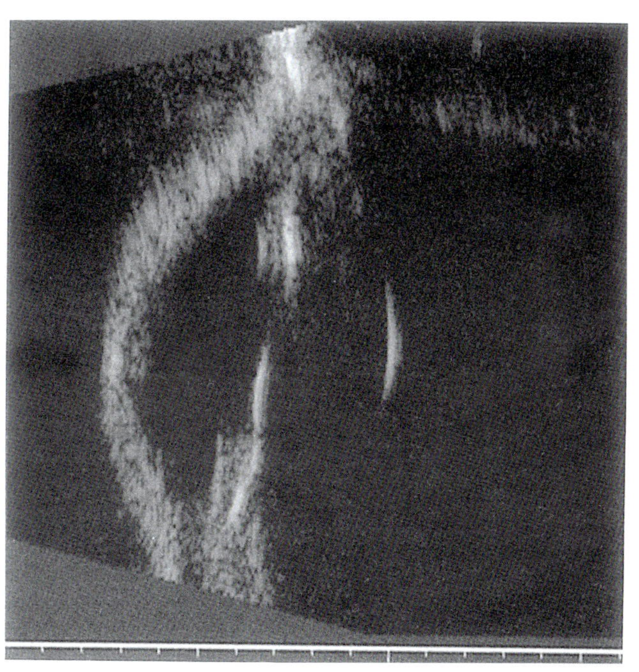

图3.138 用乳胶套支撑的正常眼球20MHzB型超声。

挫伤和震伤

前房出血

超声可探查到前房出血，如前所述，中等密度的前房出血超声可显示为前房内回声，而相对轻微的、未凝

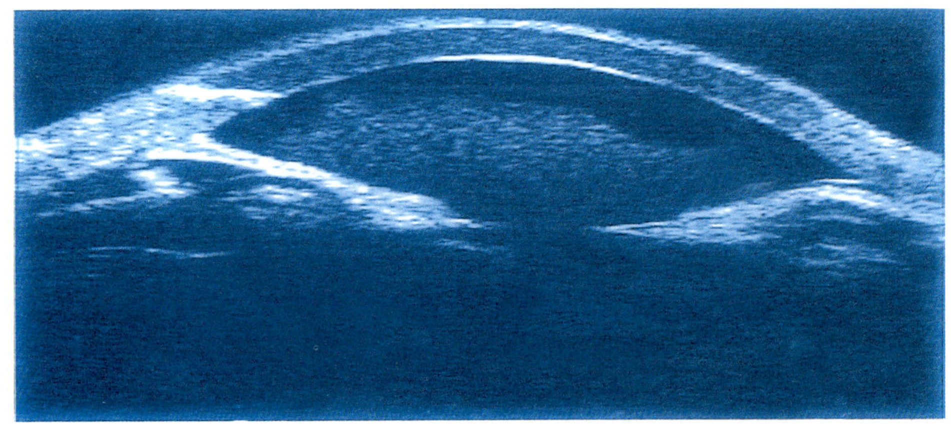

图3.139 50MHzB型超声显示白内障摘除术后的无晶体眼及中度前房出血。切口位置清晰可见，前房出血轮廓清楚。

集的前房出血是无回声的。前房出血蔓延至后房也可被辨认。图3.139显示前房出血及前房加深，可能的房角后退且出血进入后房。

房角后退

高频率超声可以显示前房形状并能证实房角后退时所见的异常前房加深和房角增宽。如图3.140所见，这些发现标志着眼前段外伤的严重性。

晶体脱位

任何形式的严重震伤，都可造成晶体半脱位或全脱位，甚至很微小的位置变异均可用超声显示。图3.141显示眼内晶体向前移位，图3.142显示眼内晶体脱位但仍在囊袋内。在钝挫伤，晶体皮质通常没有破裂，仍保持其正常形状，但囊膜破裂及白内障形成（图3.143），预示需行晶体及玻璃体切除术。

晶体损伤

正常情况下，晶体内部无回声。因此晶体内回声表示继发于穿孔伤后的早期白内障形成。晶体后囊破裂并且晶体内容物弥散入前部玻璃体则预示着需早期行晶体摘除及前部玻璃体切除手术。

玻璃体出血

眼外伤后常发生玻璃体出血，已在前面深入讨论。应再次强调，尽管凝集成块的出血在后房内出现回声，但轻度弥散性玻璃体出血通常没有回声。如前所述，B型超声可以分辨出血的密度、位置和程度。在有成型玻璃体的年轻患者，这种分辨可使检查者调整检查部位以发现可能存在的视网膜撕裂。

进入玻璃体内的穿孔伤几乎都有超声可见的玻璃体改变。在严重眼外伤的年轻患者，玻璃体内可形成一个出血通道，使出血分布在整个玻璃体。如果该通道达到眼球后壁，应考虑有穿孔伤，提示手术在该象限进行，以减少不必要的探查，并减低眼内容物通过未确定的后部裂伤突出眼外的可能。后部穿孔可参考距角膜缘的距离以及正确的子午线进行定位，以便在手术探查中可检查到伤口（常用玻璃体切除术而不是扩大的探查术）并进行适宜的治疗，如内激光，硅油，冷凝和巩膜加压术。

视网膜脱离

前面已描述了视网膜脱离的超声表现。总体说来，玻璃体视网膜界面由视网膜形成了较高振幅的回声，可以在视网膜脱离时确定该界面，并与外伤引起的沿玻璃体后界膜的出血相鉴别。在动力性扫描时快速转动眼球，新鲜的视网膜脱离常可自由移动，但仍附着于锯齿缘和视盘。大多数情况下，低振幅回声是玻璃体膜的特征，可以与视网膜脱离鉴别，但在长期存在的玻璃体膜，该特征可靠性降低，因为其回声高度与玻璃体视网膜界面的回声高度大致相同，不可能做出彻底的鉴别。

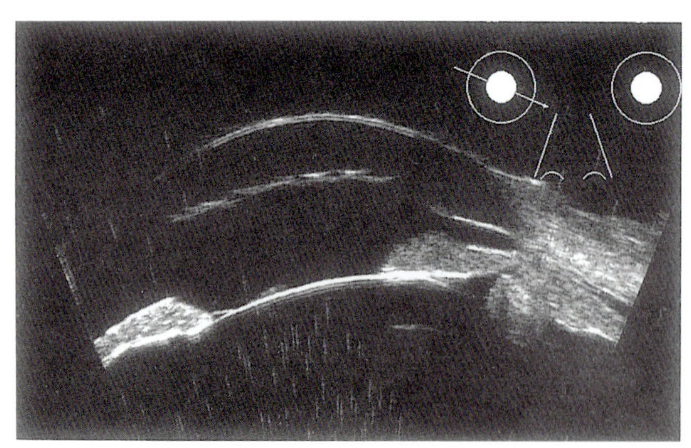

图3.140 外伤后50MHzB型超声显示房角后退。

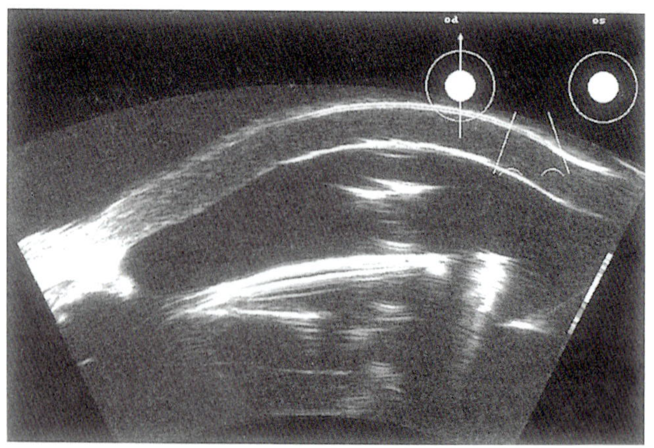

图3.141 在高频超声检查时，眼内晶体是最常见的一种异物，该图50MHzB型超声显示晶体向前移位，回声伪影表示襻的位置。

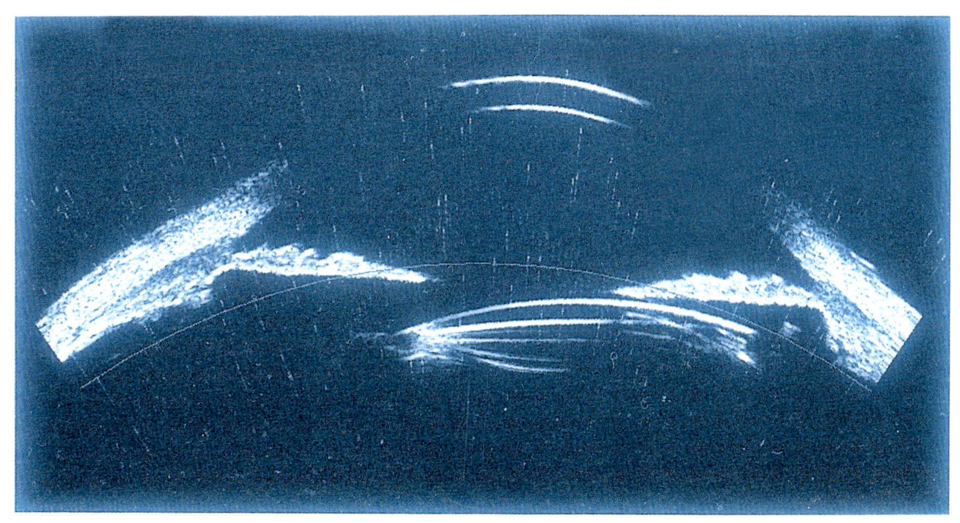

图3.142 眼内晶体向颞侧脱位，但仍在囊袋内(可见图3.157及DVD)。

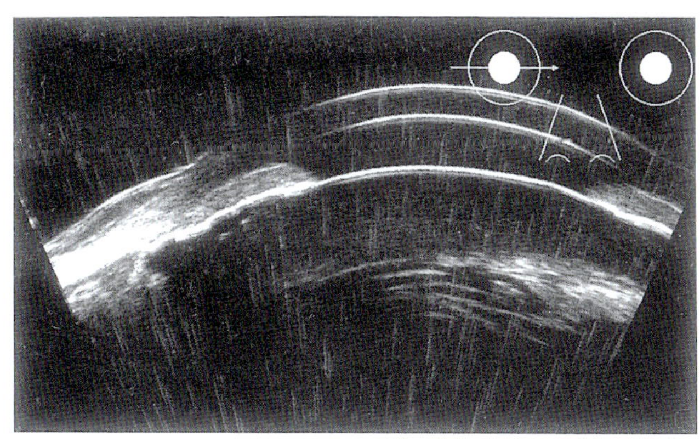

图3.143 眼球外伤伴浅前房和透明晶体内的白内障性改变。

脉络膜裂伤及巩膜外伤

超声很少能够探查到巩膜裂伤，但通过玻璃体内存在的出血及出血邻近巩膜部位，可推断脉络膜裂伤或巩膜损伤（图3.144）[157,158]。如果可疑裂伤位于赤道部，应转动眼球以垂直检查该部位。

穿孔伤或裂伤

眼前段

像在钝挫伤一样，前房出血或前房完全消失常常伴随着穿孔伤发生，可被超声显示。

巩膜裂伤或穿孔伤

如前所述，巩膜裂伤可能不被超声发现，但如果眼球变形，如图3.145所见，或通过玻璃体内有一出血通道，则可确定穿孔的部位。

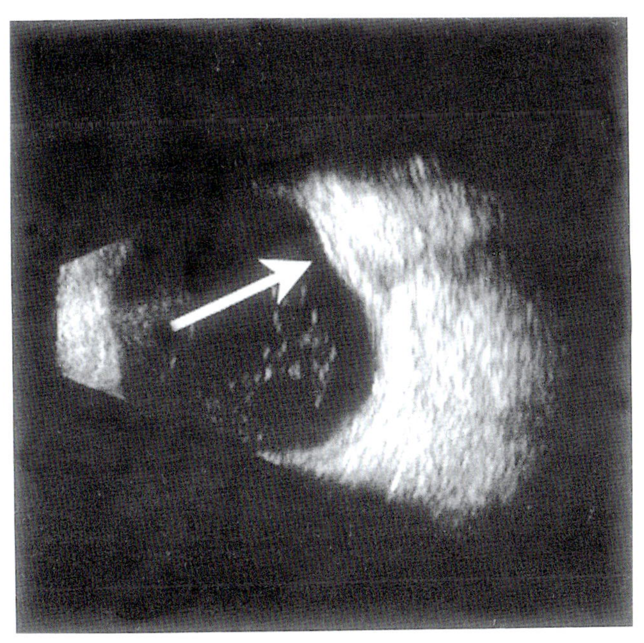

图3.144. 10MHzB型超声显示眼球破裂，在视网膜出血区的后面巩膜有裂缝。通常不规则的眼球轮廓成为后部破裂伤的唯一线索。实际上巩膜分离非常少见。

继发于手术的脉络膜出血和玻璃体向前移位，也需超声检查。

异物

应用于眼科的大多数超声检查是为了定位眼内异物并确定其物理特性。Bronson[159]发表了大量关于利用超声进行眼内异物定位的文章，并描述了一个应用超声镊子探查眼内的例子。应用超声确定并定位异物可

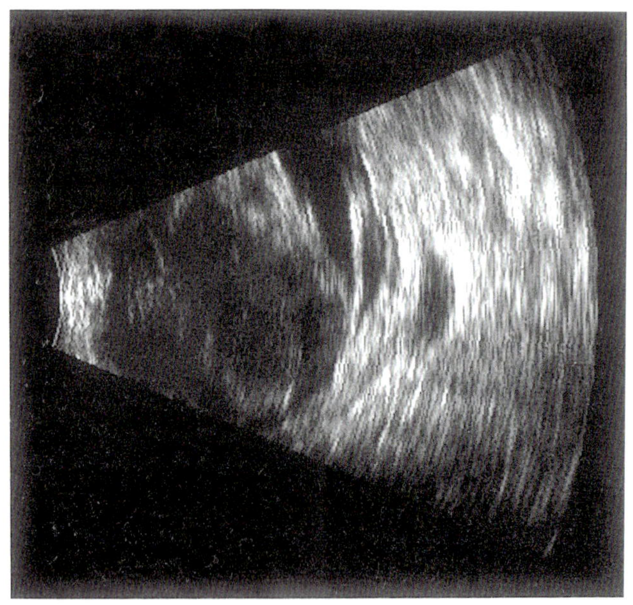

图3.145 眼球破裂10MHzB型超声显示眼球变形，视网膜脱离及出血碎屑。

以对眼内异物患者及早进行并指导手术，以改善视力[160]。

不透X线的异物

如前所述，对于检查不透X线的异物，在进行超声检查前行CT扫描或X线检查对超声检查有帮助。应用放射检查确定的异物数量和位置对指导超声检查并缩短检查时间有不可估价的作用。

由于异物的大小和材料不定，不可能提供绝对的鉴别标准。异物与换能器的距离、方向，同周围组织声阻抗的不同，都会影响反射的回声。因此，对于疑有异物的所有患者都应进行精确、细致的探查。对于眼球连续层面的B型扫描，以及加强对A型扫描回声振幅的观察都是必要的。所以对异物的定位及对其磁性的确定都比常规的眼部诊断要费时。

金属性异物的几种声学特征示于图3.146。在这一系列超声图像中，可见金属性异物位于后极部视网膜表面。在降低增益时对异物进行连续扫描，异物可以更清晰地与周围出血或其他组织区分。由于可以鉴别异物产生的较高振幅的回声和周围出血形成的低振幅回声，所以用不同敏感度的设定重复扫描对异物的定位有帮助。这种特殊的超声表明了金属性异物三种其他重要的声学特征：

1.异物易于反射声能，因此在其后区域出现声影，或无回声区。在正对异物后面的区域，球后脂肪有一楔形声影，类似于视神经的影像。这个声影效应是一个有用的异物“标志物”。

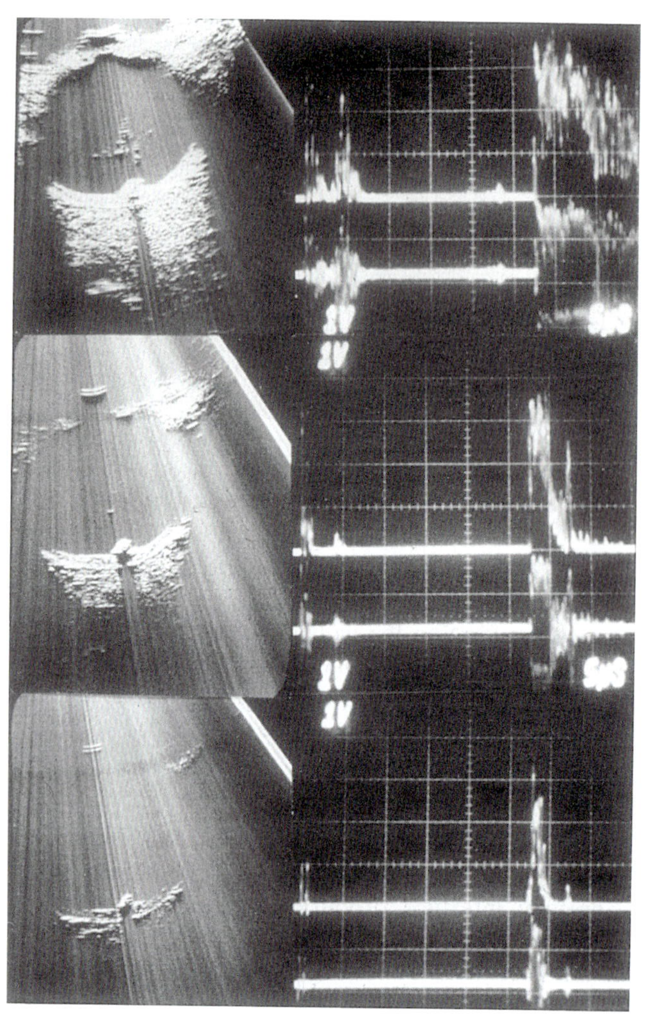

图3.146 上图：B型超声显示眼球后部有一个金属性异物，周围有出血。中图：降低增益（较低敏感性）显示金属异物位于视网膜前面，异物对声的吸收使眼眶产生声影，这是可用于异物定位的一个特征。下图：较低敏感度的B型和A型超声均显示与周围组织相比异物呈较高的回声。

2. 声在金属内的传播速度比周围的玻璃体快，因此，异物后的区域轻度突出于视网膜，这是声通过金属传播速度增加的人工伪影的结果。这个异物后面视网膜的隆起与异物后方的声影呈直线排列（图3.147）。

3.重复回声可作为异物的另一个标志，而且也是BBs和气泡的一个特征。

这些特征以及一些其他的声学特点对于确定异物的位置有帮助。图3.148显示了一个穿透巩膜的异物。由于周围巩膜较高振幅的回声，在此即便使用较低的增益，也见不到异物本身。然而，一个出血通道经玻璃体达到了异物可能穿透的部位。玻璃体中部以后的一系列重复回声及巩膜内异物使检查者探查到异物的位置。在这种情况下，异物在A型超声上产生高振幅波峰，在降低增益后仍保持它的高度。

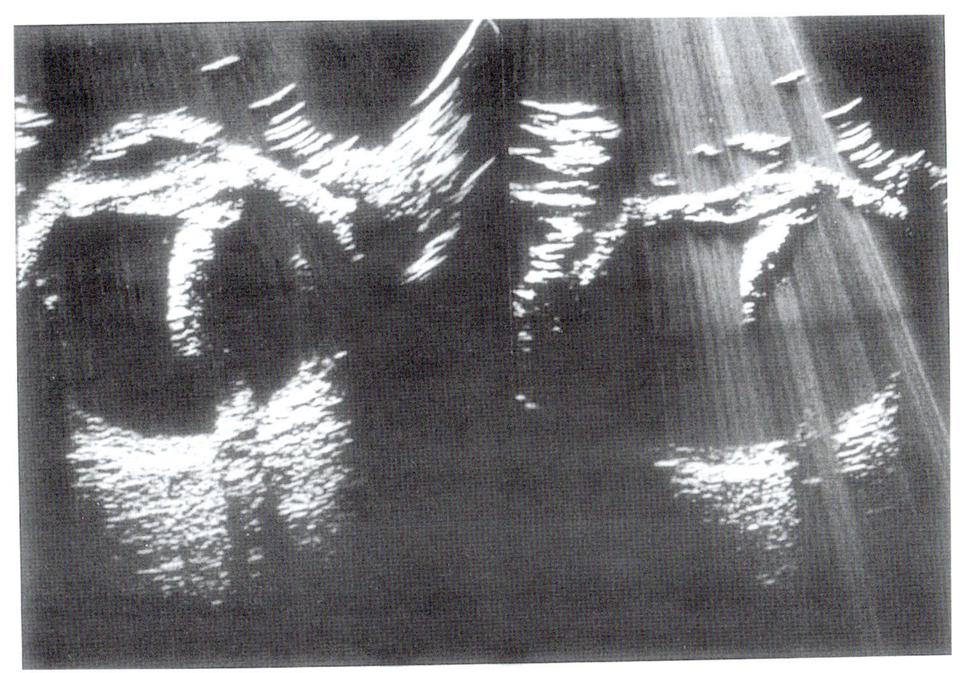

图3.147 前部玻璃体内异物B型超声。异物对声的吸收使异物后的巩膜沿声的通道产生缺失。这种吸收性声缺失有助于确定异物或钙化晶体，或大量吸收超声的钙化性改变如视网膜母细胞瘤。

磁性异物

在超声检查过程中，磁性试验是最有用的评估异物的术前检查方法之一，该试验最初分别由Purnell[28]和Penner，Passmore[22]描述，即使用超声显示由磁石引起异物的移动；通常使用脉冲磁石及A型超声。（如果磁石不会磁化转换器扫描系统，也可用B型超声。如果不能确定，最好用A型超声转换器。）

我们使用的是Bronson-Magnion脉冲磁石，以使容易识别的异物脉冲移动与无反应的周围组织结构相鉴别（图3.149）。磁石应放在扁平部之上，使异物不会向晶体或其他敏感的眼部结构方向移动。磁石应该在远

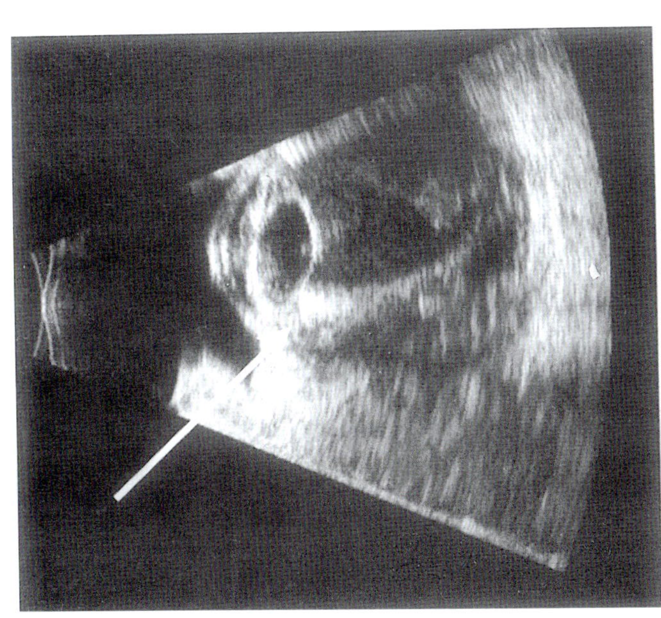

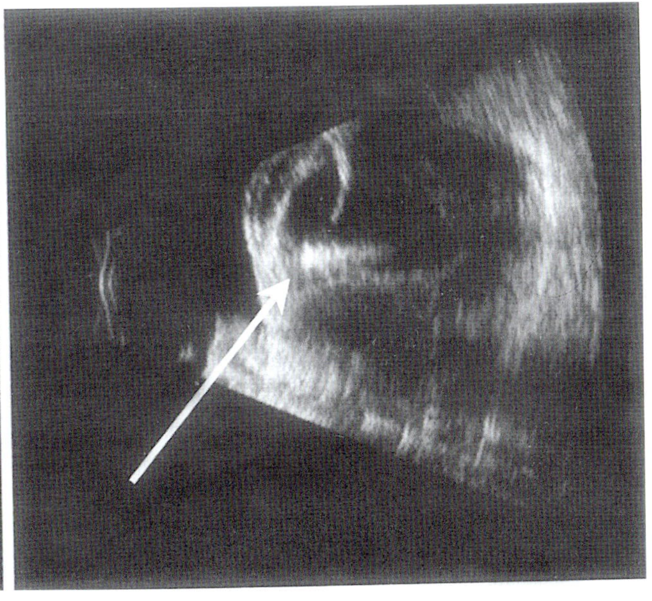

图3.148 眼内异物10MHzB型超声。左图：晶体下面强回声的金属性异物，注意拖尾状的重复回声。右图：降低增益时异物回声仍很明显。

离眼部准确定位后再打开，以便使异物移动最小。磁石靠近眼球直到在M型超声或A型超声上见到异物移动。M型超声可以表示移动的速度、移动量及异物返回其原在位置。非磁性异物在M型超声上不会产生任何移动。这些图像，结合X线确定的可疑异物，无论是在扁平部还是直接在异物部位，可以提供成功地摘除磁性异物的可能及手术切口的最佳位置。

可穿透X线的异物

可疑为玻璃、塑料、木质及其他非放射性材料的异物，需要仔细地连续扫描进行超声定位。玻璃或塑料，特别是存在声分散的表面，可被超声显示。图3.150显示了晶体后、睫状体下面的一块玻璃。一般来说，玻璃、塑料或木质异物（图3.151）不具有穿入眼球深部的质量和速度，因此，常见于前房、晶体或前部玻璃体。我们发现，在巩膜、房角或白内障性晶体定位小的玻璃异物非常困难，甚至是不可能的。有时，使用过去的放射性定位，可发现晶体内异物，但由于晶体具有分层的结构，外伤性的平面分离使鉴别组织平面和板层间异物非常困难。除木质以外，这些材料属惰性的，超声对确定这类材料的有效性不如金属性异物。

超声在异物治疗方面的应用总结于表3.6。

非常高频率的超声能够辨别眼前段较小的片段和异物。残留的全氟碳或硅油显示为微小的重复的异物影像，如图3.83所示。眼内晶体襻是最常见的需要定位的异物。这对于确定是否需要手术非常重要，如图3.152所示。

新型影像模式

摘要

眼超声的未来将由于新的换能器的组合，计算机形成影像的增加以及与其他影像方法协同的融合技术而提高。

20MHz图像

传统的眼和眼眶超声使用10MHz频率。超高频率的超声或超声生物显微镜，包括25MHz或更高，由于衰减效应，VHF超声只限于眼前段检查。然而，中等频率超声最近被引入临床。20MHz的超声，空间分辨率（分析细节的能力）是10MHz所获得的空间分辨率的2倍，尽管图像小，仍然可以使眼后段和前段成像。我们应用浸杯20MHz图像系统来评估后节。利用这一系统形成的图像样本示于图3.153。使用20MHz换能器的商业超声系统已经发展以使前节和后节均能成像。创新影像公司（Innovative Imaging, Inc.）生产了一个系统用于前节的广角成像。在这个扇形扫描系统，换能器可通过水浴杯或含液探头接触眼球。Quantel Medical生产了一个

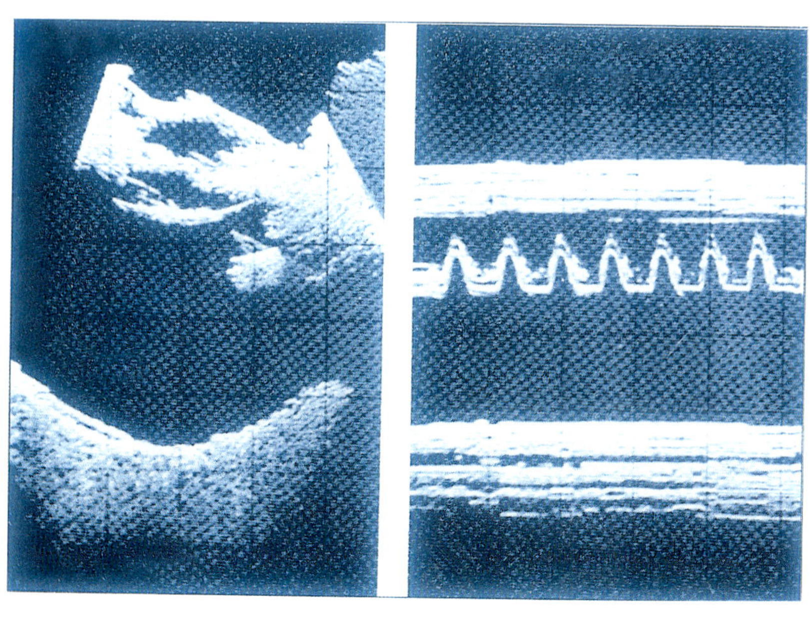

图3.149 眼内异物M扫描显示移动的速度以及返回原始位置的速度。在试验开始时，磁石应放在距眼球较远处，以便磁场的介入不会将异物吸向眼球壁或晶体。

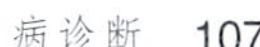

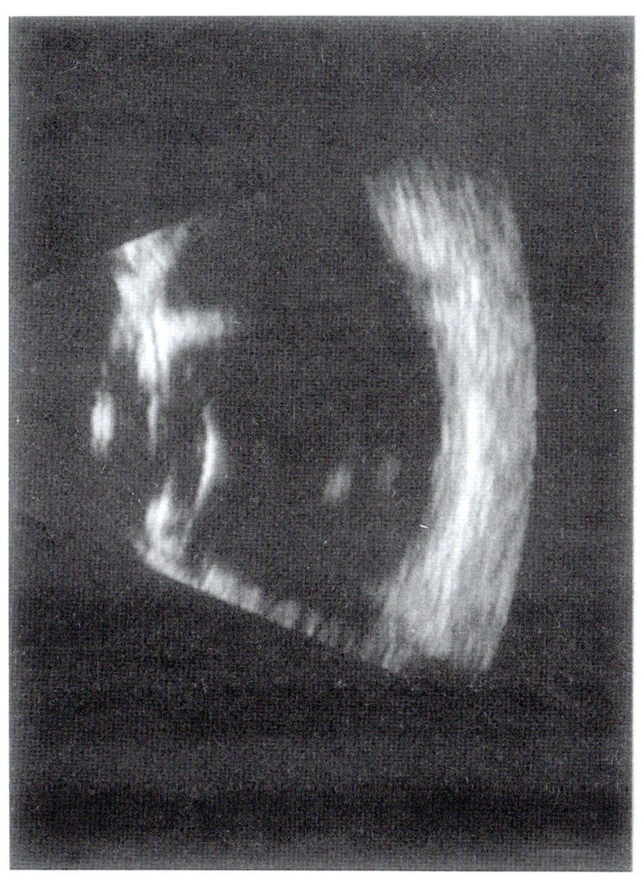

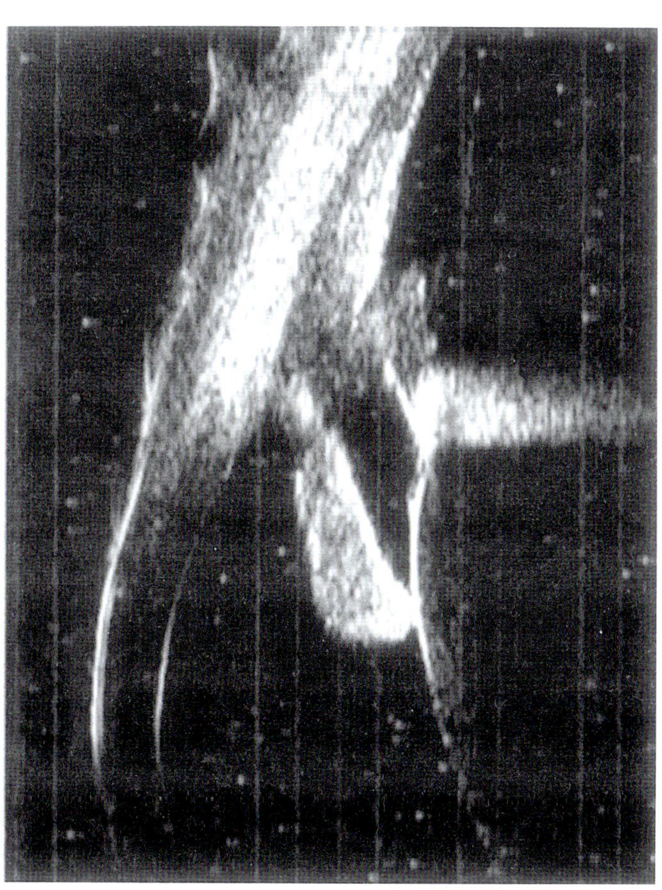

图3.150 左图:10MHzB型扫描图像显示颞侧玻璃异物,注意拖尾的彗星征。右图:50MHz图像显示异物位于悬韧带附着处的晶体上。

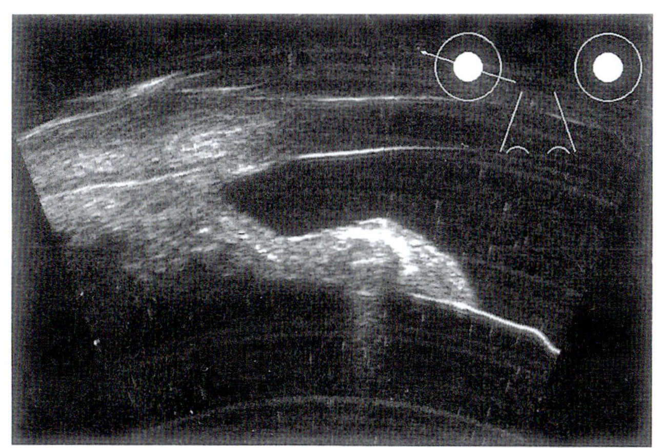

图3.151 50MHz超声所示虹膜上的小木块,这些片段用较低频率超声扫描时几乎不可能探测到。

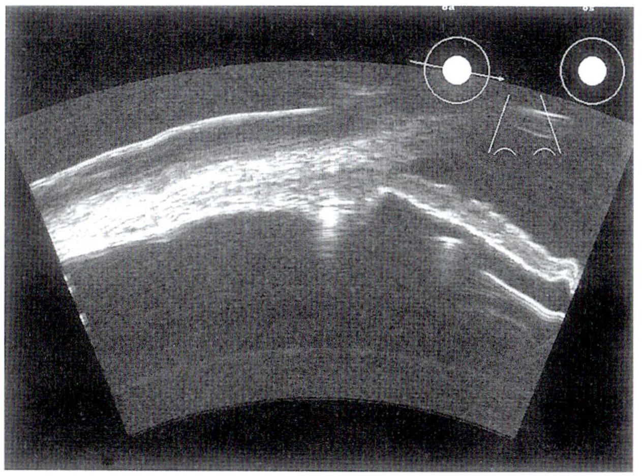

图3.152 眼内晶体襻向后移位至睫状突,引起症状需行晶体复位。

表 3.6 超声在眼内异物治疗方面的应用
异物定位
X线定位超声测量轴长
评估可能的眼球损伤
使用脉冲磁石确定磁性
使用超声数据摘除非磁性异物

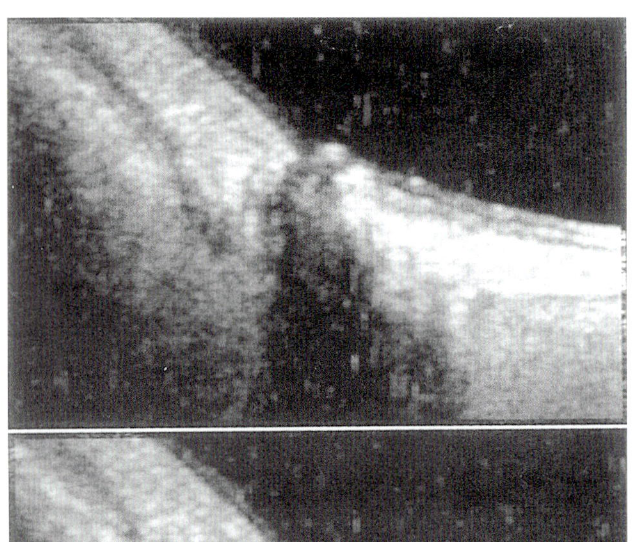
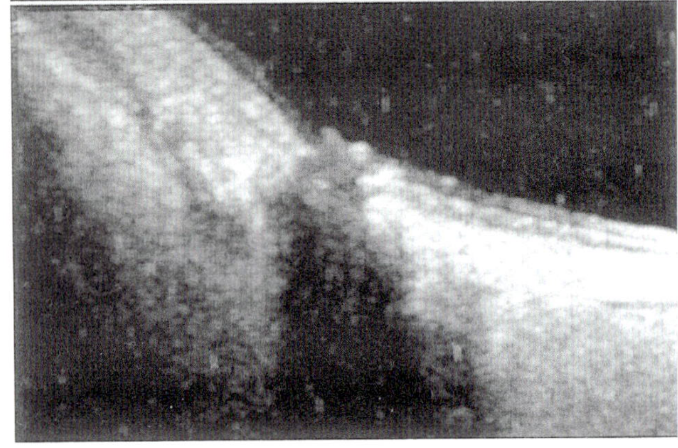

图3.153 正常眼后极部非常高频率22MHz图像显示巩膜–Tenon囊边界以及视网膜–脉络膜厚度，极好地显示视神经附近增厚的巩膜。

20MHz扇形含水扫描探头(图3.154)，用于10MHzB型扫描仪上，Optikon也生产了相似的系统。尽管20MHz前节图像不能提供VHF系统的分辨力，但在许多情况下，它能为临床提供一些10MHz系统所不能提供的重要信息，例如估计眼内晶体的移位、青光眼综合征、低眼压、肿瘤和囊肿。20MHz的后节图像可以提高对病变的评估，如黄斑变性、囊样黄斑水肿(图3.155)、视网膜裂孔和小肿瘤。

应用20MHz成像必须与其他技术相结合，包括传统的10MHzB型超声和光学相干断层检查(OCT)。在分辨力非常关键而穿透力不太重要的情况下，20MHz超声优于10MHz超声。OCT-3(Zeiss Humphrey系统)提供了10μm轴向分辨力和20μm侧位分辨力，远远超过了20MHz超声分辨力。然而，当其穿过吸光组织时，OCT光衰减非常明显，穿透力不过1mm。OCT图像对视网膜病变可提供微小的细节，但对脉络膜或更深的结构不能提供更多的信息。在小的(<1.5mm厚度)色素性病变，由于黑色素的光衰减，OCT无价值。对于这种病变，提高分辨率的20MHz超声对评估病变的大小、脉络膜受累及是否存在眼外蔓延是非常有价值的。在沿光轴屈光间质混浊时(白内障、出血)，不能使用OCT，20MHz超声成为唯一的影像学检查方法。

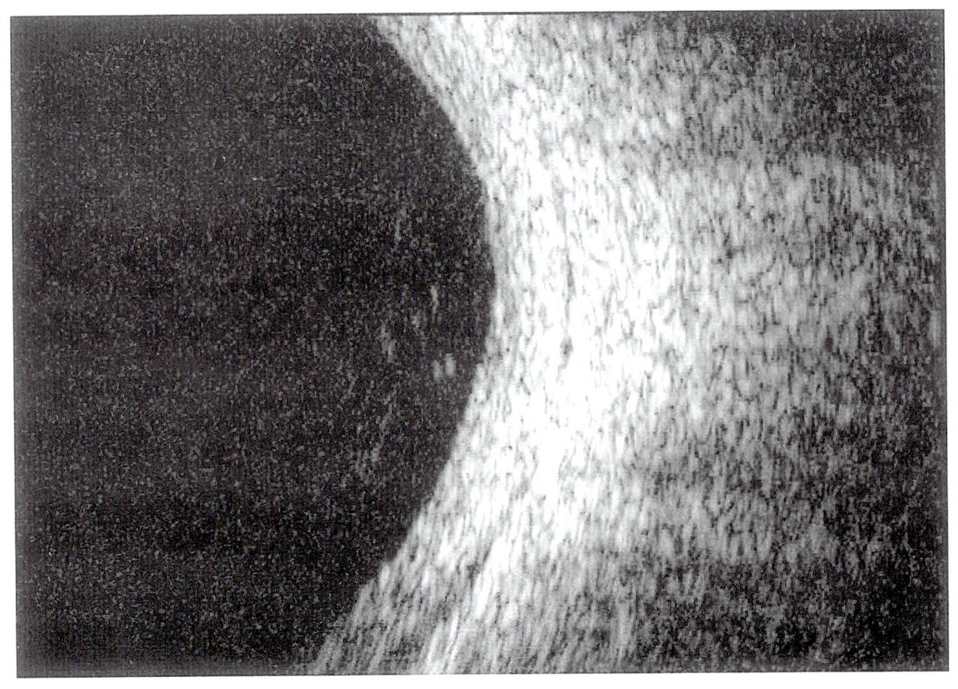

图 3.154 Quantel Cinescan后极部20MHz图像显示巩膜和Tenon囊分离，以及眼球后壁的厚度。

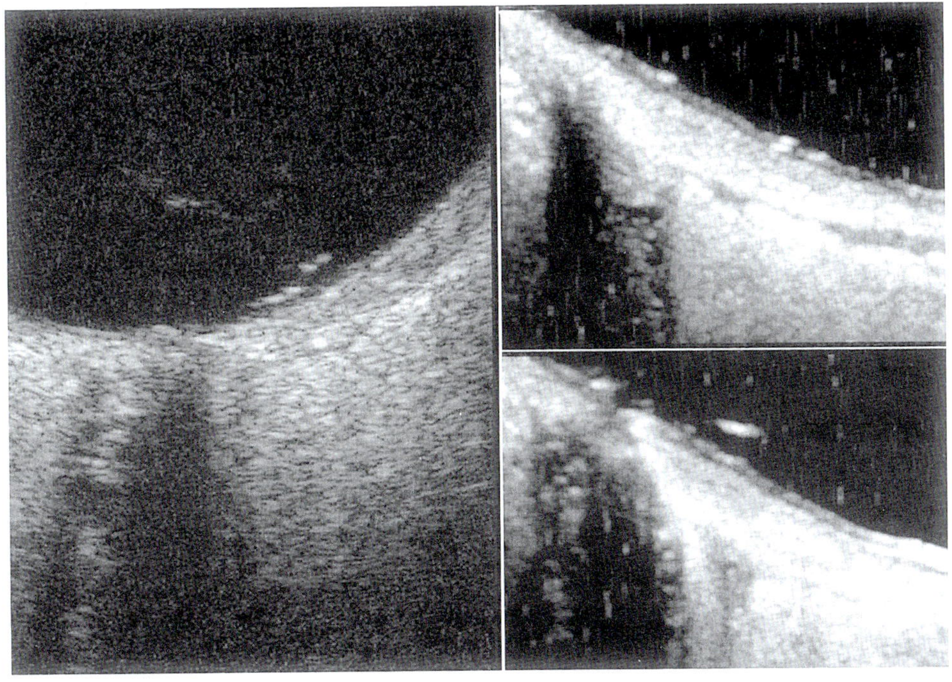

图3.155 左图：使用Quantel Cinescan 20MHz图像显示囊样黄斑水肿患者玻璃体牵引膜。右图：囊样黄斑水肿患者后极部高频率图像显示巩膜和Tenon囊分离，以及视神经鞘的衰减。表明囊样黄斑水肿经常伴有筋膜炎。

I型扫描，C型扫描，3D，Swept-扫描血管成像及影像融合技术

在评估眼超声时，几种成像方法已表明其在提高诊断能力方面存在潜力。

很早提出的数字分析成像用来确定和分辨角膜和脉络膜的层次。当然，超高频率换能器扫描精确度大大提高。

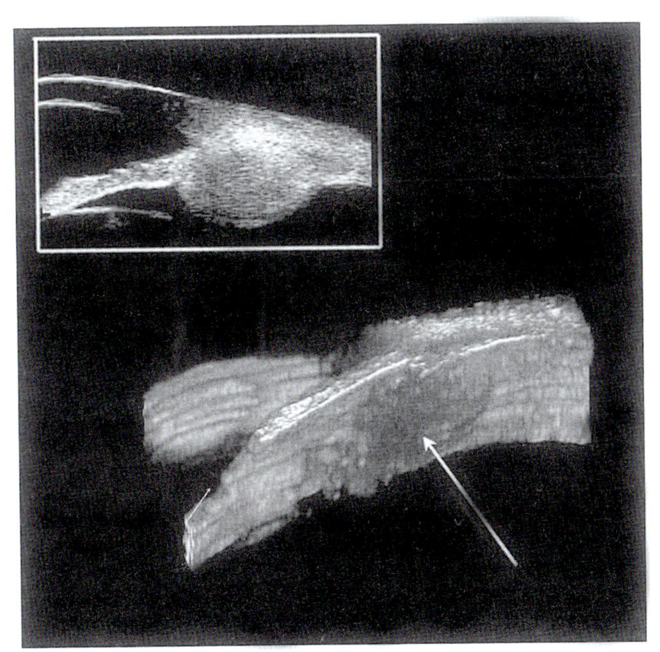

图3.156 睫状体黑色素瘤的三维超声，可进行精确的容积测量和计算（参见DVD）。

具有冠状多平面重建的3D超声的应用增加了眼病检查的新手段。我们在眼科首先应用3D超声来测量容积（图3.156）和帮助诊断（3.157，参见DVD）[142]。Fisher已经显示了用这种方法扫描后极部的明确性，如图3.158所示（参见DVD）。Silverman和Ferrara[44]已证实Swept-扫描技术（第2章）可以确定和测量血管分布方式和流动特征（图3.159；参见DVD）。

图像融合和多光谱技术能使我们联合影像技术的数据，如OCT和超声，来提高视网膜和脉络膜病变的诊断，如痣和小黑色素瘤（图3.160）。

所有这些技术展现了不断进步的技术和仪器，使眼超声测量和诊断的准确性大大提高。

下一章将继续讨论超高频率超声对眼前节的检查。

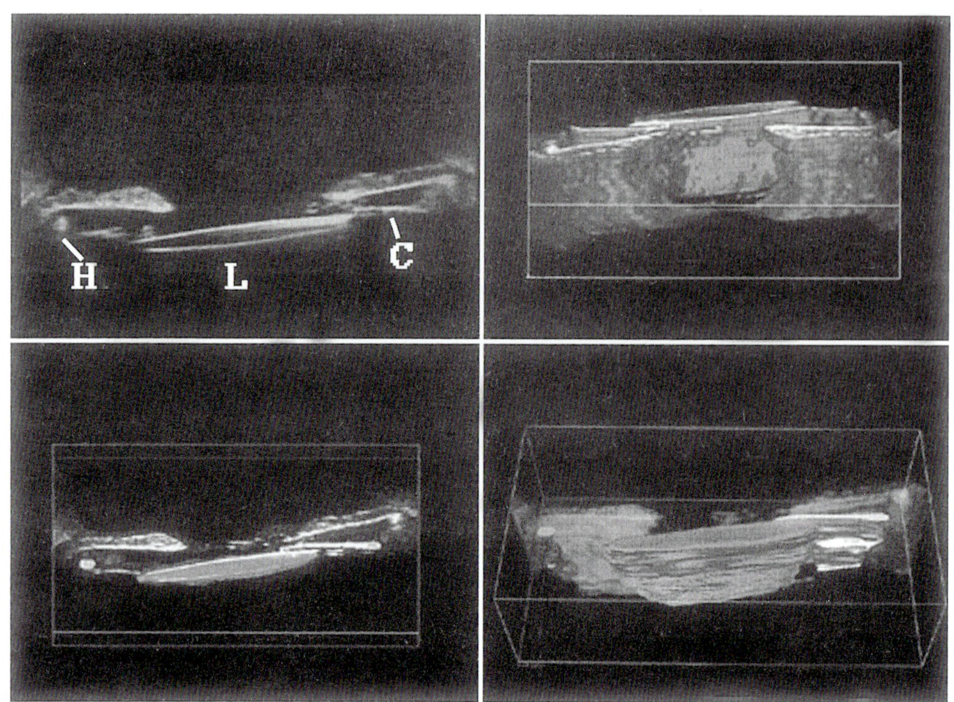

图3.157 部分晶状体脱位三维超声重建，患者主诉畏光和复视。以红色显示的晶状体滑向后囊（黄色）。晶状体复位后症状消除（参见DVD）（见彩图）。

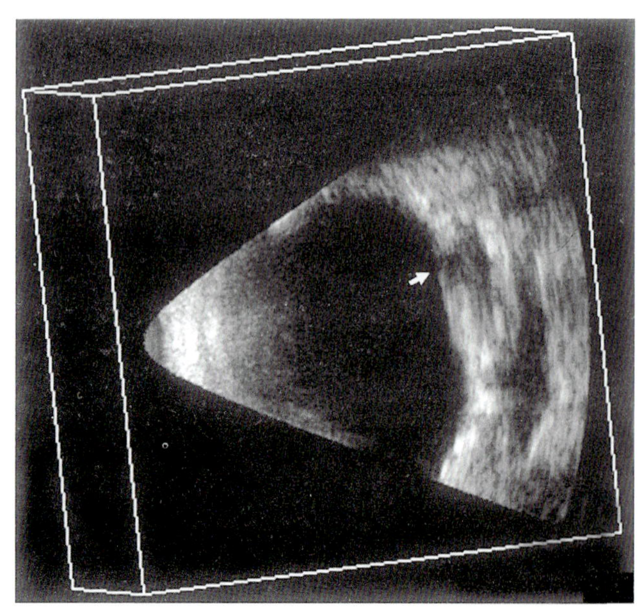

图3.158 OTI的三维超声（由Yale Fisher，MD提供）（参见DVD）。

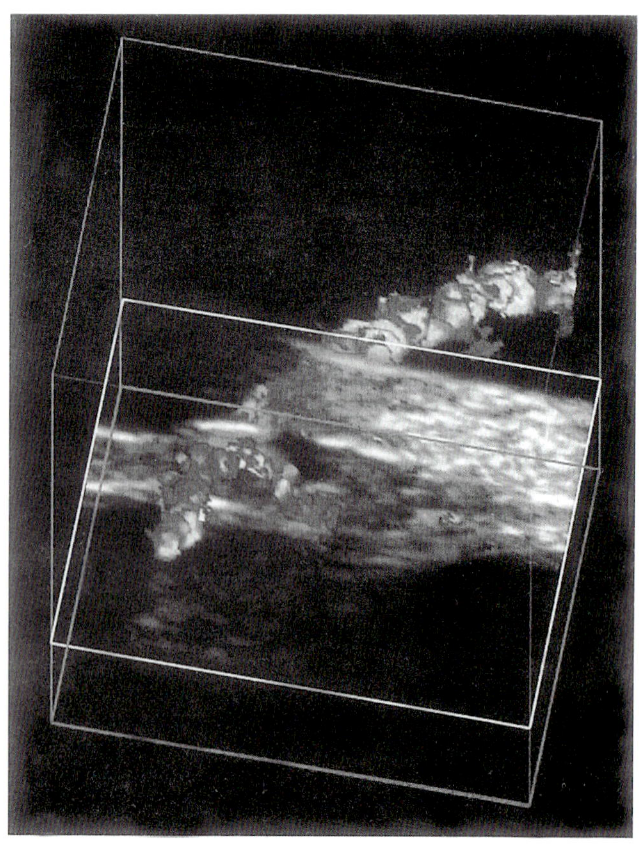

图3.159 兔虹膜动脉环的Swept-扫描分析，证实了小血管测量血流的方法（参见DVD）（见彩图）。

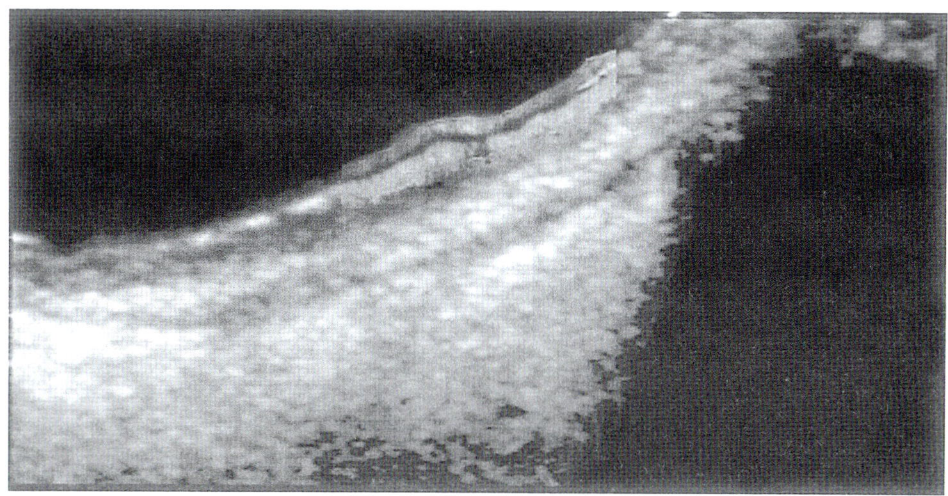

图3.160 融合OCT和高分辨力超声后极部图像，应用OCT证实视网膜和脉络膜的分离，并提供视网膜厚度测量的一种方法(见彩图)。

参考文献

1. Mundt G, Hughes W. Ultrasonics in ocular diagnosis. *Am J Ophthalmol* 1956;41:488–498.
2. Oksala A, Lehtinen A. Diagnostic value of ultrasonics in ophthalmology. *Ophthalmologica* 1957;134:387–395.
3. Jansson F. Measurement of intraocular distances by ultrasound and comparison between optical and ultrasonic determination of the depth of the anterior chamber. *Acta Ophthalmol* 1963;41:25–61.
4. Jansson F. Measurements of intraocular distances by ultrasound. *Acta Ophthalmol* 1963;74:1–51.
5. Oksala A, Lehtinen A. A measurement of the velocity of sound in some parts of the eye. *Acta Ophthalmol* 1958;36: 633–639.
6. Sorsby A, Leary GA. *A Longitudinal Study of Refraction and Its Components During Growth.* Special Report Series/Medical Research Council (Great Britain) 1969;309: 1–41.
7. Coleman DJ, Carlin B. A new system for visual axis measurements in the human eye using ultrasound. *Arch Ophthalmol* 1967;77:124–127.
8. Giglio EJ, Ludlam WM, Wittenberg S. Improvement in the measurement of intraocular distances using ultrasound. *J Acoust Soc Am* 1968;44:1359–1364.
9. Oksala A. The echogram in the diagnosis of eye diseases. *Klin Monatsbl Augenheilkd* 1960;137:72–87.
10. Bronson NR. Techniques of ultrasonic localization and extraction. *Am J Ophthalmol* 1965;60:596–603.
11. Ossoinig K. Clinical echo-ophthalmology. In: Blodi F, ed. *Current Concepts of Ophthalmology.* St. Louis: Mosby, 1972. v.III.
12. Ossoinig K. The evaluation of kinetic properties of echo signals. In: Oksala A, Gernet H, eds. *Ultrasonics in Ophthalmology.* S. Karger, 1967.
13. Buschmann W, Staudt J. Fundamentals of echographic differential diagnosis. In: Ossoinig K, ed. *Ultrasonographia Medica (SIDUO III).* Vienna: Verlag der Weiner Med Akad, 1971.
14. Gernet H. Ultraschall-Biometrie des Auges. *Klinische Monatsblatter fur Augenheilkunde* 1967;151:853–871.
15. Massin M, Poujol J. Clinical value of time-amplitude ultrasonography in 1,000 patients. In: K. Gitter et al., ed. *Ophthalmic Ultrasound.* St. Louis: Mosby, 1969.
16. Francois J, Goes F, Yobbagyi P. Ultrasonic echography in ophthalmology. *Ann Ocul (Paris)* 1968;201:609–645.
17. Vanysek J, Preisova J, Obraz J. *Ultrasonography in Ophthalmology.* London: Butterworth-Heineman, 1969.
18. Bertenyi A, Betko J, Greguss P. Comparison between ultrasound and isotope diagnosis of intraocular tumors. In: Ossoinig K, ed. *Ultrasonographica Medica (SIDUO III).* Vienna: Verlag der Weiner Med Akad, 1971.
19. Gallenga R. The role of diagnostic ultrasound after nine years of routine clinic. In: Ossoinig K, ed. *Ultrasonographica Medica (SIDUO III).* Vienna: Verlag der Weiner Med Akad, 1971.
20. Sarin L, Meyer D, Gitter K, et al. The clinical evaluation of the use of ultrasound (A-scan) in 500 patients. In: Vanysek J, ed. *Diagnostica ultrasonica in ophthalmologica (SIDUO II).* Brno: University of Brno, 1968.
21. Keeney AH. *Ultrasound in Clinical Ophthalmological Diagnosis.* Transactions of the Pacific Coast-to-Ophthalmological Society Annual Meeting. 1967;51:89–97.
22. Penner R, Passmore JW. Magnetic vs nonmagnetic intraocular foreign bodies. An ultrasonic determination. *Arch Ophthalmol* 1966;76:676–677.
23. Cowden JW, Runyan TE. Localization of intraocular foreign bodies. Further experiences in ultrasonic vs radiologic methods. *Arch Ophthalmol* 1969;82:299–301.
24. Baum G, Greenwood I. The application of ultrasonic locating techniques to ophthalmology. Part I: reflective properties. *Am J Ophthalmol* 1958;82:475–479.
25. Baum G, Greenwood I. Ultrasonography—an aid in orbital tumor diagnosis. *Arch Ophthalmol* 1960;64:180–194.
26. Baum G. Use of ultrasonography in the differential diagnosis of ocular tumors. In: Boniuk M, ed. *Ocular and Adnexal Tumors.* St. Louis: Mosby, 1964.
27. Baum G. Aids in ultrasonic diagnosis. *J Acoust Soc Am* 1970;48(Suppl 2):1407+.
28. Purnell E. Ultrasound in ophthalmological diagnosis. In: R. Goldberg and L. Sarin, ed. *Diagnostic Ultrasound* New York: Plenum Press, 1966.
29. Purnell E. Ultrasonic interpretation of orbital disease. In: K. Gitter et al., ed. *Ophthalmic Ultrasound.* St. Louis: Mosby, 1969.

30. Purnell EW, Sokollu A, Holasek E. The production of focal chorioretinitis by ultrasound. A preliminary report. *Am J Ophthalmol* 1964;58:953–957.
31. Purnell E. Therapeutic use of ultrasound. In: Sarin LK, ed. *Ultrasonics in Ophthalmology.* Philadelphia: WB Saunders, 1967.
32. Holasek E, Sokollu A. *Direct Contact, Hand Held, Diagnostic B-scanner.* Proceedings IEEE Ultrasonics Symposium; 1972.
33. Coleman DJ, Konig WF, Katz L. A hand-operated, ultrasound scan system for ophthalmic evaluation. *Am J Ophthalmol* 1969;68:256–263.
34. Bronson NR. Development of a simple B-scan ultrasonoscope. *Trans Am Ophthalmol Soc* 1972;70:365–408.
35. Fisher YL, Bronson NR, Schutz JS, et al. Contact B-scan ultrasonography: clinicopathological correlations. *Ann Ophthalmol* 1975;7:779–786.
36. Coleman DJ. Reliability of ocular and orbital diagnosis with B-scan ultrasound. I. Ocular diagnosis. *Am J Ophthalmol* 1972;73:501–516.
37. Coleman DJ. Reliability of ocular and orbital diagnosis with B-scan ultrasound. II. Orbital diagnosis. *Am J Ophthalmol* 1972;74:704–718.
38. Coleman DJ, Lizzi FL, Jack R. *Ultrasonography of the Eye and Orbit.* Philadelphia: Lea & Febiger, 1977.
39. Coleman DJ, Katz L. Color coding of B-scan ultrasonograms. *Arch Ophthalmol* 1974;91(6):429–431.
40. Coleman DJ, Katz L, Lizzi FL. Isometric, three-dimensional viewing of ultrasonograms. *Arch Ophthalmol* 1975; 93: 1362–1365.
41. Coleman DJ, Weininger R. Ultrasonic M-mode technique in ophthalmology. *Arch Ophthalmol* 1969;82: 475–479.
42. Coleman DJ, Jack RL, Franzen LA. Ultrasonography in ocular trauma. *Am J Ophthalmol* 1973;75:279–288.
43. Coleman DJ. Measurement of choroidal pulsation with M-scan ultrasound. *Am J Ophthalmol* 1971;1:363–365.
44. Silverman RH, Kruse DE, Coleman DJ, et al. High-resolution ultrasonic imaging of blood flow in the anterior segment of the eye. *Invest Ophthalmol Vis Sci* 1999;40: 1373–1381.
45. Erickson SJ, Hendrix LE, Massaro BM, et al. Color Doppler flow imaging of the normal and abnormal orbit. *Radiology* 1989;173:511–516.
46. Ardouin M, Urvoy M, Sabouraud O, et al. L'effet Doppler. Quels renseignements peut-il fournir a l'ophthalmologiste? *Bull Soc Ophthalmol Fr* 1975;75: 91–100.
47. Ardouin M, Urvoy M, Herve C. Effet Dopler et arteve ophthalmique. *Bull Soc Ophthalmol Fr* 1976;76:1099–1102.
48. Yamamoto Y. Doppler examination of blood flow in the ocular fundus. *Bibl Ophthalmol* 1975;83:32–40.
49. Yamamoto Y, Hirano S, Manabe T, et al. Supersonic observations of eyes in premature babies. Part 2: Hemodynamics at eye ground. *Nippon Ganka Gakkai Zashi* 1976; 80:1194–1203.
50. Lieb WE, Merton DA, Shields JA, et al. Colour Doppler imaging in the demonstration of an orbital varix. *Br J Ophthalmol* 1990;74:305–308.
51. Lieb W, Flaharty P, Gobel W. Color Doppler imaging—a technique to study the hemodynamics of ocular and orbital veins. *Invest Ophthalmol Vis Sci* 1992;33:1047.
52. Finger PT, Romero JM, Rosen RB, et al. Three-dimensional ultrasonography of choroidal melanoma: localization of radioactive eye plaques. *Arch Ophthalmol* 1998; 116:305–312.
53. Lizzi FL, Astor M, Feleppa EJ, et al. Statistical framework for ultrasonic spectral parameter imaging. *Ultrasound Med Biol* 1997;23:1371–1382.
54. Silverman RH, Lizzi FL, Ursea BG, et al. High-resolution ultrasonic imaging and characterization of the ciliary body. *Invest Ophthalmol Vis Sci* 2001;42:885–894.
55. Silverman RH, Folberg R, Rondeau MJ, et al. Spectral parameter imaging for detection of prognostically significant histologic features in uveal melanoma. *Ultrasound Med Biol* 2003;29:951–959.
56. Coleman DJ, Silverman RH, Rondeau MJ, et al. Noninvasive in vivo detection of prognostic indicators for high-risk uveal melanoma: ultrasound parameter imaging. *Ophthalmology* 2004;111:558–564.
57. Coleman DJ, Rondeau MJ, Silverman RH, et al. Correlation of microcirculation architecture with ultrasound backscatter parameters of uveal melanoma. *Eur J Ophthalmol* 1995;5:96–106.
58. Feleppa EJ, Lizzi FL, Coleman DJ, et al. Diagnostic spectrum analysis in ophthalmology: a physical perspective. *Ultrasound Med Biol* 1986;12:623–631.
59. Pavlin CJ, Foster FS. Ultrasound biomicroscopy. High-frequency ultrasound imaging of the eye at microscopic resolution. *Radiol Clin North Am* 1998;36:1047–1058.
60. Foster FS, Pavlin CJ, Harasiewicz KA, et al. Advances in ultrasound biomicroscopy. *Ultrasound Med Biol* 2000;26: 1–27.
61. Fisher Y, Hanutsaha P, Tong S, et al. Three-dimensional ophthalmic contact B-scan ultrasonography of the posterior segment. *Retina* 1998;18:251–256.
62. Coleman DJ, Silverman RH, Daly SM, et al. Advances in ophthalmic ultrasound. *Radiol Clin North Am* 1998;36: 1073–1082.
63. Reinstein DZ, Silverman RH, Sutton HF, et al. Very high-frequency ultrasound corneal analysis identifies anatomic correlates of optical complications of lamellar refractive surgery: anatomic diagnosis in lamellar surgery. *Ophthalmology* 1999;106:474–482.
64. Reinstein DZ, Silverman RH, Raevsky T, et al. Arc-scanning very high-frequency digital ultrasound for 3D pachymetric mapping of the corneal epithelium and stroma in laser in situ keratomileusis [Erratum appears in *J Refract Surg* 2001;7:4]. *J Refract Surg* 2000;16:414–430.
65. Pavlin CJ, Harasiewicz K, Sherar MD, et al. Clinical use of ultrasound biomicroscopy. *Ophthalmology* 1991;98: 287–295.
66. Pavlin CJ, Sherar MD, Foster FS. Subsurface ultrasound microscopic imaging of the intact eye. *Ophthalmology* 1990;97:244–250.
67. Coleman DJ, Fish SK. Presbyopia, accommodation, and the mature catenary. *Ophthalmology* 2001;108:1544–1551.
68. Coleman DJ, Rondeau MJ, Silverman RH, Lizzi FL. Computerized ultrasonic biometry and imaging of intraocular tumors for the monitoring of therapy. *Tr Am Ophth Soc* 1987;LXXXV:49–81.
69. Coleman DJ, Silverman RH, Rondeau MJ, Woods SM. Ultrasonic evaluation of vitreous and retina. In: Tasman W and Jaeger EA, eds. *Duane's Clinical Ophthalmology.* Philadelphia: JB Lippincott, 1992.
70. Ossoinig KC. Standardized echography: basic principles, clinical applications, and results. *Int Ophthalmol Clin* 1979; 19:127–210.
71. Byrne SF. Standardized echography. Part I: A-scan examination procedures. *Int Ophthalmol Clin* 1979;19:267–281.
72. Ossoinig KC, Byrne SF, Weyer NJ. Standardized echography. Part II: Performance of standardized echography by the technician. *Int Ophthalmol Clin* 1979;19:283–285.
73. Byrne SF, Ronald L, Green MD. *Ultrasound of the Eye and Orbit.* 2nd ed. St. Louis: Mosby, 2002.
74. Dibernardo C, Schachat AP, Fekrat S. *Ophthalmic Ultrasound: A Diagnostic Atlas.* 1st ed. Thieme Medical Publishers, 1998.

75. Oksala A, Varonen E. The influence of the eyeball on the ultrasonic field of the transducer and its diagnostic significance. *Acta Ophthalmol* 1965;43:268–271.
76. Kossoff G. Ultrasonic visualization system. In: K. Gitter et al., ed. *Ophthalmic Ultrasound*. St. Louis: Mosby, 1965.
77. Baum G. An evaluation of ultrasonic techniques used in measurements of eye size. *Am J Ophthalmol* 1967;64: 926–936.
78. Coleman DJ, Jack RL, Cardona H. Ultrasonic evaluation of eyes with keratoprostheses. *Am J Ophthalmol* 1972; 74:543–554.
79. Ray S, Khan BF, Dohlman CH, et al. Management of vitreoretinal complications in eyes with permanent keratoprosthesis. *Arch Ophthalmol* 2002;120:559–566.
80. Pavlin CJ, Foster FS. Plateau iris syndrome: changes in angle opening associated with dark, light, and pilocarpine administration. *Am J Ophthalmol* 1999;128:288–291.
81. Coleman DJ. Unified model for accommodative mechanism. *Am J Ophthalmol* 1970;69:1063–1079.
82. Koretz JF, Cook CA, Kaufman PL. Aging of the human lens: changes in lens shape upon accommodation and with accommodative loss. *J Opt Soc Am A Opt Image Sci Vis* 2002;19:144–151.
83. van der Heijde GL, Beers AP, Dubbelman M. Microfluctuations of steady-state accommodation measured with ultrasonography. *Ophthalmic Physiol Opt* 1996;16:216–221.
84. Vilupuru AS, Glasser A. Dynamic accommodative changes in rhesus monkey eyes assessed with A-scan ultrasound biometry. *Optom Vis Sci* 2003;80:383–394.
85. Deng CX, Lizzi FL, Silverman RH, et al. Imaging and spectrum analysis of contrast agents in the in vivo rabbit eye using very-high-frequency ultrasound. *Ultrasound Med Biol* 1998;24:383–394.
86. Rondeau MJ, Barcsay G, Silverman RH, et al. Very high frequency ultrasound biometry of angle and sulcus dimensions. *J Refract Surg* 2004;20(5):454–464.
87. Cibis P. *Vitreoretinal Pathology and Surgery in Retinal Detachment*. St. Louis: Mosby, 1965.
88. Cibis P, Yamashita T. Experimental aspects of ocular siderosis and hemosiderosis. *Am J Ophthalmol* 1958;48:465–480.
89. Regnault FR. Vitreous hemorrhage: an experimental study. I. A macroscopic and isotopic study of the evolution of whole blood and hemoglobin. *Arch Ophthalmol* 1970;83:458–465.
90. Machemer R, Williams JM Sr. Pathogenesis and therapy of traction detachment in various retinal vascular diseases [Erratum appears in *Am J Ophthalmol* 1988;105: 714]. *Am J Ophthalmol* 1988;105:170–181.
91. Machemer R, Sugita G, Tano Y. Treatment of intraocular proliferations with intravitreal steroids. *Trans Am Ophthalmol Soc* 1979;77:171–180.
92. Machemer R, Roters S. Ultrasound biomicroscopy of chronic hypotony after cataract extraction. *J Cataract Refract Surg* 2001;27:327–329.
93. Coleman DJ, Daly SW, Atencio A, et al. Ultrasonic evaluation of the vitreous and retina. *Semin Ophthalmol* 1998; 13:210–218.
94. Coleman DJ, Franzen LA. Vitreous surgery: preoperative evaluation and prognostic value of ultrasonic display of vitreous hemorrhage. *Arch Ophthalmol* 1974;92: 375–381.
95. Boldt HC, Brown DM, McGeorge AJ. Echographic diagnosis of degenerative retinoschisis facilitated by scleral indentation. *Am J Ophthalmol* 1994;118:123–124.
96. Sebag J. Imaging vitreous. *Eye* 2002;16:429–439.
97. Jaffe N. *The Vitreous in Clinical Ophthalmology*. St. Louis: Mosby, 1969.
98. Oksala A, Lehtinen A. Diagnostics of detachment of the retina by means of ultrasound. *Acta Ophthalmol* 1957;35: 461–467.
99. Baum G. Problems in ultrasonographic diagnosis of retinal disease. *Am J Ophthalmol* 1971;71:723–739.
100. Baum G, Greenwood I. The application of ultrasonic locating techniques in ophthalmology. Part II: ultrasonic slit lamp in the ultrasonic visualization of soft tissues. *Arch Ophthalmol* 1958;60:263–279.
101. Coleman DJ, Jack RL. B-scan ultrasonography in diagnosis and management of retinal detachments. *Arch Ophthalmol* 1973;90:29–34.
102. Boniuk M, Zimmerman L. Problems in differentiating idiopathic serous detachments from solid retinal detachments. *Int Ophthalmol Clin* 1962;2:411.
103. Norton E. Differential diagnosis of retinal detachment. In: al WCe, ed. *Symposium on Retina and Retinal Surgery*. St. Louis: Mosby, 1969.
104. Boniuk M, Zimmerman L. Occurrence and behavior of choroidal melanomas in eyes subjected to operations for retinal detachments. *Trans Am Acad Ophthalmol Otolaryngol* 1962;66:642.
105. Coleman DJ, Rondeau, MJ, Silverman RH, Lloyd HO, Lizzi FL. High-resolution ultrasound spectra and wavelet analysis of the choroid in AMD. *Invest Ophthalmol Vis Sci* 2005;46:E-abstract 2432.
106. Reese A. Pigmented freckles of the iris (benign melanomas): their significance in relation to malignant melanoma of the uvea. *Am J Ophthalmol* 1944;27:217.
107. Coleman DJ, Lizzi FL. In vivo choroidal thickness measurement. *Am J Ophthalmol* 1979;88:369–375.
108. Coleman DJ. Evaluation of ciliary body detachment in hypotony. *Retina* 1995;15:312–318.
109. Schepens C. Discussion. In: Schepes C and Keagan C, eds. *Controversial Aspects of the Management of Retinal Detachment*. Boston: Little, Brown and Company, 1965.
110. Reese A. *Tumors of the Eye*. 2nd ed. New York: Harper and Row, 1963.
111. Norton EW, Gutman F. Fluorescein angiography and hemangiomas of the choroid. *Arch Ophthalmol* 1967;78: 121–125.
112. Shields JA, Font RL. Melanocytoma of the choroid clinically simulating a malignant melanoma. *Arch Ophthalmol* 1972;87:396–400.
113. Naumann G, Zimmerman LE, Yanoff M. Visual field defect associated with choroidal nevus. *Am J Ophthalmol* 1966;62:914–917.
114. Tamler E. A clinical study of choroidal nevi. A follow-up report. *Arch Ophthalmol* 1970;84:29–32.
115. Lemke AJ, Hosten N, Bornfeld N, et al. Uveal melanoma: correlation of histopathologic and radiologic findings by using thin-section MR imaging with a surface coil. *Radiology* 1999;210:775–783.
116. Kiratli PO, Kiratli H, Bozkurt F, et al. Scintigraphic imaging of uveal melanoma with 99Tcm-glutathione. *Nucl Med Commun* 2001;22:197–201.
117. Lemke AJ, Hosten N, Wiegel T, et al. Intraocular metastases: differential diagnosis from uveal melanomas with high-resolution MRI using a surface coil. *Eur Radiol* 2001; 11:2593–2601.
118. Rebolleda G, Suarez Figueroa M, Munoz-Negrete FJ, et al. Magnetic resonance imaging in cavitary choroidal melanoma. *Eur J Ophthalmol* 2000;10:335–337.
119. Muscat S, Parks S, Kemp E, et al. Secondary retinal changes associated with choroidal naevi and melanomas documented by optical coherence tomography. *Br J Ophthalmol* 2004;88:120–124.
120. Collaborative Ocular Melanoma Study. Comparison of clinical, echographic, and histopathological measurements

from eyes with medium-sized choroidal melanoma in the collaborative ocular melanoma study: COMS report no. 21. *Arch Ophthalmol* 2003;121:1163–1171.

121. Anonymous. The Collaborative Ocular Melanoma Study (COMS) randomized trial of pre-enucleation radiation of large choroidal melanoma III: local complications and observations following enucleation COMS report no. 11. *Am J Ophthalmol* 1998;126:362–372.
122. Anonymous. Echography (ultrasound) procedures for the Collaborative Ocular Melanoma Study (COMS), Report no. 12, part II. *J Ophthalmic Nurs Technol* 1999;18:219–232.
123. Anonymous. Echography (ultrasound) procedures for the Collaborative Ocular Melanoma Study (COMS), Report no. 12, part I. *J Ophthalmic Nurs Technol* 1999;18:143–149.
124. Diener-West M, Earle JD, Fine SL, et al. The COMS randomized trial of iodine 125 brachytherapy for choroidal melanoma, III: initial mortality findings. COMS Report No. 18 [See comment]. *Arch Ophthalmol* 2001;119: 969–982.
125. Oksala A. Echogram in melanoma of the choroid. *Br J Ophthalmol* 1959;43:408–414.
126. Oksala A. Ultrasound diagnosis in intraocular melanomas. *Ann N Y Acad Sci* 1963;100:18–27.
127. Ossoinig K, Till P. Methods and results of ultrasonography in diagnosing intraocular tumors. In: K. Gitter et al., ed. *Ophthalmic Ultrasound.* St. Louis: Mosby, 1969.
128. Poujol J. Clinical echography in intraocular tumors. In: Bock J and Ossoinig K, eds. *Ultrasonographica Medica (SIDUO III).* Vienna: Verlag der Weiner Med Akad, 1971.
129. Baum G. Ultrasonographic characteristics of malignant melanoma. *Arch Ophthalmol* 1967;78:12–15.
130. Coleman DJ, Abramson DH, Jack RL, et al. Ultrasonic diagnosis of tumors of the choroid. *Arch Ophthalmol* 1974; 91:344–354.
131. Greenwald MJ, Weiss A. Ocular manifestations of the neurocutaneous syndromes. *Pediatr Dermatol* 1984;2:98–117.
132. Blodi FC, Ossoinig KC. Modern diagnosis of orbital tumors. *Trans New Orleans Acad Ophthalmol* 1982;30: 129–149.
133. Byrne SF, Marsh MJ, Boldt HC, et al. Consistency of observations from echograms made centrally in the Collaborative Ocular Melanoma Study COMS report no. 13. *Ophthalmic Epidemiol* 2002;9:11–27.
134. DiBernardo C, Pacheco EM, Hughes JR, et al. Echographic evaluation and findings in metastatic melanoma to extraocular muscles. *Ophthalmology* 1996;103:1794–1797.
135. Mackley T, Teed R. Unsuspected intraocular malignant melanomas. *Arch Ophthalmol* 1958;60:475–478.
136. Ferry A. Lesions mistaken for malignant melanoma of the posterior uvea: a clinico-pathologic analysis of 100 cases with ophthalmoscopically visible lesions. *Arch Ophthalmol* 1964;72:463–469.
137. Read RW, Green RL, Rao NA. Metastatic adenocarcinoma with rupture through the Bruch membrane simulating a choroidal melanoma. *Am J Ophthalmol* 2001; 132:943–945.
138. Silverman RH, Coleman DJ, Rondeau MJ, et al. Measurement of ocular tumor volumes from serial, cross-sectional ultrasound scans. *Retina* 1993;13:69–74.
139. Daftari I, Barash D, Lin S, et al. Use of high-frequency ultrasound imaging to improve delineation of anterior uveal melanoma for proton irradiation. *Phys Med Biol* 2001;46:579–590.
140. Coleman DJ, Silverman RH, Rondeau MJ, et al. Correlations of acoustic tissue typing of malignant melanoma and histopathologic features as a predictor of death. *Am J Ophthalmol* 1990;110:380–388.
141. Coleman DJ, Lizzi FL. Computerized ultrasonic tissue characterization of ocular tumors. *Am J Ophthalmol* 1983; 96:165–175.
142. Coleman DJ, Silverman RH, Rondeau MJ, et al. New perspectives: 3-D volume rendering of ocular tumors. *Acta Ophthalmol Suppl* 1992;204:22.
143. Shields JA, Shields CL, Donoso LA. Management of posterior uveal melanoma. *Surv Ophthalmol* 1991;36: 161–195.
144. Shields JA, Shields CL, De Potter P, et al. Diagnosis and treatment of uveal melanoma. *Semin Oncol* 1996;23: 763–767.
145. Shields JA, Rodrigues MM, Sarin LK, et al. Lipofuscin pigment over benign and malignant choroidal tumors. *Trans Am Acad Ophthalmol Otolaryngol* 1976;81:871–881.
146. Shields JA, Augsburger JJ, Brown GC, et al. The differential diagnosis of posterior uveal melanoma. *Ophthalmology* 1980;87:518–522.
147. Shields CL, Shields JA, Kiratli H, et al. Risk factors for growth and metastasis of small choroidal melanocytic lesions. *Trans Am Ophthalmol Soc* 1995;93:259–275; discussion 75–79.
148. Shields CL, Shields JA. Clinical features of small choroidal melanoma. *Curr Opin Ophthalmol* 2002;13: 135–141.
149. Ivekovic R, Lovrencic-Huzjan A, Mandic Z, et al. Color Doppler flow imaging of ocular tumors. *Croat Med J* 2000;41:72–75.
150. Fuller DG, Snyder WB, Hutton WL, et al. Ultrasonographic features of choroidal malignant melanomas. *Arch Ophthalmol* 1979;97:1465–1472.
151. Coleman DJ. Reliability of ocular tumor diagnosis with ultrasound. *Trans Am Acad Ophthalmol Otolaryngol* 1973; 77:OP677–OP686.
152. Pavlin CJ, McWhae JA, McGowan HD, et al. Ultrasound biomicroscopy of anterior segment tumors. *Ophthalmology* 1992;99:1220–1228.
153. Marigo FA, Finger PT, McCormick SA, et al. Iris and ciliary body melanomas: ultrasound biomicroscopy with histopathologic correlation. *Arch Ophthalmol* 2000;118: 1515–1521.
154. Doro D. Optic neuropathies: diagnostic role of standardized echography. *Metab Pediatr Syst Ophthalmol* 1990;13: 67–71.
155. Gunenc U, Maden A, Kaynak S, et al. Magnetic resonance imaging and computed tomography in the detection and localization of intraocular foreign bodies. *Doc Ophthalmol* 1992;81:369–378.
156. Ta CN, Bowman RW. Hyphema caused by a metallic intraocular foreign body during magnetic resonance imaging. *Am J Ophthalmol* 2000;129:533–534.
157. Oksala A, Lehtinen A. Diagnostics of rupture of the sclera by means of ultrasound. *Acta Ophthalmol* 1958;36:37–42.
158. Freyler H. Ultrasonic studies in experimental scleral rupture. In: Ossoinig K, ed. *Ultrasonographica Medica (SIDUO III).* Vienna: Verlag der Weiner Med Akad, 1971.
159. Bronson NR II. Management of intraocular foreign bodies. *Int Ophthalmol Clin* 1974;14:129–150.
160. Coleman DJ, Lucas BC, Rondeau MJ, et al. Management of intraocular foreign bodies. *Ophthalmology* 1987;94: 1647–1653.

4

超高频数字化超声扫描在LASIK和有晶状体眼IOL中的应用

超高频数字化超声弧形B型超声扫描仪

19世纪80年代，Cornell大学眼科学院生物-声学研究所的Coleman和其他研究员首次提出超声后散射数字信号系统。19世纪90年代初，我们开始将超高频率（VHF）探头整合入Cornell大学的三维超声扫描原型，该VHF探头起初是设计用于冶金工业质量控制的。在多伦多大学Pavlin等人[1]，也生产了一台VHF超声扫描仪，但它是仅仅基于常规的信号模拟过程；多伦多扫描仪产品化被称作超声生物显微镜（UBM）(Humphrey Zeiss;Dublin,CA)。Cornell扫描仪产品化被称作Artemis[2]（图4.1）(Ultralink LLC;St.Petersburg,FL)。

Artemis弧形扫描仪是设计用于在各个方面帮助眼科大夫，尤其是在屈光、白内障和远视眼手术方面。为手术的设计提供更好的解剖学诊断和术后监测。Artemis的主要功能是提供(眼)前后段的超高清晰的B型超声扫描图像，角膜各个层次的高精度的三维图像，前段的三维图像，并结合A型超声探头测轴长。Artemis是设计用于在可变半径的弧形表面扫描，这样无论沿着角膜、虹膜或整个眼球的曲面扫描，一次扫描范围可达15mm宽。

由于Artemis是多经线扫描，当扫描角膜时，其清晰度足以辨别角膜的各个层次，例如，上皮层、瓣膜的基质层、残留基质床和其他层次，都是以三维图像显示。Artemis的VHF信号超声技术能够连贯地探测到角膜层内部的界面(如角膜切除术的切迹)，尽管(角膜)在总体上是透明的，该机械界面永久地存在，甚至在术后几年都存在。在LASIK术后早期，光学相干断层扫描(OCT)能够探测(角膜层内)界面，但是随着时间的推移，角膜水肿减退，角膜层内各界面的光学性能匀质化，它的探测能力就降低了。我们扫描了一批既往曾做过非冷冻屈光性角膜移植术后十多年的患者，结果发现，它能清楚地描绘基质层界面。

1993年，我们报道了第一例被证实的在活体角膜上皮的测定，用VHF超声显示那些被探测到的声学界面确实存在于上皮表面和上皮细胞与前弹力层之间的界面[3]。我们也报道了第一个高精度的角膜上皮和角膜瓣的三维厚度图[4]。通过捕获一系列平行的、垂直的B超扫描图线，这个系统能够做出中心3~4mm区域内的上皮层厚度图像。通过应用数字信号处理技术(I-扫描)，上皮厚度测量可精确到2μm[5]。数字信号扫描就是一种由储存的射频放电超声数据的数字化程序处理产生图像的A超扫描。这种轨迹记录瞬时的能量密度变化，与传统的A超扫描所记录的均一的振幅相反。以前的研究表明I-扫描的测量精度比A-扫描高二倍还多[5]。我们通过增加数字化信号的逼真度，使上皮厚度测量精确到1.3μm[6]。在LASIK中，角膜内的测量精度已被正式检验并公布。在9mm宽角膜范围内扫描，其轴向测量精度大约为1μm[2]。当扫描范围扩大到包括整个前段(15mm)时，轴向测量精度仍然与前者相似，然而，后者测量前房角间距离精度为0.15mm，睫状沟间距离精度为0.20mm[7]。

VHF数字超声系统过去常用来测量角膜中央上皮的透镜结构，结果表明上皮的屈光度因眼而异[8]。我们也检测了前弹力层的形态[9]、计划实施治疗性角膜切除术的前角膜瘢痕的测量[10-12]、屈光性角膜切除术(PRK)后角膜瘢痕的定量分析[13]以及放射状角膜切开伤口深度的测量[14]。1999年，我们最先报道了关于板层角膜手术后上皮层和基质层改变的分析，发现无并发

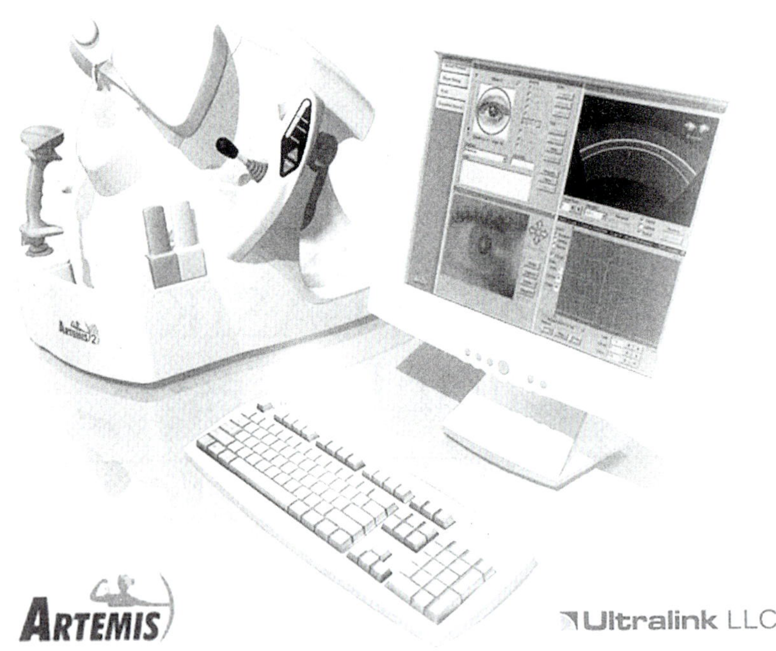

图4.1 Artemis2：VHF数字化超声50MHz三维弧形B型超声扫描(ultralink,LLC)(见彩图)。

症LASIK术后出现明显的上皮改变和基质表面的不规则，导致光学并发症[6]。本节将重点讲述应用。

Artemis技术

扫描和信号处理技术的细节已被大量文献描述[2,3,10,15]。一个带宽50MHz的VHF超声换能器(带宽大约为10~60MHz)被一个高精度的弧形扫描机所取代，这台弧形扫描机是为了获得弧形B型超声扫描，该扫描是沿前段表面轮廓或与之相对的后段结构来进行。Artemis拥有一个独特的可调试的弧形扫描装置，此装置可扫描出一个最大垂直径(和信号噪声比)，以此获得眼球内不同曲率界面(角膜，虹膜，视网膜)的扫描图像。超声结果被数字化并储存。然后，用数字化的信号程序技术将储存的结果传输。数字信号程序明显地减低了噪音而增强了信号噪声比。当都以50MHz超声扫描时，数字信号程序与传统模拟程序相比，所测图像的清晰度前者是后者的2倍，精度前者比后者增加1/3[5]。由Paradigm(UBM)，OTI(35MHz)和其他人生产的扫描仪只用模拟超声程序。由于在每一扫描处都可捕获一个同轴的，即时的视频图像，由超声扫描获得的相关测量能够形成一个可见的眼部标志(例如，角膜反射)，通过多经线扫描该标志可使精确的三维图像重建，并可形成角膜图像(图4.2)。光学和超声同时成像也能使眼前段睫状沟间距离定位在一个经过校准的平面上，例如，在有晶状体眼人工晶体植入(IOL)手术计划时的视轴。最重要的是，它可优化植入物的植入位置，例如，由于老视而需的巩膜扩张带，此带需在眼内标志的基础上定位。Artemis拥有一个应用软件，该软件能给外科医生提供外部标志，这些外部标志与在手术显微镜下所见相同，它识别晶体赤道的位置是基于用测径器从角膜反射来测量的(图4.3)。

尽管Artemis扫描是一个非接触的检测，它也确实需要一种超声平衡介质，从而达到浸入扫描的效果。Artemis2是专门设计的通过一种新颖的反浸入技术使浸入扫描快速化的(仪器)。患者坐下，将其下巴放在一个支架上，该支架有三个支托，分别支撑前额和下巴，而将其眼睛放入一个有着松软边缘的眼杯上，该眼杯就像游泳时所带的护目镜(图4.4)。无菌的复合液体充满了眼的前部，通过一个超声透明膜(消毒过)进行扫描，而不需要反光镜。而且整个过程中，扫描探头没有与眼接触。用Artemis进行三维扫描，每眼需用2~3分钟。

临床应用

二维B型扫描图像

图4.5显示了一个弧形B型扫描图像，该图像采自一LASIK术后四个月患者的角膜横切面。术前B型超声扫描发现在9mm宽的范围内，液体-上皮界面 (E)，上

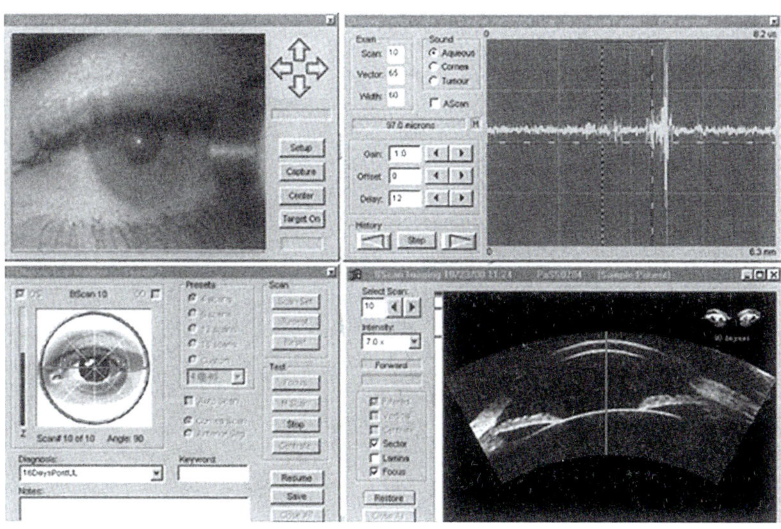

图4.2　Artemis先进的控制显示面板。左上方的面板显示被扫描眼的红外实时的视频图像，在此图像扫描过程中，可对眼的位置进行证实和跟踪。左下方面板是用于扫描运动控制，而右上方面板则显示了原始的超声波结果。在该扫描点，下面右图显示了在水平位置捕获的前段的扫描图像，此时该眼正注视着一照在角膜顶点（可见的角膜反射）的线性光束的轴心。患者的kappa角产生了一个眼前段相对视轴（绿线）几何性的倾斜。对于通过图像相减来采集的解剖结构前后的相关扫描来说，角膜反射是一个很好的标志（见彩图）。

皮–前弹力层界面(B)，角膜切除面(K)，和后表面(内皮–房水面)(P)都清晰可见。(从图中)可以看见角膜切削界面从鼻侧的一个切口痕迹(S)开始，然后移行至颞侧到角膜瓣边缘(H)停止。(用B超将角膜刀切入位置)放大后显示角膜瓣没有很好地贴附，前弹力层也没完全覆盖，这潜在地导致散光或增加上皮细胞植入的危险。切削面有一小的不规则(I)(放大部分)，这可能是由于切削过程中患者眨眼造成的，此瓣膜颞侧较厚，而鼻侧较薄(T)。

三维C12诊断显示

这种检查所显示的结构和排列形式成为LASIK后解剖诊断的主要依据，这也是一种最先进的技术。图4.6所示图像来自一患者LASIK术前后完整角膜的扫描图像，该患者术前屈光度为(–4.75，–0.25×55)。非矫正视力为20/16，伴有可用球镜矫正的残留度数。角膜地形图检查可显示普通的中心性扁平伴有一个小的循规散光的表面。而通过裂隙灯检查，这些薄层界面显示不明显。

这12幅的厚度测量图是作为一个LASIK角膜结构改变的标准化层次厚度总括设计的。我们之所以把这些图像命名为C12诊断显示，是因为它包含了LASIK前后同一角膜的12幅厚度图，每一个图像都以微米级色度描绘了角膜层的局部厚度。C12显示是依照时间、解剖深度和计算结果将图像排列设计的。第一和第二列分别描绘了手术前后的图像。在这两列中，行次代表角膜内的不同深度。因此，第一列分别描绘了术前角膜上皮(图4.6，地形图1)，全基质层(图4.6，地形图2)和整个角膜层(图4.6，地形图3)的剖面厚度。第二列显示术后角膜上皮(图4.6，地形图4)，基质层(图4.6，地形图5)，整个角膜层(图4.6，地形图6)的剖面厚度。上皮层，整个基质层和全角膜层的色度比例是一致的以便于手术前后直接的颜色(厚度)对比。第三列是经计算后的图

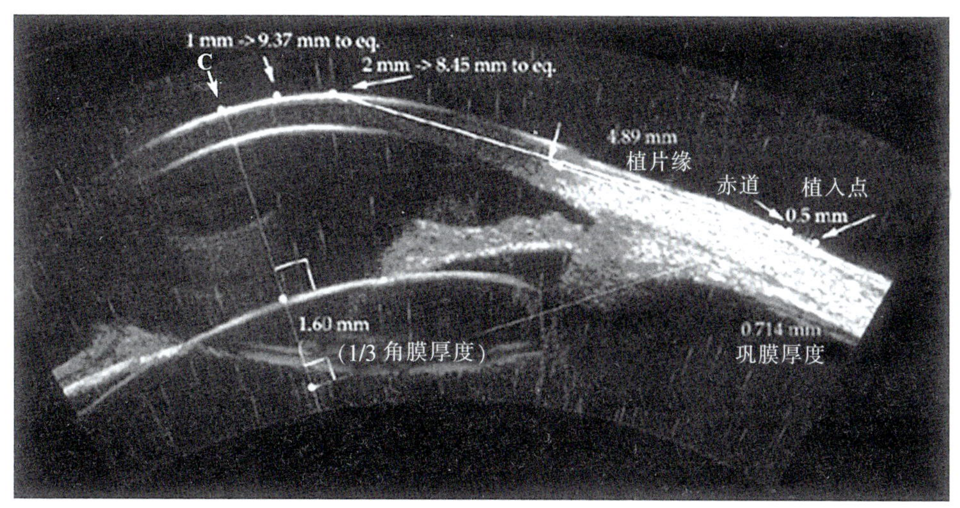

图4.3　带注释的弧形B型超声扫描图像显示为做一个准确的巩膜扩张带移植所需的所有测量。角膜和视线的交点用箭头和C字母标示出来。晶状体赤道平面基于超声图像上定位，其在巩膜表面上永存的交点也被定位。从C到赤道平面的距离便被确定，从而使巩膜植入有一准确的位置，以获得最佳效果。巩膜厚度也已提供，以获得一个最大深度而不伴有术中脉络膜的暴露(见彩图)。

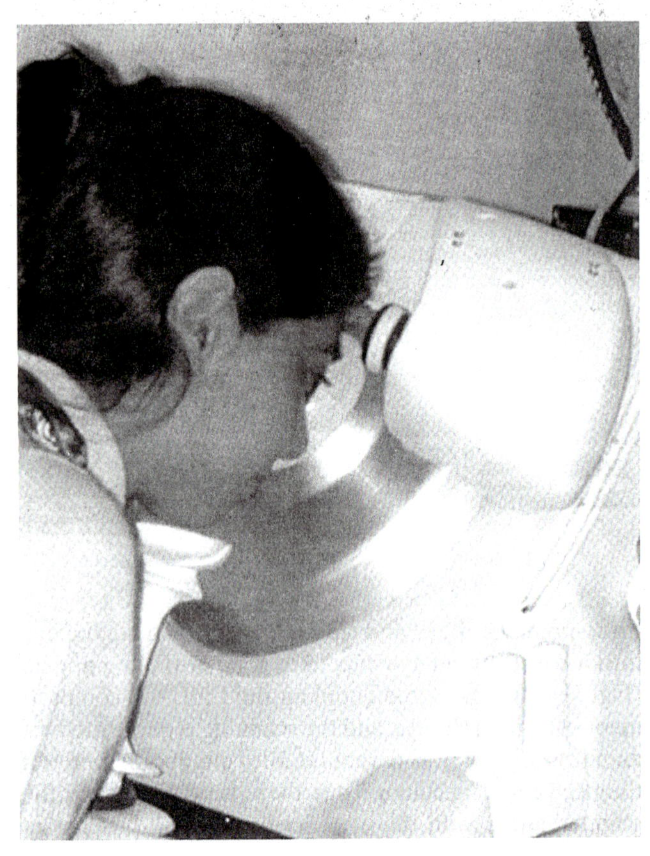

图4.4 患者演示了一个反侵入扫描系统的简易装置。通过将头放在一个三脚支撑物上获得了头部的固定；该三脚支撑物包括一个可调节下巴支托和两个可调节的前额支托。眼睛舒适地放在一个无菌的密封眼垫内，该眼垫将放眼睛的无菌空间与装有液体的扫描仪装置的空间隔开。

像，这些图像描绘了上皮改变的地形图(图4.6，地形图7)(从术后上皮图像减去术前所得)，基质改变(图4.6，地形图8)(从术前基质图像减去术后所得)和(计算后的)原始瓣膜。该瓣膜在手术时作为瓣的轮廓[16](图4.6，地形图9)。瓣的轮廓通过将瓣的基质成分(图4.6，地形图12)加上术前的上皮厚度计算出来。第四列描绘了术后角膜层次：术后六个月瓣膜剖面厚度(包括上皮改变)(图4.6，地形图10)，残留基质层(除去瓣膜中的基质成分)的三维剖面厚度(图4.6，地形图11)，和术后瓣膜中的基质成分(图4.6，地形图12)。

术前左眼上皮的剖面图直径大约为9.25mm（图4.6，地形图1)。上皮变化图像(图4.6，地形图7)显示上皮厚薄类型。其上皮中心厚度是15~20μm，在直径7.5mm范围内从中心向周边厚度逐渐增加。有趣的是，我们发现LASIK术后在直径8mm区域的周边有一宽1mm的环形上皮变薄。我们也注意到上皮类型的改变增加了前角膜的屈光力（更强的组织中心性地增加)。但是，患者术后出现球面屈光度，这就表明在这种情况下，由于上皮改变导致的屈光力的改变，确实与通常计算图表设定值所期望的一致。

基质改变图(图4.6)显示了一个围绕角膜中心(坐标为(0,0))的中心性差异。这种差异体现为，术前基质层中心厚度为70μm，在直径7.5mm区域内逐渐减为0。因此，色度所描绘的从绿到红的区域代表在角膜中组织的有效改变量。由Nidek EC5000所预测的中心切削深度为73μm，切削范围由6.5mm光学区过渡到7.5mm。在直径8~9mm区域的周边部有一宽10~20μm的环状基质增厚区。我们首次报告这样的发现[2]，Roberts曾提出一个机制来解释之[17]。有趣的是，这个基质增厚环与前面描述的上皮减薄环恰好重合，这与上皮补偿原则一致(见下文)。

用Moria LSK-Ⅰ角膜刀来切削，计算出的原始瓣膜(图4.6，地形图9)其中心厚度为158μm(预测平均为160μm)。瓣膜尽管有明显的不规则，但在直径4mm范围内，其厚度在160~165μm之间，基本是均匀的。注意，直接测量术后六个月的瓣膜厚度(图4.6，地形图10)不能在瓣膜形成时期提供一个准确的描述，这是由于LASIK术后上皮结构的改变。瓣膜的基质成分(图4.6，地形图12）在中心直径6mm的范围内其剖面厚度大约为110~120μm，除去颞上1/4象限直径4mm的区域，在该

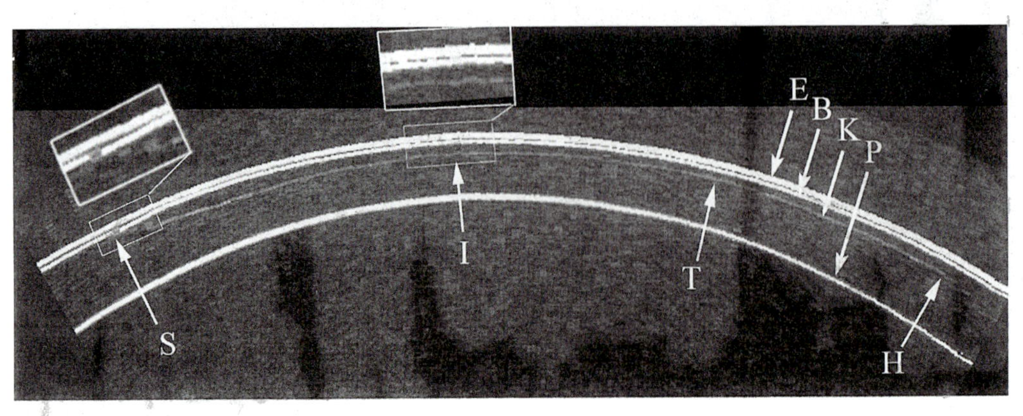

图4.5 LASIK后四个月，通过角膜视轴的水平的B超扫描。角膜切除术的整个切削界面清晰可见。请看下文注解。

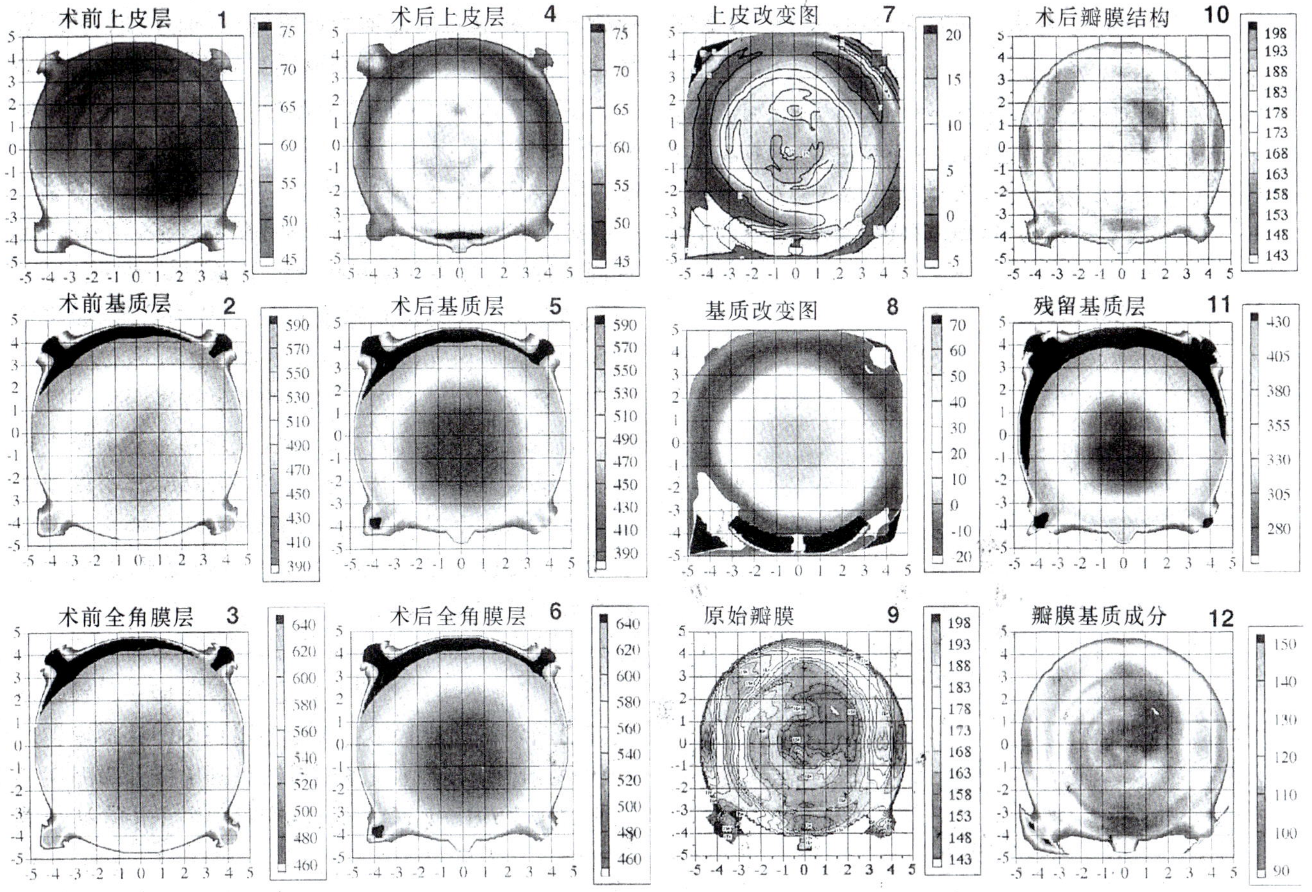

图4.6 C12显示了一患者左眼LASIK术前和术后六个月的角膜图像。这12幅图都以微米级描绘了彩色区域特定的角膜层厚度。术前上皮层(1),基质层(2),和全角膜层(3)的厚度图显示在第一列。紧挨着这一列每幅图像的右侧图像(第二列)是术后同一彩色区域的上皮层(4),基质层(5),和全角膜层(6)的图像,这是为了与术前形成直接对比。第三列描绘了只经过计算的图像。经过计算的上皮改变图(7)(第三列,第一行)是从术后的上皮改变图点对点的减去术前的所得。因此,上皮改变图显示了由于手术所致的色度微米增加量。记录到上皮厚度改变是匀称的离心性减少,因此,在角膜术后周边屈光度增加方面它起了最重要的作用。还记录到上皮厚度增加区域局限在切削区域或手术上的角膜的扁平区域。经过计算的基质改变图(8)(第三列,第二行)是从术前基质厚度图点对点地减去术后的所得。因此,基质改变图显示了彩色区域由于地图样的外科手术所造成的基质减少量和由此所需切削的组织体积。经过计算的“原始瓣膜”(9)(第三列,第三行)是将术前上皮剖面厚度(1)加上术后“瓣膜基质成分”(12)(第四列,第三行)所得。由于LASIK术后上皮层呈现的改变,医生必须分别执行上皮层和瓣膜基质成分颞侧额外的移位,以引导产生一个不同于用角膜刀切削时所产生的LASIK术后瓣膜结构(10)(第四列,第一行)。最后,包含所有基质底层和瓣膜周围的“残留基质层”的厚度地形图就显示在图11(第四列,第二行)。这个图在决定是否有足够的基质床为进一步的LASIK加强手术作基础方面是非常重要的。因为最薄点并不总在中心,它可能被任何一种形式的术中切削床的单一点测量所忽略。因此,C12显示是设计成颞侧组(列)和解剖组(行)来读的。看下面进一步的分析说明(见彩图)。

区域内其厚度大约为95μm。由于在对应的区域存在更厚的上皮层和切削过程中角膜刀头与角膜表面平行,这个区域将会更薄。

残留基质层的三维剖面厚度图(图4.6,地形图11)显示了一个280μm的最薄点,该点大概位于角膜中心以上1mm。这就是一个例子,即为什么手术中手动的超声残留基质厚度仪会被误导,即通过一个非最小的残留基质厚度,仅仅几百微米的横向的变化就可完全改变切削的设计。

术前评估

角膜剖面厚度:最小厚度和圆锥角膜筛选

术前准确测量角膜剖面厚度的重要性正在被逐渐接受,并以此来帮助(医生)筛选出LASIK后有可能出现角膜扩张的人群[18]。角膜最薄点的中心是否与角膜中心一致在圆锥角膜筛选中是很有意义的。(由于Artemis扫描的有效性和给患者带来的额外支出，目前我们提倡，但并不是常规地要求每个患者都用这种术前检查。)在日常诊疗过程中，Artemis适用于以下两种人群：一是地形图和手动超声测厚仪所测厚度相差大于15μm的，一是不管用地形图还是手动超声测厚仪测量预计残留基质厚度不足300μm的。

测量的准确性是指测量值与真实值的一致性。我们已制定出一个评估Artemis测厚仪准确性的误差分析系统[2]。在角膜内Artemis测量厚度的最大偏差为±1.8%，这意味着测量值与真实值间一致性的95%可信区间是量得的角膜厚度±5μm(由VHF数字化超声量得的平均厚度为515μm[5])。

尽管拥有获得其他数据的便利，但用光学方法测定角膜后表面形态和此后制出的三维角膜厚度图都会出现精度变异[19-21]，这几乎是角膜屈光手术前后光学特性改变的必然结果[22]。但是角膜屈光指数的变化也可能存在于正常个体或非手术个体。为了解地形图和三维VHF数字超声扫描准确性的不同，我们用这两种仪器测定了52只眼角膜的最薄点。所测厚度偏差在地形图测量的比VHF数字超声所测的大25μm (95%可信区间：±35μm)。这表明VHF数字超声测量的准确度比地形图高7%。

术后评估：LASIK后的正确诊断及应用Artemis技术优化治疗方案

目前，尽管LASIK和PRK已经是相对安全的手术，我们仍在不断地努力使其更安全。预防所有的并发症是不可能的，当这些并发症发生时，我们需要去矫正它们并恢复视功能。在坚持手术基本原则的情况下，准确的成像和生物学统计是尽量减少并发症和纠正并发症恢复视功能的基石，因为准确诊断可优化治疗方案。

在出现并发症的LASIK中，表面地形图是诊断性检查的主要依据，像差仪的引进大大增加了我们的诊断能力，使我们能够用定量的方法去理解不规则散光和其他形态的不规则是怎样产生视觉不适的。因此，了解光学缺陷或角膜的表面形态可对解释视觉不适提供依据。表面不正常的解剖学原因可能仅仅在角膜水平被理解，例如，瓣膜所对应的基质床的不规则。随着PRK和LASIK手术世界范围的发展，急切地需要一种方法来测定这些改变所致的层间解剖结构。若没有准确的解剖诊断，地形图或波前像差引导的治疗将导致一个不理想的治疗方案。

1991年，VHF数字超声扫描技术被首次报道。在此次报道中，数字信号程序被用来识别和分析兔眼实验动物模型中上皮和瘢痕层的形成[10]。1993年，我们报道了活体角膜上皮第一个确定的测量结果。该结果表明，在完整的角膜内探测到的声学界面定位在上皮细胞和前弹力层之间的界面[3]。通过捕获一系列平行的、垂直的B超扫描，该系统得到进一步发展，制成上皮的剖面厚度图[4]，也制出了瓣膜中心3~4mm区域内的瓣膜层次图。通过数字信号程序扫描技术(即I-扫描)，上皮厚度测量可精确到2μm[5]。后来，通过增加数字化信号的逼真度，瓣膜的厚度测量精度可提高到1.3μm，上皮层和角膜的测量可精确到1μm以下[2]。在临床应用中，角膜板层手术后上皮和基质层改变的分析，表明无并发症的LASIK手术后上皮层的明显改变和基质层表面的不规则可导致光学并发症。

角膜屈光手术中上皮层改变的重要性很可能被低估。在PRK手术[23,24]和LASIK手术[25-27]中上皮层剖面厚度的明显改变已被证实，并像地形图引导的激光切削的不准确可导致屈光回退一样，也作为导致屈光回退的一个因素被考虑进去[6]。正常角膜中心前弹力层的曲率平均比上皮表面曲率大[9]。因为上皮层和基质层的屈光指数是非常不同的(1.401对1.377)[28]，上皮-基质层界面在角膜内构成一个重要的屈光界面，估计平均屈光度大约为3.60D[9]。因此，术后没有预测到的上皮微细改变将导致意想不到的屈光度改变，这就是为什么实际的切削深度和剖面图("正常图")与理论的切削剖面图不一致的原因：理论值是将上皮屈光力的平均改变值与基质表面的特定屈光值相加 (治疗近视的水平)。因此，对上皮动力学和它们形态的认识开始逐渐明了[26,27]，这些因素可能对提高角膜屈光度的准确性具有潜在意义。

术前超声扫描对LASIK手术的准确性和安全性具有重要意义。LASIK手术的准确可使手术眼获得理想的屈光度。安全性是指达到这个目标而不丧失最佳矫正视力(BSCVA)或出现其他视觉紊乱。

角膜扩张是LASIK手术最具有破坏性的潜在后果之一，我们应尽可能地阻止其发生。瓣膜的厚度决定在基质组织的多深处开始切削，并因此直接与术后瓣膜下角膜后面所留的基质组织有关。瓣膜越薄，手术越难控制，然而，瓣膜越厚，为LASIK手术留下的矫正屈光不正的组织越少。尽管角膜地形图和眼波前像差测量有其优越性，但完全弄清这些患者视觉不适的原因仅靠这些方法是不可能的[6]。这是因为角膜内的屈光界

表 4.1 在LASIK中瓣膜微皱褶的Restein分类

类型	解剖定位	最佳矫正视力的丧失	荧光染色	临床表现	解剖学基础	治疗
起皱	基质层	√	√	肉眼可见的皱褶，不同的荧光染色，混合散光	瓣膜滑动	瓣膜复位
真正的皱褶	前弹力层	√	√	前弹力层的沟	前弹力层的沟	瓣膜复位和展平微皱褶
前弹力层的裂缝	前弹力层	√	ϕ	灰线，无沟	前弹力层破裂	仅仅监测

这些结构的紊乱常常导致散光并引起最佳矫正视力的丧失，这些结构在瓣膜内的定位在制定最适治疗方案中起着很重要的作用。

面(例如，上皮层–基质层界面)并不是独立地测量的。事实上，严格地来讲，地形图不是一个诊断性手段，而是一个描述性手段。为了诊断和纠正并发症，仅仅通过了解角膜内部解剖层次，来鉴别角膜前后表面不正常的解剖学原因是可能的。例如，区别瓣膜轮廓不规则(角膜刀)，瓣膜定位(外科医生)和基质床(激光)的不规则将对制定进一步的外科治疗方案很有帮助。另外，角膜的再次手术应该总是基于对可利用的残留组织充分了解的基础上。

下面描述几个例子，这些例子都是诊疗过程中，在伴有并发症的LASIK术后，我们用超声进行解剖评估(发现的)，其中Artemis为进一步拟定治疗方案和一些临床病例提供基本的信息，这些信息指出了首次治疗后从屈光不正眼的角膜上皮成分识别生物力学的重要性。

微皱褶

在LASIK术后瓣膜上微皱褶的出现经常是视力损害的并发症。对于如何治疗微皱褶有大量的建议，但并非都是基于解剖学诊断分类。

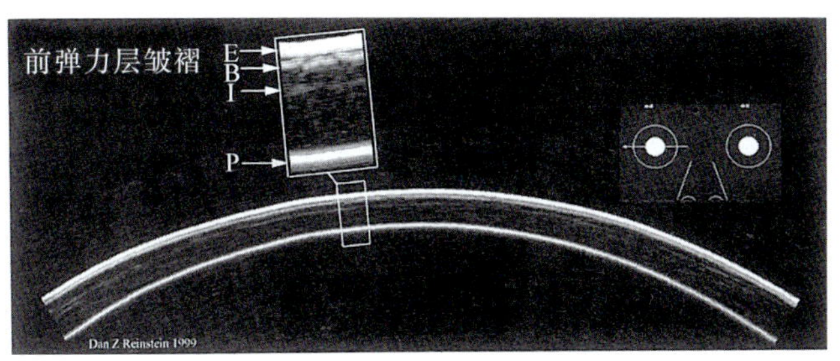

图4.7 真正的前弹力层皱褶：通过一LASIK术后6个月的患者视轴的水平VHF数字超声角膜B超扫描。上皮层(E)，前弹力层(B)，角膜切除界面(I)和内皮细胞层(P)都被标出，检查前弹力层表面发现一真正的微皱褶，在前弹力层显示为一个沟，大约25μm深，100μm宽。

通过综合分析VHF信号超声扫描与裂隙灯检查和对视功能的影响，我们研究了微皱褶的解剖学形态。根据这些研究，我们设计了一个基于临床治疗方案的分类系统。Restein分类如表4.1所示。皱褶的最初分类是依照是否包含瓣膜的基质成分或仅包含前弹力层。若包含瓣膜的基质成分，就称为瓣膜起皱，表示严重的瓣膜错位，那在实质上会导致整个瓣膜内基质层间的波动。必须通过掀瓣和重新复位很好地控制瓣膜起皱。如果皱褶在前弹力层，必须分清是真正的皱褶还是前弹力层裂缝，因为它们的治疗是完全不同的。真正的皱褶是前弹力层内真实的沟(图4.7)，这是由于瓣膜错位或没完全展平引起的。前弹力层裂缝是前弹力层内的裂隙，没有沟(图4.8)。前弹力层裂缝是由对瓣膜的创伤引起的，这些创伤可能来自用刮刀从蒂部牵拉瓣膜时前弹力层的伸展或者是将瓣膜复位时对前弹力层的折弯(尤其是当在切削过程中瓣膜变干时)。区别微皱褶和前弹力层裂缝是非常重要的，因为对微皱褶来说，重新掀瓣再次准确复位和减小沟裂可以改善屈光度和BSCVA(最佳矫正视力)，但是对前弹力层裂缝来说，掀瓣将加重对瓣膜的创伤，引起额外的伤害和潜在地延迟BSCVA的恢复。

瓣膜并发症

VHF数字超声扫描对瓣膜并发症的术后评估帮助很大。对不完善的层间分隔的精确解剖结构的测定将显示在多深的地方切瓣，和瓣膜的复位是否合适。这样的信息对制定二次切瓣方案是很重要的。另外，对于那些伴有中心瓣膜碎片或不规则瓣膜的病例，VHF数字超声扫描能帮助测定前弹力层的边缘是否很好地(与瓣膜边缘)吻合，以防止上皮内植。

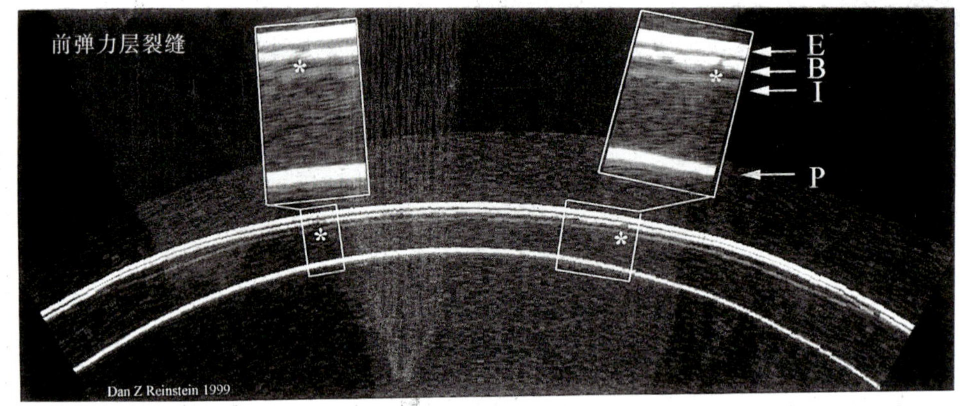

图4.8 前弹力层裂缝：通过一LASIK术后9个月的患者视轴的水平VHF数字超声角膜B超扫描。上皮层(E)，前弹力层(B)，角膜切除界面(I)和内皮细胞层(P)都被标出，检查前弹力层表面发现裂缝和不连续(*)，此处不包含沟或前弹力层皱褶。

"纽扣孔"瓣膜

下面的例子是，一名33岁的护士，术前近视550°，用Moria LSK-1和Nidek EC5000做了LASIK。术前角膜厚度是509μm，预测残留基质厚度是280μm(基于一个160μm的瓣膜)，她家在边远地区，大约两年后，她来到医院，说有一只眼术后第三个月出现屈光回退，要求做加强手术。一般来说，在这个时候要求重新切瓣，而不是掀瓣，其明显原因是，因为术后六个月掀瓣是很困难的。而重新切瓣，由于新瓣锋利的边缘，可减少上皮内植的几率。该患者用Hansatome做了重切手术，用160μm的刀头和9.5mm的负压环(目的是尽量接近原始瓣膜的外表面，以保留残留基质组织)。结果，在双瓣的分隔处形成了一个中心纽扣孔，这个分隔不需用激光切削就被取代了。图4.9显示了瓣膜复位后1天，其精确的解剖结果。从超声扫描结果来看，它清晰地显示出Hansatome瓣试图待在原始瓣膜的浅层，目的是为了从前弹力层和上皮层间出去(图4.9，X1)，然后再重新进

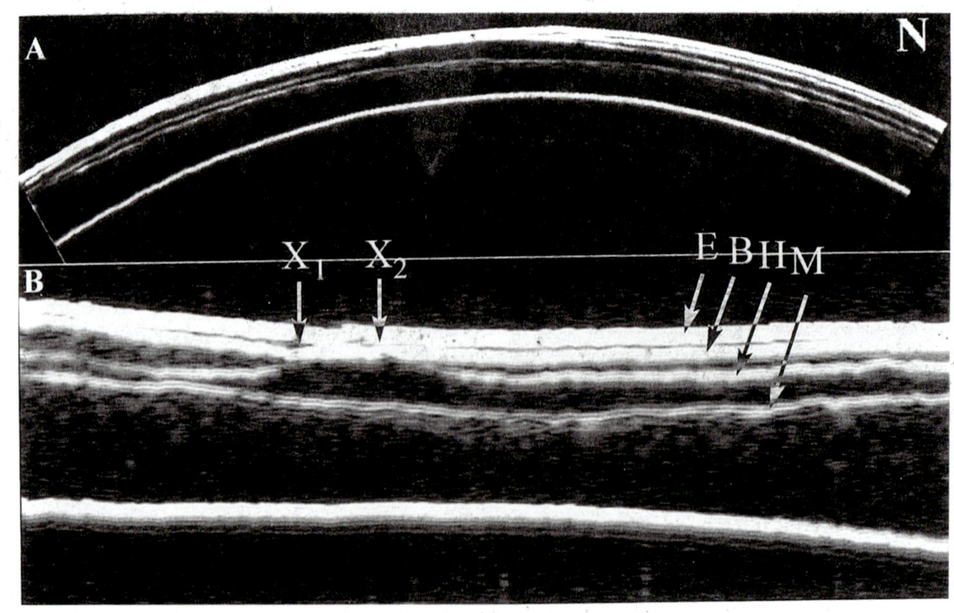

图4.9 应用几何学方法处理水平方向VHF数字超声角膜B扫描显示一个二次切瓣后一天的角膜。同时使原始瓣膜从切削床和纽扣孔分离(A)。在不同水平面，一个轴向方向局部放大的图像显示在下面(B)，上皮层表面(E)，前弹力层(B)，由Hansatome160-刀头进行的第二次切削界面(H)，和原始的Moria切削界面(M)都被标出。可见Hansatome界面从左到右粗糙地浮在原始切削面表层，但又浅浅地从前弹力层(X1)和上皮层穿出，然后重新进入上皮层和横过前弹力层(X2)，找到原始瓣膜表层的平面。精确的前弹力层解剖学上的对合已通过扫描被确定。因此，可确保完整的瓣膜复位和使视轴方向上的上皮植入可能性最小化。

入角膜(图4.9,X2),重获一个接近原始瓣膜界面表层的平面。这种扫描结果使我们确信前弹力层已被放在合适的位置,解剖学结构已恢复并可出现一个好的预测结果。二次术后两年,这名护士没有出现上皮内植现象,而且仍然保持最佳矫正视力。

不完全瓣膜

1994年我们描述了对不规则散光的上皮补偿规则[29]:“不规则散光导致不规则上皮。”上皮组织通常完全补偿不规则基质的表面,圆锥角膜就是一个典型例子。一般认为,随着圆锥角膜的锥形结构的形成,覆盖在锥形结构上的上皮组织就越来越薄。这是由于基质潜在膨出导致了上皮内陷,同时它的外表面由于每天10000次的瞬目作用而变得光滑(这就是为什么可通过查看角膜地形图后表面图对圆锥角膜做出早期诊断而不是依据前表面图)。上皮厚度的检查或许为圆锥角膜的诊断提供了一个更为快捷和敏感的检查工具。依据上皮补偿规则,如果患者表现为稳定不规则的散光,上皮就已经达到了它的最大代偿功能。

在下面的病例中,是一位23岁LASIK术后患者,术中使用Moria LSK-I,于左眼切取不完全鼻侧角膜瓣,之后进行激光切削。图4.10显示超高频率数字超声扫描结果。大量的上皮补偿在基质表面。这就解释了为什么地形图引导或波前引导的切削都不能有效地矫正这种并发症。在这种情况下,基质表面是不对称的,上皮组织最大限度的补偿但是仍然不对称,患者表现为地形图不对称性散光。如果依据地形图或全眼波前图校正的切削轮廓(依据70%上皮表面结构),显然会对基质表面形状造成无效矫正。照此,上皮组织可以或不可以完整地补偿在不对称残留基质表面。如果可以,地形图将变得规则,但患者仍然会表现出由于上皮和基质有效屈光指数不同而导致的症状[9]。

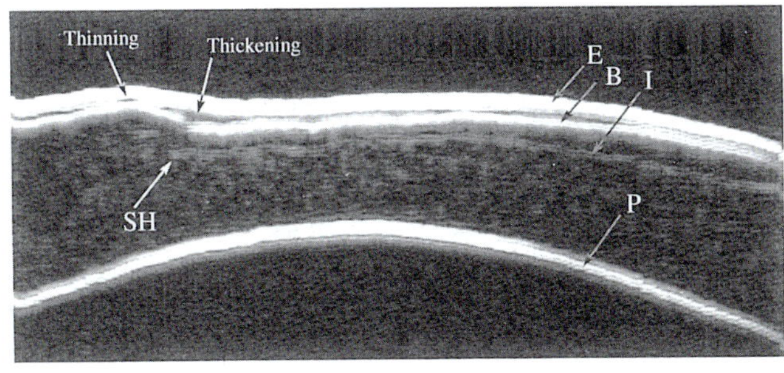

图4.10 通过患者左眼角膜视轴的水平超高频数字B超扫描,该患者角膜有轻微不完全瓣膜形成,切削已经完成,上皮层(E)、前弹力层(B)、角膜切除术界面(I)、内皮层(P)已标明,在角膜切削的突然的终止点形成小接点(SH)。缺乏鼻侧的切削,导致角膜上形成了很大的阶梯。改型的上皮部分补偿在基质表面的阶梯部分,上皮组织在突起部位显著变薄,在缝隙段增厚。这个断面清楚地显示了为什么在矫正基质不规则方面地形图引导的切除(或即使波前指导切削,也有70%偏离前表面)不能完全地成功。

偏心的地形图诊断:真正激光导致的偏心?

偏心是术后地形图的一种诊断。偏心表示偏离中心的切削。我们发现地形图显示的偏心并不经常是由于偏离中心的切削造成的。

在下面的病例中,患者主诉LASIK术后单眼复视。最初屈光度数-6.50D,用Moria LASIK-I和Nidek EC5000实施手术。术前Orbsan测量角膜厚度516μm,切除厚度90μm,预测术后残留基质层厚度266μm。检查显示:UCVA20/70,显然验光+3.00-3.75×96低于最佳校正视力20/40+2。裂隙灯检查显示透明角膜,角膜可见不显著的瓣膜,瓣膜上有细微浅的垂直分布的微皱褶。图4.11显示了Orbscan最佳匹配球镜图,提供对切削区的偏心或扩张的鉴别诊断。图4.12是同一眼的Zywave像差仪图(Bausch&Lomb,St,Louis),表示彗差样高阶像差。

角膜横切面三维超高频数字B超扫描显示了可提供远期诊断信息的解剖特点,图4.13B超扫描显示角膜边缘鼻侧扁平(F),颞侧隆起(R),在Orbscan最佳匹配球镜表面图上也有显示。由于前弹力层(B)的内陷,隆起的部分上皮(R)厚度减少。前弹力层(B)高度不规则,显示了三个主要的超声突变(*),超声突变代表了瓣膜

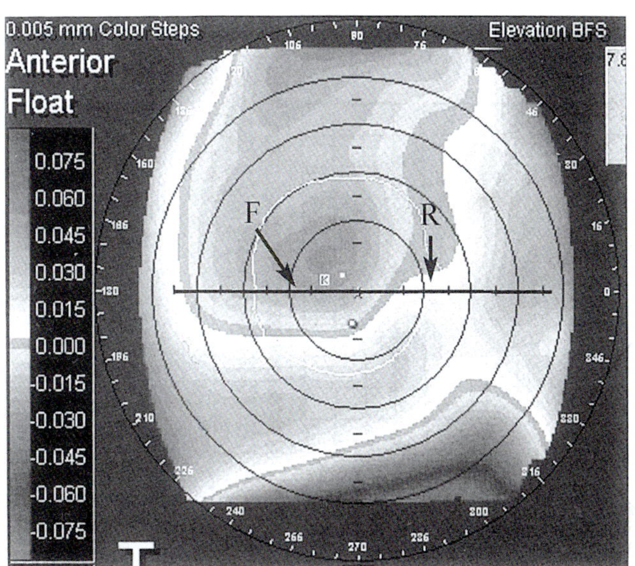

图4.11 Orbscan显示的一位单眼复视患者角膜前部最佳匹配球镜图(10mm光区缺省),地形图诊断“偏心性切除”,B型超声扫描图像证明这个诊断不正确,扫描层面由黑线表示。扁平区(F)和隆起区(R)与图4.13示B型超声扫描有关(见彩图)。

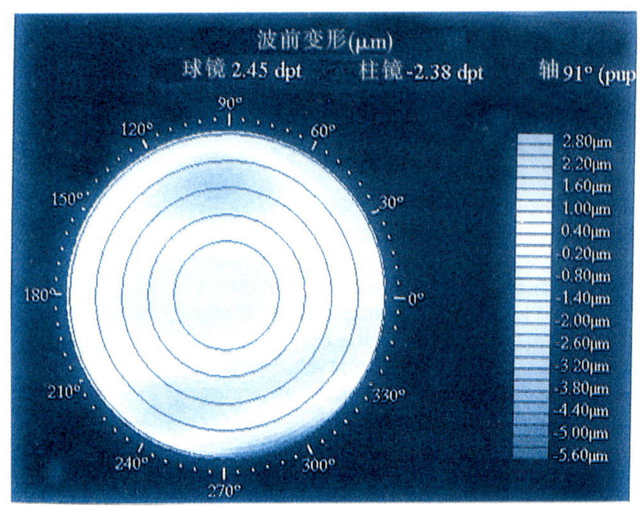

图4.12 Zywave像差仪显示了图4.11中患眼的高阶波前图，患者表现为单眼复视，地形图诊断为“偏心切除”，像差仪显示有彗差样改变。一般的，智者将会在黄-红光区范围内，切除相对多的组织。对于这种病例，B超扫描图（图4.13）证明这样做是不合适的（见彩图）。

表面的裂隙或微褶。图4.13显示了这种角膜的三维厚度地形图。上皮厚度呈现连续性改变，补偿在前弹力层(B)的表面并使之光滑。图4.14C6图(LASIK术后，无术前数据做相减图)是残留基质床最薄点三维厚度图，厚度为223μm，残留基质层厚度显示轻微的鼻侧不对称。瓣膜基质组成部分图形(图4.14第二列第二行)的检查显示了这种不对称的原因：瓣膜基质成分颞侧比鼻侧厚。瓣膜基质中央厚度是80μm，提示瓣膜中心的原始

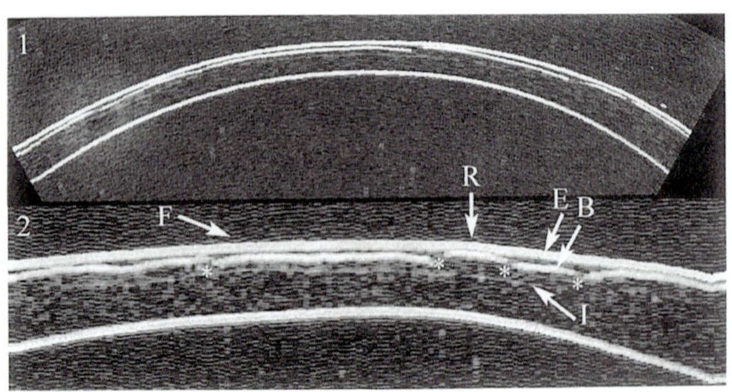

图4.13 经过患者右眼角膜视轴的水平状超高频数字B超扫描图。患者表现出单眼复视，地形图与波前图一致诊断为“偏心切除”。上方图(1)显示了纠正的几何图像，下方图(2)则显示了中轴区域原始超声数据，可以更好地理解这个界面。上皮层(E)、前弹力层(B)、角膜切除术界面(I)已标明，很明显前弹力层有大量不规则真实的微皱褶(＊)，在裂隙灯下检查，只是依稀可见，上皮补偿使得角膜表面光滑。“偏心切除”这个诊断显然不适合，可能是瓣膜扩张引起的表面不对称。进行瓣膜扩张和复位是最合理的处理，而不是激光切削。

厚度接近于130μm(80+50)，最初医生计算患者术后瓣膜下会有266μm的厚度。这比观察值少了43μm，并且瓣膜厚度比预测值减少了30μm，那么很可能，患者术前(由Orbscan)测量的厚度被低估了约43μm，最初的角膜厚度应该接近于473μm。

已经制定了瓣膜错位和不对称生物力学改变的诊断。另外，尽管术前参数显示再治疗仍有空间，但是进行瓣膜下切削，残留基质厚度不足。

这个病例说明了在预测LASIK术后并发症治疗方面，解剖学诊断要比地形图诊断重要。单纯地依靠地形图，这个病例会被诊断为偏心，患者会接受地形图引导的瓣膜下治疗。如果残留基质厚度偏薄，可能组织切削会引起远期力学改变和不可预测的结果，这就很可能导致进行性角膜扩张[30]。

不规则瓣膜

不规则的瓣膜会导致屈光方面不规则的生物力学的改变。一位患者暗视野下瞳孔5.5mm，角膜厚度合适，预测切除160μm瓣膜以后留下250μm的厚度，患者右眼应该能接受LASIK以矫正-10.00D。利用Moria CB微型刀110刀头，设计切削平均140μm，正常模式下，在1s的时间范围内，谨慎地使用快挡以切削薄的瓣膜。有建议提出，患者要求做治疗时，为了确定手术能否进行，在术前用VHF数字超声扫描检测瓣膜厚度和残留基质厚度。手术过程很顺利，手术中注意到瓣膜“感觉起来”偏薄，“有利于远期做瓣”。术后一天屈光+5.00D，并没有丧失最佳校正视力，术后三个月屈光降至+4.00D。图4.15显示LASIK术后三个月瓣膜的水平扫描切面图。瓣膜中央部位的确很薄---瓣膜基质厚度在90~100μm范围内。然而，瓣膜周边的基质厚度甚至超过200μm(等同于超过250μm原始瓣膜厚度)。患者所显示的严重过矫很可能部分因为生物力学改变引起：较深度的角膜周边切开可因周边变厚的力学作用导致中央变扁平。正如Roberts[17]所提出的，与放射状角膜切开术有相同的原理——周边深度角膜切开术引起中心部扁平和周边部膨出。很明显，在这种情况下，对瓣膜解剖学知识的了解将有利于制定远期治疗。为了矫正远视，在质量好的瓣膜(如术中测定的)上进行重新掀瓣，会加深周边角膜切开的深度，在力学上引起了明显的过矫，这并不理想。

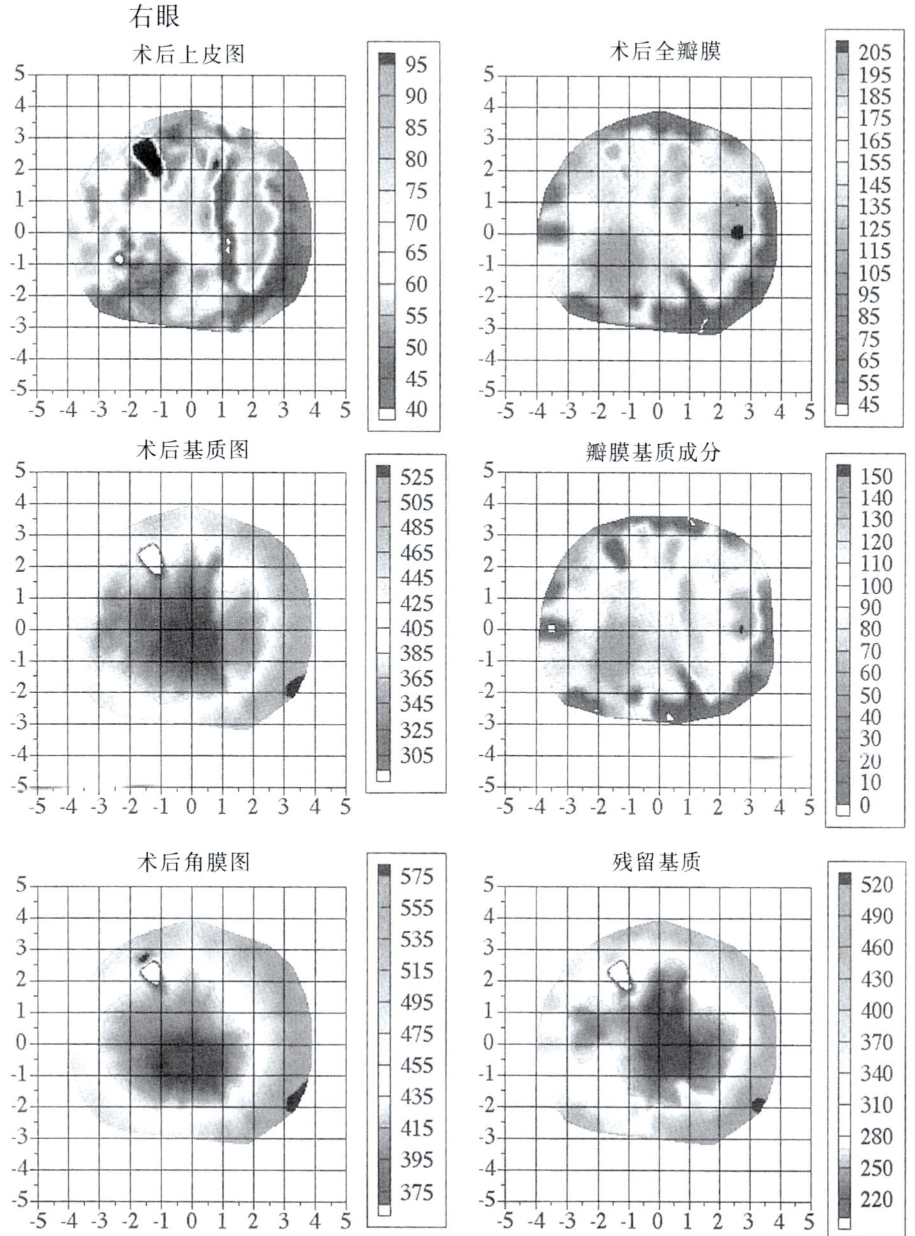

图4.14 C6角膜厚度测量图显示了上皮、基质、全角膜、瓣膜基质成分和残留基质床的厚度，单位微米(刻度)。病例为单眼复视，地形图诊断为“偏心切除”。残留基质层厚度最小223μm(3行，2列)。上皮厚度检查图(1行，1列)表明上皮补偿产生的误差，为纠正视觉缺陷，如果想尝试局部解剖图引导的或波前引导的切除。B超图像(图4.13)说明针对这种病例，激光切除将会是轻微的视觉处理，这种处理将会出现由不完全地扩张引起的极度瓣(见彩图)。

角膜生物力学改变：弹性与扩张的比较

外科手术诱导的角膜层间结构改变、眼压和角膜外其他压力的影响引起角膜中央向前和向后屈度的改变，中央角膜向前和向后的屈度构成了角膜弹性改变，所以弹性改变不应该被定义为扩张。扩张，当与屈光手术(和圆锥角膜)有关时，应该依据角膜屈光手术的创始人采用的手术的方式来定义：Jose Ignacio Barraquer-Moner。Barraquer[31]把扩张定义为进行性的角膜异常，角膜逐渐陡峭和变薄。因此，扩张描述了一种可塑性和/或弹性的畸形。

在LASIK手术中，对继发性屈光不正的解剖学诊断非常重要(例如角膜上皮或生物力学改变)，它有助于在增强手术治疗前制订精确的手术计划。在瓣膜厚度不均的前提下，当考虑纠正继发性的屈光不正时(增强手术治疗)，对整个残留基质床的认识是至关重要

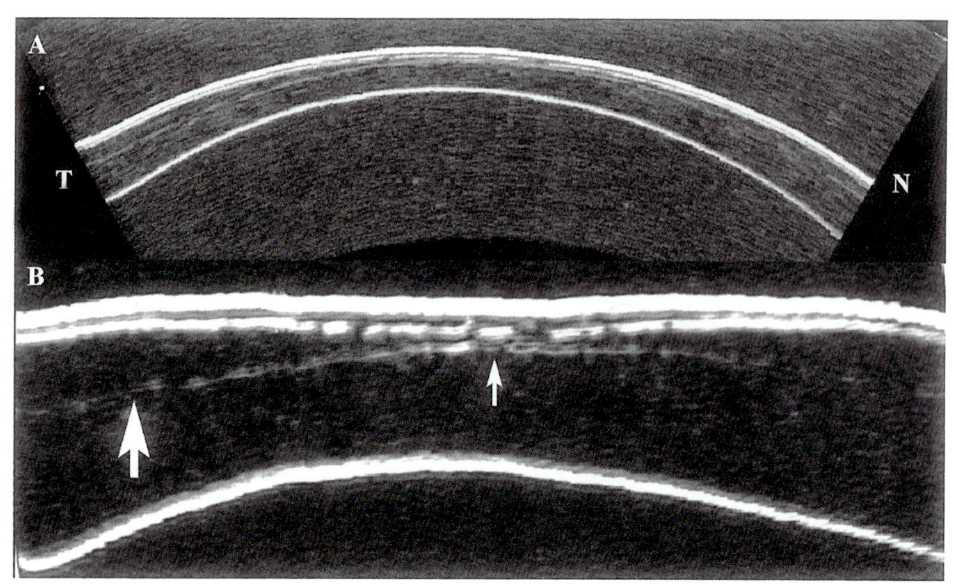

图4.15 LASIK(矫正屈光-10.00)术后三个月,通过视轴的水平超高频数字超声扫描图,产生屈光度达到+4.00D的严重过矫。上面(A)显示了自然状态的几何学图像,下面(B)显示标有原始扫描数据的同轴放大图像。可以看到,瓣膜中心(小箭头)要比周围(大箭头)薄很多。这种没有预先安排,近周极深的角膜切除解释了严重过矫的原因;三种机械作用一起造成了中心的变扁:1.光切除。2. RK样中心的扁平,周围的隆起。3.Roberts作用,像由层状舒张引起周围角膜的增厚和中心逐渐变平。很明显的,由于不可预测的角膜远期生物力学改变,重新掀瓣和进一步的近周切除(如这次诊断性试验之前可能被实施的)会加剧远视改变。

的,这样能保证最大限度的安全。目前,只有中央残留基质的厚度(RST)可以通过术前参数来确定,或通过术中的手动测量,手动测量是由手提式的厚度测量计实现的。

病例,30岁妇女,左眼LASIK术后,术中使用Nidek EC5000和Moria LSK-I130刀头, 术前Orbscan测量角膜厚度555μm。在6.5mm区域矫正-6.25-1.25×175(BSCVA20/20)的预测切削深度为101μm,用于预测残留基质厚度的瓣膜厚度为160μm。因此,预测的残留基质厚度是293 (555-101-160=294)μm。术后一周, 屈光-1.00×170,术后三个月屈光-0.50-1.75×175(BSCVA20/20)。表明手术对最初轴性散光并没有纠正,近视矫正不足。残留基质层在250μm极限厚度上仍超出了43μm,三个月之后在原来瓣膜的基础上实施了强化手术,术中使用Bausch & Lomb 217C(计划切除42μm,使残留基质层厚度达到251μm)。术中切除42μm厚度前,厚度测量计(Sonogage-II手提式超声测量仪)显示瓣膜下中央基质厚度305μm,正如激光预测。强化手术六月后屈光+2.75-2.50×90(BSCVA20/20),患者主诉患眼出现单眼复视(甚至在最好的眼镜矫正条件下),比轴性散光的100%矫正后更严重。考虑到瓣下没有为远期治疗留下充足的组织,这种情况下,决定在原始瓣膜上实施增强准分子激光角膜切削(PRK)手术,7个月后,进行了所谓"改良的表面切削"——应用20%的酒精和Bausch & Lomb217C手术,切除上皮组织。这个手术是正柱形切削+2.50×180。尽管角膜仍然透明,无云雾状混浊产生,第二次增强手术六月后的屈光为+2.0-2.75×175。比用柱镜100%矫正更为严重的过矫再次发生了,球镜无任何改变。

患者接受了超高频超声评估。我们捕获了初次手术术前和术后进行的所有Orbscan检查图。把这些输入我们的Orbscan分期分析系统后,显示出术前、术后三个月(第一次增强治疗前)、增强术后五个月的最佳拟合球镜(BSF)的后面图。为了方便比较,三个最佳拟合球镜的后面图被并列展示出来。我们将所有图的最佳拟合球镜曲率设定6.37mm,如图4.16,这个值是术前后面图的最佳拟合球镜曲率。Orbscan后面图显示了在每种治疗下角膜后表面的中心曲率半径是如何逐渐减少的。为什么这种现象会发生呢,尽管预计瓣膜下(术中检测确定)厚度大于25μm?

利用弓形扫描标准进行超高频数字超声扫描。图4.17是残留基质层的三维厚度图, 中心的厚度接近于270μm,比依据术前参数推算出的数字要高,但是接近于术中厚度计测量的结果 (305-42=263μm)。然而,RST1.5mm中心鼻侧厚度仅仅为216μm (首次增强治疗;瓣膜下RST定位的位置的厚度应该减少大约26μm,因此首次增强治疗前RST显示厚度接近于242μm)。

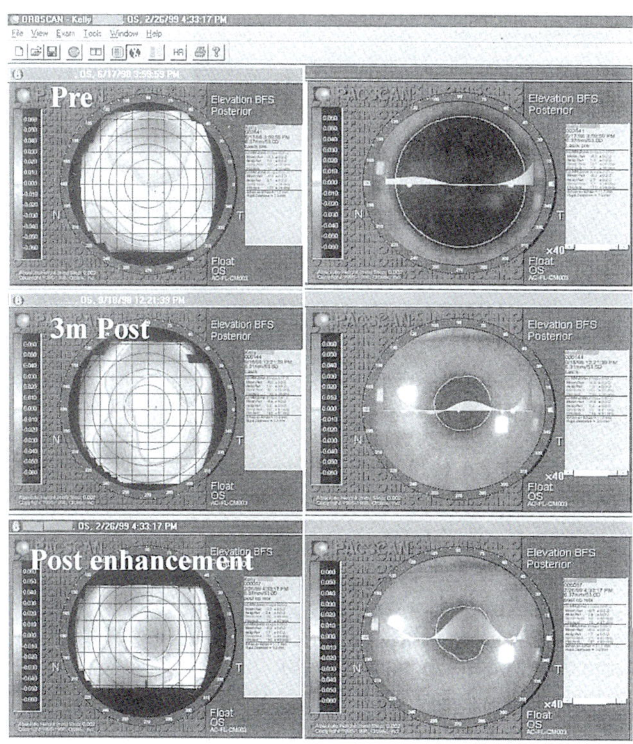

图4.16 LASIK术前多个Orbscan后面最佳拟合球镜图（上排），术后三个月（中排），增强手术后六月（底排）。为了显示相对于术前状态，后面图在曲率上有改变，所以三个阶段的最佳拟合球镜共同确定了术前中心4mm光区范围内的后面图的半径（6.37mm）。第一列显示的是三维图像，第二列以二维图显示的是最适合于最初6.37mm半径的水平状切面图。术后三个月，与术前相比，后面半径轻微减少（相对隆起），增强治疗后，后面图的弓度有相当大的增加（见彩图）。

瓣膜基质厚度的检查可明显地显示出引起RST床不对称的原因；瓣膜基质成分鼻侧1.5mm处厚度139μm，中心厚度仅65μm。鼻侧和中心的原始瓣膜厚度分别为189μm（139+50）和115μm（65+50）。（瓣膜上进行的PRK应该不会切除瓣膜鼻侧基质组织，因为它是正性的柱状切削。）

瓣膜厚度的不均匀，如RST测量角膜鼻侧段低于250μm，或许可以解释为什么患者角膜经历了不可预测的重复治疗。我们已经展示出LASIK术后发生在角膜上明显的可以测量的生物力学改变，残留基质层厚度低于290μm[26,27]，不对称性RST床或许是不可预测的生物力学改变的原因，可明显地在连续Orbscan后面图检测结果中显示出来，如图4.16示。

如果首次增强治疗前实施超高频数字超声扫描，第一次治疗后的中心鼻侧RST示的厚度应该已低于250μm。这或许提醒医生，不要掀起原始瓣膜，过多移除瓣膜下组织，这样能避免引起不对称散光单眼复视的生物力学作用。

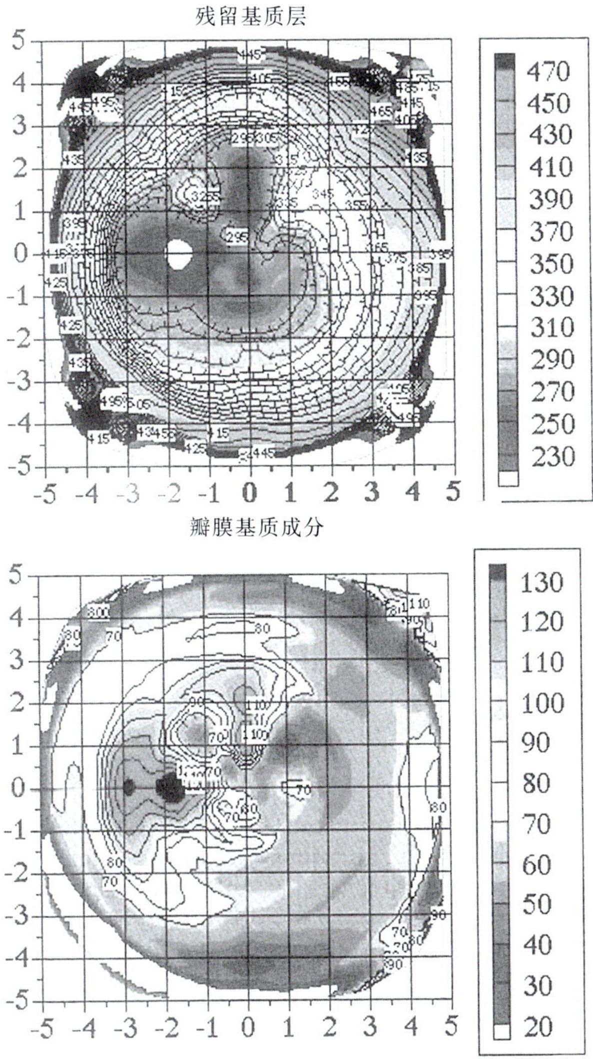

图4.17 瓣膜下残留基质层和瓣膜基质成分（例如，包括上皮）的三维厚度图，使用Moria LSK-I和130刀头切削鼻侧瓣膜，与接近115μm（65+50）的原始瓣膜厚度相比瓣膜基质的中心厚度65μm。然而，与原始瓣膜厚度189μm（139+50）相比，瓣膜中心鼻侧2mm光区范围基质成分厚139μm。鼻侧厚度增加是引起不可预测的残留基质偏薄的原因（如上），由于不断重复的增强治疗，最终导致水平面上散光的增加和一系列的不可预测的生物力学屈光改变（见彩图）。

病例2，33岁妇女，双眼LASIK手术（首先左眼，然后右眼）屈光度右眼−6.00−0.50×115（20/15）和左眼−6.00−0.50×20（20/15），术中使用Hansatome160μm刀头和MEL 70准分子激光器，每只眼切除厚度为99μm（光区范围6.5mm）。术前Orbscan厚度为右眼542μm，左眼540μm，低于RST预测值为右眼283μm，左眼281μm。术后一个月双眼UCVA20/15−2。术后九个月，屈光右眼−0.50×125，左眼−0.50D；UCVA右眼20/25，左眼20/30，屈光分别为右眼−0.50−0.50×150（20/15），左眼−0.75−

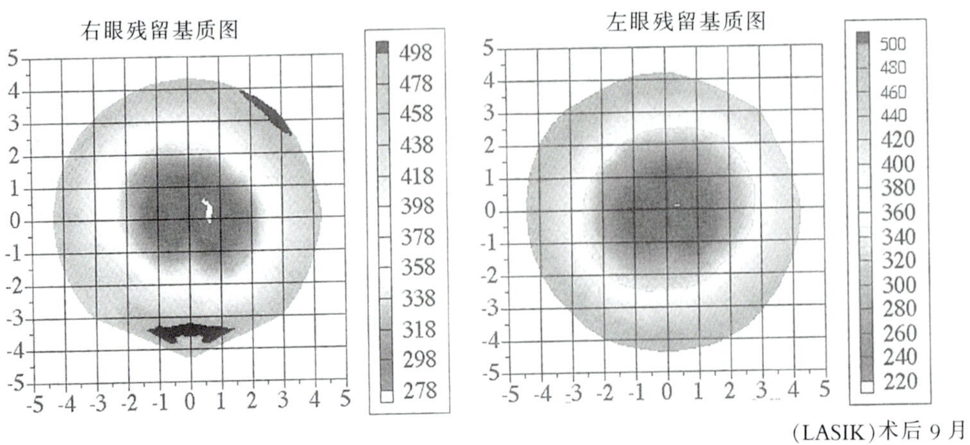

图4.18 LASIK术后患者的双眼残留基质层三维厚度图，预测患者残留基质的厚度分别为右眼283μm，左眼281μm。此处可见，右眼和左眼残留基质床的最薄点为278μm和221μm，这或许解释了对左眼远视的轻微过矫，这种过矫是由角膜生物力学改变引起的。通过常规Artemis扫描，测定低残留基质层厚度，数据显示不能进行大于20μm的切除，这就造成RST显示201μm，提高了扩张的危险性。检测残留基质层厚度的Artemis扫描是提高增强手术安全的强有力工具(见彩图)。

0.25×145(20/15)，在我们日常诊疗中，为了确定增强治疗手术前RST，患者每次都接受了Artemis检查。图4.18显示了双眼RST图像。RST最低值为右眼278μm，左眼221μm。瓣膜基质中心厚度右眼85μm，左眼135μm，相应的原始瓣膜的厚度右眼135μm，左眼185μm。我们曾经报道过双侧使用同一刀片切削的Hansatome瓣膜的超高频数字超声厚度图。平均(±SD)中心厚度第一只眼139μm(±21.3)，第二只眼122μm(±22.4)。第二个瓣膜比第一个瓣膜薄有统计学意义[32]。因此右侧瓣膜比左侧瓣膜薄并不令人惊讶。然而，左侧(第一个)瓣膜要比期望值(185相对于160)厚约15μm。由于RST比预测值薄60μm，可以推断术前Orbscan测量的角膜厚度值比实际值高约45μm(最初RST预测值-瓣膜厚度超过160-实际RST值=281-15-221)。因此，这种情况下，如果在良性改变出现之前进行RST的直接测量，并保留足够的组织，从生物力学角度考虑，角膜床的切除厚度与RST测量的221μm相比过大。假定残留厚度正如预测值283μm，在7mm区域内切除20μm，将会导致RST值接近于201μm，医生假定RST仍会有263μm的厚度。可以想象，这将会引起长远的生物力学改变和远视改变[26]，可能导致二次增强治疗和角膜扩张的危险[30]，因此医生可能误以为原始瓣膜下留有超过250μm的厚度。事实上，目前许多关于LASIK术后生物力学改变和角膜扩张的出版物都是根据RST基于术前参数所得的预测值[33-35]。我们采用超高频数字超声建立的数学模型依据对RST的直接测量，使我们相信一般情况下RST为180μm[30]很可能发生扩张。我们已经研究了LASIK中的RST的相对预测性，发现使用现代测量计(Orbscan和手提式超声测量仪)、微型角膜刀、激光切除深度，在30μm的标准差范围内RST可以被预测到[36]，因此，有大约±45μm的范围(95%可信区间)。因此，需谨慎地依据Barraquer定位规则，在层状瓣膜下保留250μm的厚度[31]以防止打破180μm的界限。

根据这个病例，我们目前认为瓣膜下残留厚度少于200μm或在不能确诊的圆锥角膜上进行LASIK手术，都会导致扩张。因此，LASIK术前、术后和增强治疗前精确的生物统计，术中Orbscan对角膜前面图和后面图的监测，都会防止角膜扩张，隐匿的不能确诊的圆锥角膜除外。

关于有晶体眼人工晶体植入术的注意事项

有晶体眼人工晶体植入术(IOL)目前尚未被美国食物和药物管理委员会(FDA)组织批准，如果手术设计时，缺乏对眼内结构的生物统计，很可能进行这个手术(如房角支撑和后房性晶状体)。有晶状体眼的IOL手术的最大安全是希望这些装置能在正常眼内保持多年而不会产生一系列的副作用，这是外科医生的荣耀和责任。

超高频超声对眼科独特的贡献之一是对IOL手术的定型，尤其是对有晶状体眼的IOL手术。不正确的晶

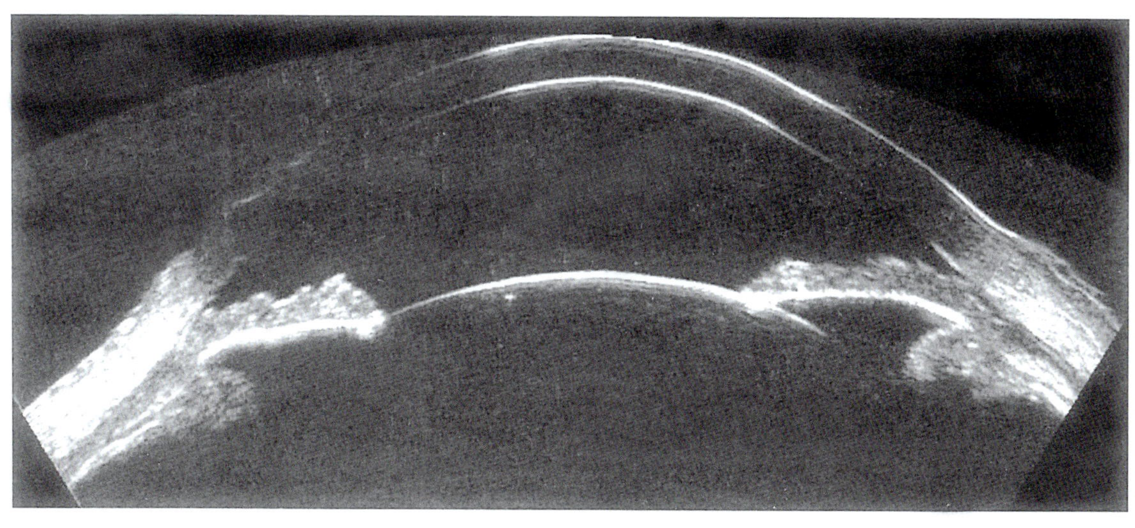

图4.19 整个前节水平超高频数字超声扫描图，范围是15mm宽。在这个扫描层面上，可以看到视网膜前段。可以容易地直接测量出前房角间距和睫状沟间距。在有晶状体眼的IOL手术之前，可以计算出前房及后房的体积和长度值，以此来预测植入物与角膜内皮组织或晶状体的分离。术前应计算出后房晶状体植入对房角的预测效应，以保证患者的安全。

体定型或定位会导致远期的并发症。前房中主要安全障碍之一——房角支撑型有晶状体眼的IOL手术，已经确定了在房角处合适的接触面积。如果接触径太大，将会导致虹膜缺血，虹膜基质瘢痕化和瞳孔畸形。如果太小，晶状体会在前房内错位，引起内皮损伤或降低矫正散光的能力。与后房型晶状体相关的问题也存在。如果在后房这样的晶状体的穹隆太大，会导致前房角的收缩，也会增加虹膜色素上皮层的色素脱落，导致继发性青光眼。如果后房型晶状体的IOL太小，植入的晶状体和原晶体之间接触过紧，导致房水流动减少，晶状体营养物质缺乏，以及直接使晶状体表面受伤而导致白内障。

通过提供精确的睫状沟间距和前房角间距，可以提高晶体定型的精确性，弓形扫描具有提高有晶状体眼的IOL术后前房和后房的安全性的潜力，对植入设备长远安全来讲，这是至关重要的(图4.19)。直到现在，

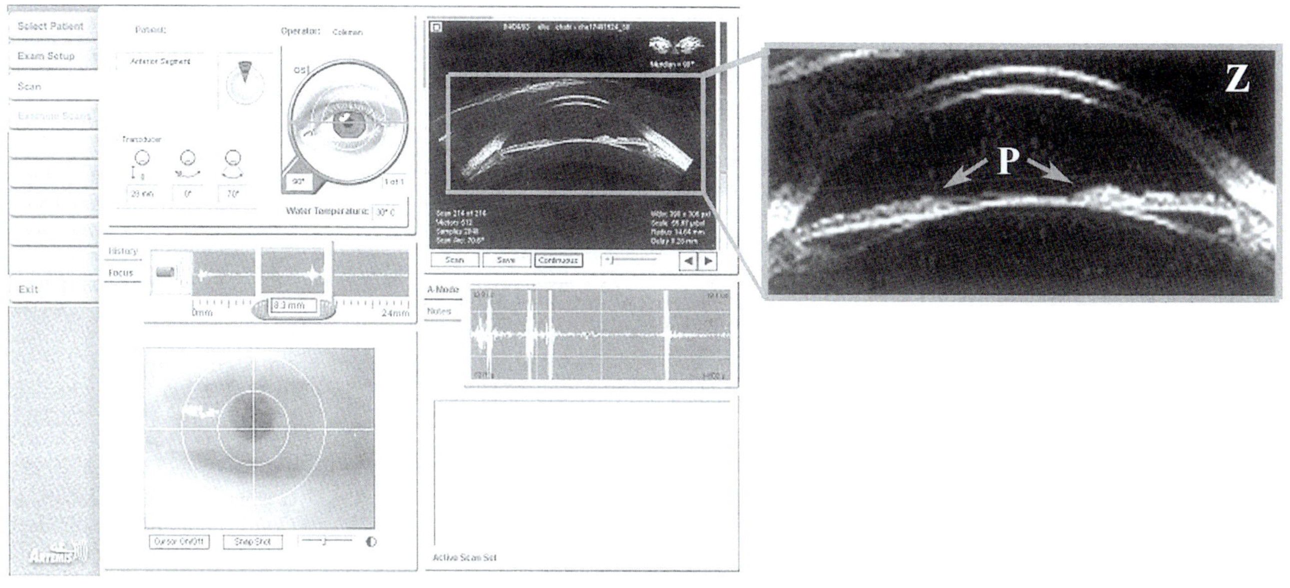

图4.20 患者前房检测试验中的Artemis图像，这个检测显示直接测量沟对沟的距离(睫状沟间距)。上方右侧显示真正的水平B超扫描。红外线和视频同时显示了水平扫描切面的位置，显示这个位置既不在中间也不在轴线上。B超扫描的缩放窗口(z)显示了包含瞳孔边界(P)的前节切面图，在位置信息缺如的情况下，应该被描述成轴性扫描，这种扫描显示了错误的低的沟对沟直径。同理，也会造成角对角(前房角间距)的错误测量。同时，在保证有晶状体眼IOL手术定型的最大安全性方面，视频控制是至关重要的，因为不合适的定位将会导致错误的生物统计，也会造成有晶状体眼IOL手术潜在的定型过度(见彩图)。

医生已经通过对角膜直径的测量来估计内部数值或睫状沟间距和前房角间距[37,38]。目前一项研究表明眼外测量值(包括角膜直径)与眼内部睫状沟间距和前房角间距测量无或有不充分的数值联系，甚至其他的常规测量也包含在内(如:球径、眼轴长度、前房深度)[7]。这就意味着保证有晶状体眼IOL手术最大安全性的唯一的选择，将会通过直接测量决定睫状沟间距和前房角间距。弓形扫描是目前可以利用的唯一的技术,既能提供上述指标的三维测量结果，又提供直接可视定位测量。没有这个特征,将会导致在眼内进行错误平面的测量(图4.20)。

通过精确的解剖学上的设计和术后监测，提高有晶状体眼的IOL手术的安全性，可以使有晶状体眼的IOL手术成为一种真正的屈光不正的选择性治疗手段,以矫正较低度的屈光不正,但在目前,眼外角膜的屈光手术尚为首选。

结论

在1895年Wilhelm Konrad Roentgen发现x-线图像之前,实施矫形手术,尚不能依据术前术后解剖图像。或许，逐层的解剖学图像和对角膜与前房节的生物测量将会对屈光手术产生相同的意义。

参考文献

1. Pavlin CJ, Sherar MD, Foster FS. Subsurface ultrasound microscopic imaging of the intact eye. *Ophthalmology* 1990;97:244–250.
2. Reinstein DZ, Silverman RH, Raevsky T, et al. A new arc-scanning very high-frequency ultrasound system for 3D pachymetric mapping of corneal epithelium, lamellar flap and residual stromal layer in laser in situ keratomileusis. *J Refract Surg* 2000;16:414–430.
3. Reinstein DZ, Silverman RH, Coleman DJ. High-frequency ultrasound measurement of the thickness of the corneal epithelium. *Refract Corneal Surg* 1993;9:385–387.
4. Reinstein DZ, Silverman RH, Trokel SL, Coleman DJ. Corneal pachymetric topography. *Ophthalmology* 1994; 101:432–438.
5. Reinstein DZ, Silverman RH, Rondeau MJ, et al. Epithelial and corneal thickness measurements by high-frequency ultrasound digital signal processing. *Ophthalmology* 1994;101:140–146.
6. Reinstein DZ, Silverman RH, Sutton HF, Coleman DJ. Very high-frequency ultrasound corneal analysis identifies anatomic correlates of optical complications of lamellar refractive surgery: anatomic diagnosis in lamellar surgery. *Ophthalmology* 1999;106:474–482.
7. Reinstein DZ, Silverman RH, Lloyd OH. Estimation of angle-to-angle or sulcus-to-sulcus from white-to-white and conventional ocular measurements: are there adequate correlations for safe phakic-IOL surgery? European Society of Cataract and Refractive Surgery Annual Meeting, September 7–11, 2002; Nice, France.
8. Reinstein DZ, Aslanides IM, Patel S, et al. Epithelial lenticular types of human cornea: classification and analysis of influence on PRK. *Ophthalmology* 1995;102(Suppl): 156.
9. Patel S, Reinstein DZ, Silverman RH, et al. The shape of Bowman's layer in the human cornea. *J Refract Surg* 1998;14:636–640.
10. Reinstein DZ, Polack PJ, McCormick S, et al. High frequency ultrasound scanning of corneal scar formation in vivo. *Invest Ophthalmol Vis Sci* 1992;33:1233.
11. Reinstein DZ, Silverman RH, Trokel SL, et al. High-frequency ultrasound digital signal processing for biometry of the cornea in planning phototherapeutic keratectomy [Letter] [Published erratum appears in *Arch Ophthalmol* 1993;111:926]. *Arch Ophthalmol* 1993;111(4):430–431.
12. Aslanides IM, Reinstein DZ, Silverman RH, et al. High-frequency ultrasound spectral parameter imaging of anterior corneal scars. *CLAO J* 1995;21:268–272.
13. Allemann N, Chamon W, Silverman RH, et al. High-frequency ultrasound quantitative analyses of corneal scarring following excimer laser keratectomy. *Arch Ophthalmol* 1993;111:968–973.
14. Lazzaro DR, Aslanides IM, Belmont SC, et al. High frequency ultrasound evaluation of radial keratotomy incisions. *J Cataract Refract Surg* 1995;21:398–401.
15. Silverman RH, Reinstein DZ, Raevsky T, et al. Improved system for sonographic imaging and biometry of the cornea. *J Ultrasound Med* 1997;16:117–124.
16. Reinstein DZ, Sutton HFS, Srivannaboon S, et al. Microkeratome efficacy: 3D thickness assessment of corneal lamellar flap accuracy and reproducibility by arc-scanning very high-frequency digital ultrasound. *J Refract Surg* 2005 In press.
17. Roberts C. The cornea is not a piece of plastic. *J Refract Surg* 2000;16(4):407–413.
18. Holland SP, Srivannaboon S, Reinstein DZ. Avoiding serious corneal complications of laser assisted in situ keratomileusis and photorefractive keratectomy. *Ophthalmology* 2000;107:640–652.
19. Boscia F, La Tegola MG, Alessio G, et al. Accuracy of Orbscan optical pachymetry in corneas with haze. *J Cataract Refract Surg* 2002;28:253–258.
20. Prisant O, Calderon N, Chastang P, et al. Reliability of pachymetric measurements using Orbscan after excimer refractive surgery. *Ophthalmology* 2003;110:511–515.
21. Iskander NG, Anderson Penno E, Peters NT, et al. Accuracy of Orbscan pachymetry measurements and DHG ultrasound pachymetry in primary laser in situ keratomileusis and LASIK enhancement procedures. *J Cataract Refract Surg* 2001;27:681–685.
22. Patel S, Alio JL, Perez-Santonja JJ. A model to explain the difference between changes in refraction and central ocular surface power after laser in situ keratomileusis. *J Refract Surg* 2000;16:330–335.
23. Gauthier CA, Holden BA, Epstein D, et al. Factors affecting epithelial hyperplasia after photorefractive keratectomy [See comments]. *J Cataract Refract Surg* 1997; 23:1042–1050.
24. Lohmann CP, Reischl U, Marshall J. Regression and epithelial hyperplasia after myopic photorefractive keratectomy in a human cornea. *J Cataract Refract Surg* 1999; 25:712–715.
25. Srivannaboon S, Reinstein DZ, Sutton HF, et al. Effect of epithelial changes on refractive outcome in LASIK. *Invest Ophthalmol Vis Sci* 1999;40:S896.
26. Reinstein DZ, Srivannaboon S, Silverman RH, et al.

Limits of wave front customized ablation: biomechanical and epithelial factors. *Invest Ophthalmol Vis Sci* 2002;43: E-Abstract 3942.

27. Reinstein DZ, Srivannaboon S, Silverman RH, et al. The accuracy of routine LASIK: isolation of biomechanical and epithelial factors. *Invest Ophthalmol Vis Sci* 2000:S318.
28. Patel S, Marshall J, Fitzke FW. Refractive index of the human corneal epithelium and stroma. *J Refract Surg* 1995;11:100–105.
29. Reinstein DZ, Aslanides IM, Silverman RH, et al. Epithelial and corneal 3D ultrasound pachymetric topography post excimer laser surgery. *Invest Ophthalmol Vis Sci* 1994;35:1739.
30. Reinstein DZ, Srivannaboon S, Sutton HF, et al. Risk of ectasia in LASIK: revised safety criteria. *Invest Ophthalmol Vis Sci* 1999;40(Suppl):S403.
31. Barraquer JI. *Queratomileusis y queratofakia.* Bogota: Instituto Barraquer de America, 1980.
32. Srivannaboon S, Reinstein DZ, Sutton HS, et al. Hansatome flap consistency analysis by 3D VHF ultrasound pachymetric topography. *Invest Ophthalmol Vis Sci* 1999; 40:S327.
33. Seitz B, Torres F, Langenbucher A, et al. Posterior corneal curvature changes after myopic laser in situ keratomileusis. *Ophthalmology* 2001;108:666–672; discussion 73.
34. Pallikaris IG, Kymionis GD, Astyrakakis NI. Corneal ectasia induced by laser in situ keratomileusis. *J Cataract Refract Surg* 2001;27:1796–1802.
35. Seiler T, Koufala K, Richter G. Iatrogenic keratectasia after laser in situ keratomileusis. *J Refract Surg* 1998;14: 312–317.
36. Reinstein DZ, Cremonesi E. Ectasia in routine LASIK: occurrence rate is reduced by one third when consistently using a thinner flap. *Invest Ophthalmol Vis Sci* 2001; 42:S725.
37. Zaldivar R, Oscherow S, Ricur G. The STAAR posterior chamber phakic intraocular lens. *Int Ophthalmol Clin* 2000;40:237–244.
38. Baikoff G. Intraocular phakic implants in the anterior chamber. *Int Ophthalmol Clin* 2000;40:223–235.

5

眼眶疾病超声诊断

利用超声技术诊断眼眶疾病与MR,CT和常规X线等一样是影像检查技术的一部分。有经验的超声操作者利用多种频率包括20MHz视神经B型超声和彩色多普勒超声可以提供最多的诊断信息,如果不足,还可结合其他影像手段或作为补充进行眼眶疾病的诊断。因为超声动态取样的变化很多及某些操作者非临床医生,目前更多的使用CT和MR进行眼眶影像诊断(图5.1和图5.2)。

尽管如此,超声仍然是非常有用的辅助手段,加之其费用低,可重复性强。此外,超声有更高的相邻结构分辨率,对早期轻度的巩膜、视神经和眼外肌的炎性改变特别敏感。超声辅助MR可以监控甲状腺相关眼病的治疗和眼周药物弥散情况。锥内占位病变,如血管瘤、淋巴管瘤也可以通过超声诊断显示(图5.3)。但大部分眼外肿瘤,如脑膜瘤或其他实体性肿瘤由MR成像最佳。如果使用表面线圈,薄层扫描,对比和脂肪抑制技术,MR对于显示眼眶病变是最理想的。

金属性或可疑的眶内异物最好用X线或螺旋CT进行检查[如金属碎片,像枪弹,确定异物的数量(图5.4)或特殊的金属物体如铁钉(图5.5),纸夹(图5.6),天线(图5.7)],因为任何铁质异物都不能使用MR。CT因为对儿童和青少年的照射危害而受到限制。超声对于揭示低密度异物如在眼眶周围的木头或塑料,特别是当异物被渗出物包裹时非常有用。

庞大的彩色血流多普勒超声机在医院外使用受到限制,而更高频小探头普通超声更加适用,这种检验可以通过放射科补偿。血流速度检查可以帮助量化视神经的血流,而且通过血流参数特点进行可疑肿块的鉴别诊断。

所有的影像技术随着计算机能力的提高和技术进步不断改进,特别是超声,更高频率系统和数字化分析技术的出现对后部巩膜和视神经的显示具有更高的分辨率。

这一章将描述超声的检查方法和展示超声作为补充诊断方法辅助其他影像检查诊断眼眶疾病的价值。

超声技术

超声帮助诊断眼眶疾患,可提供其他检查方法无法提供的信息,而且是操作简单和无创的检查方法。如在第3章所述,我们提倡联合应用A型,B型和M型超声诊断眼球及眼眶疾病。如经过水浴杯,眼睑睁开使声波经眼球最大限度地到达眼眶。

在眼眶病的诊断中,B型超声的地形概述能力用于描述和定位病变。在联合诊断技术中,B型超声进行初步定位,然后用A超进行组织评价,用A或M型超声确定波动组织的血管性质。因为眼眶中缺乏明显的解剖标志造成定位困难,因而不能完全依靠A超。Byrne和Green[1],DiBernardo和Schachat[2]提出了全面的联合A型和B型超声诊断眼眶疾病的观点。与Ossoinig[3]的观点相同,他们的技术更加强调A超的作用。

眼眶超声主要用频率为10MHz的探头,频率较高,穿透力受限,特别是对后部巩膜、视神经和眶周区域显示较差。眼眶超声使用静态和动态A、B型超声给出系列地形图片。一般的,水平扫描是通过眼球和眼眶每间隔2mm扫描一次,眼位分别采取6个主要注视眼位,从而给出系列图片。Ossoinig[3]强调要再做一个子午线方向的扫描,揭示被眶缘遮盖的结构。低频换能器(如5MHz)可用于检查眼眶后部及眶尖部病变,当因眼病理原因使用常规频率10MHz探头不能穿透时也可使用

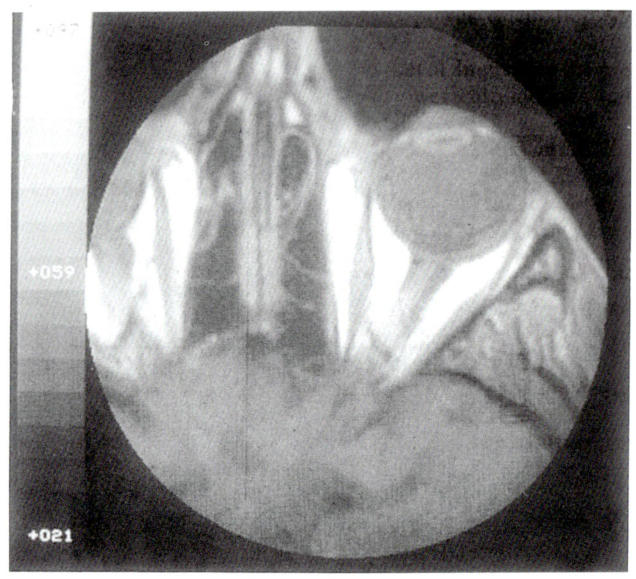

图5.1 一表面线圈T1加权图像显示的眼眶，并很好地显示眼球，神经，眼眶肌肉和眶脂肪。

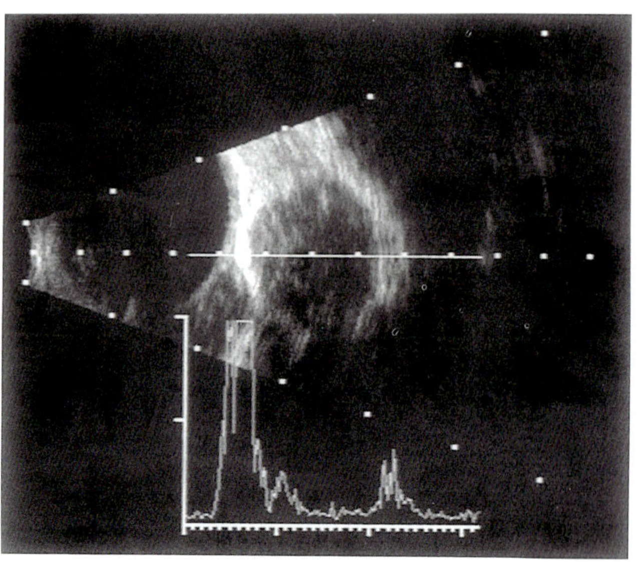

图5.3 10MHz A和B型超声图像显示眼球及眶内囊性病变。A超显示典型的血管瘤内部声学反射特点。

低频探头。然而这些换能器在眼超声设备上不适用，而且分辨率低。

动态扫描是指让患者眼睛上下、左右运动时进行快速扇形扫描，这一点在眼眶病诊断中很重要。动态扫描帮助提示肿物与眶内活动的或固定的组织结构的黏附关系，如视神经和眶壁。

患者另一眼的对比评价一般不做，因多数疾病中正常眼眶的改变会很容易识别。但当患者只有轻微的病理改变，如视神经的病变，对侧眼眶的相对评价有助于鉴别诊断。

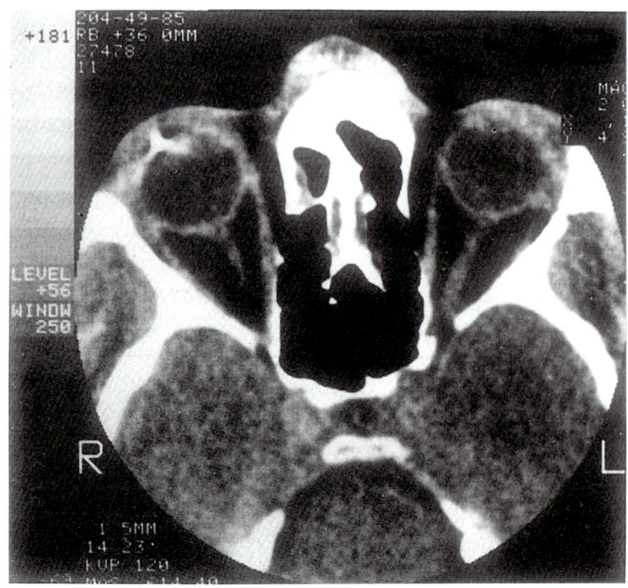

图5.2 CT显示眶内异物，说明CT在揭示可疑异物的作用及清楚显示骨骼的功能。

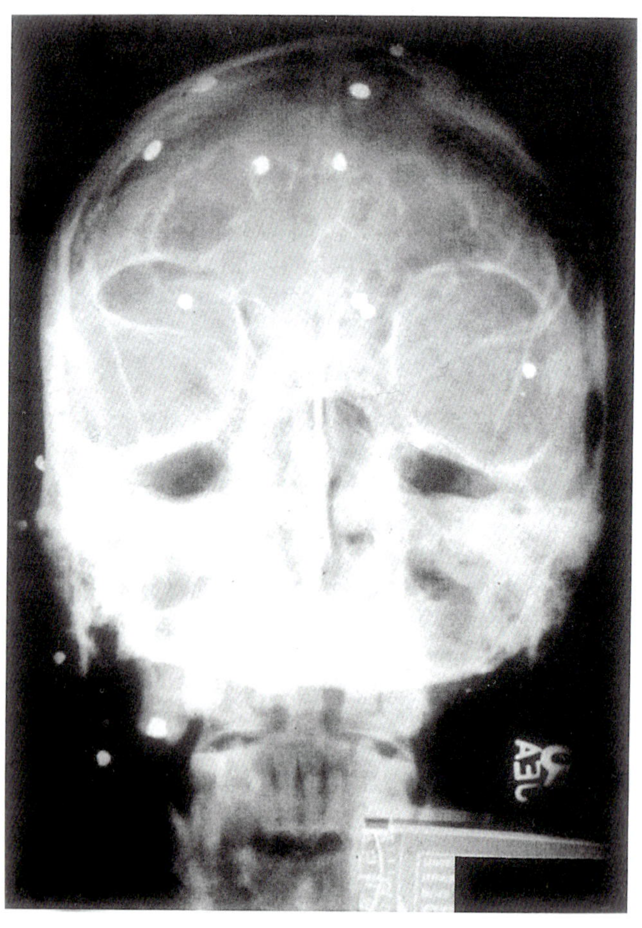

图5.4 X线平片显示面部和眶内的子弹异物。框内子弹已经穿过了眼球，子弹可以是钢的、铅的或合金物质。用患者或家属提供的或术中获得或表面眼睛以外得到的碎屑做磁性试验非常有帮助。(Courtesy of Murk-Hein Heinemann,MD,New York,NY.)

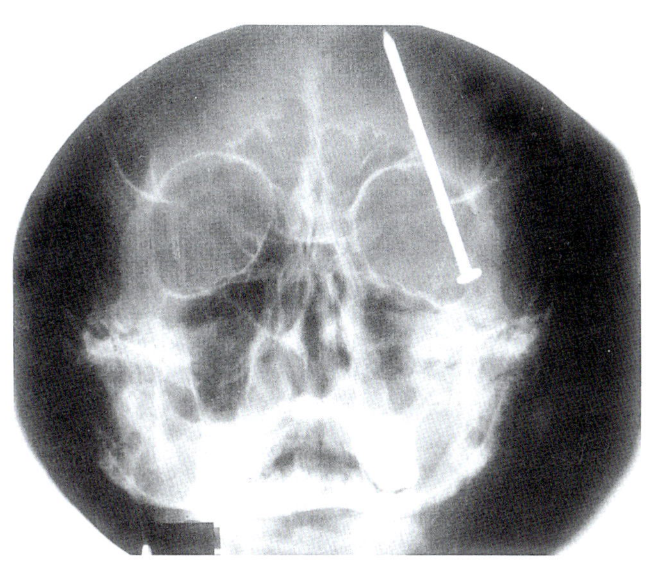

图5.5 X线平片显示一枚钉子穿过眼眶、颅内，但未穿破眼球。（Courtesy of Alam maberley，MD，vancouver，BC.）

对可触及的病变，如眼附属器的囊肿或肿块，直接接触性A、B型超声非常有用。接触性探头更容易操作，便于确定病变位置和范围。此外接触性A、B型超声还可用于发现隐藏在上眶缘下的病变。这些技术特别适用于泪腺肿瘤。Ossoinig[3]已描述过接触性探头可做压迫试验，多种眶内病变可被压缩，这对于鉴别囊性或实性肿物非常有意义。

全面的眼眶解剖和病理知识可大大扩展医生利用超声检查获得的信息分析眼眶病变的能力。基于这些原因，眼眶超声检查最好由眼科医生或经过培训的眼科超声技术员操作。

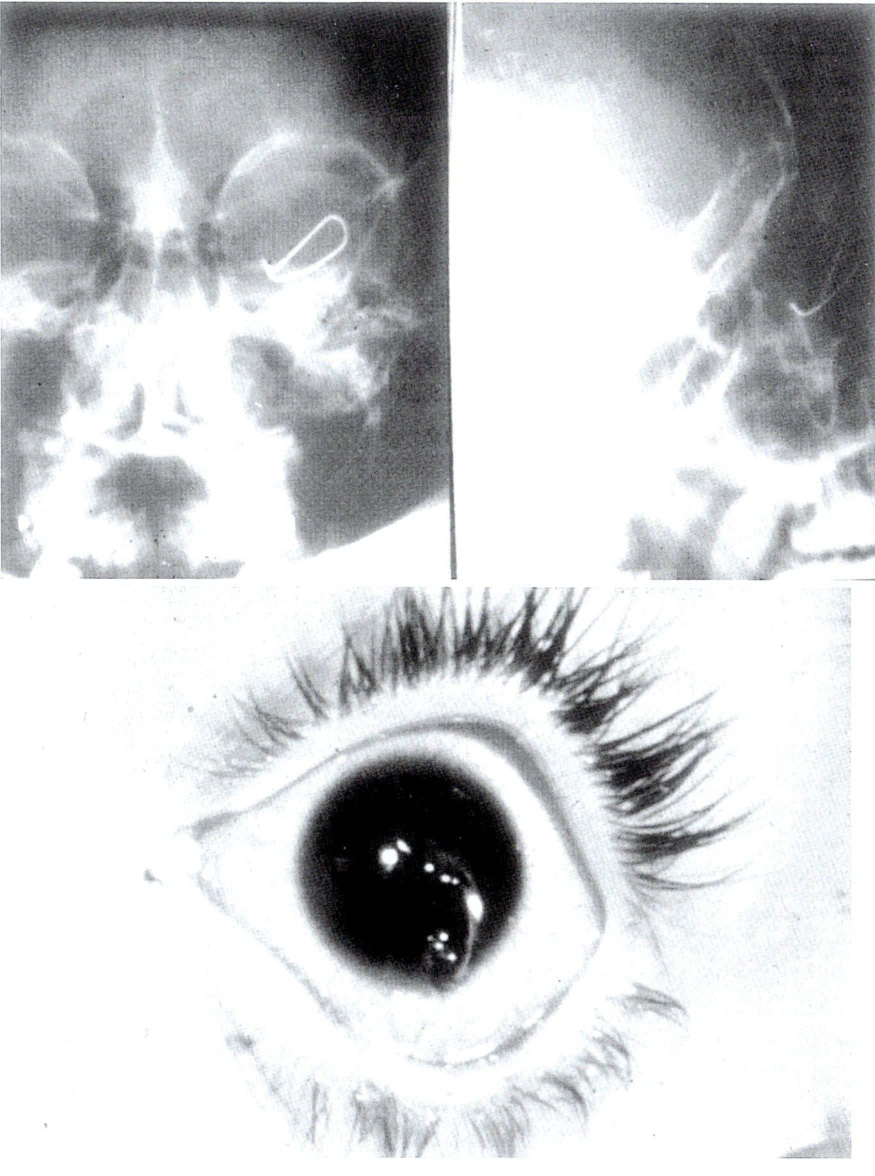

图5.6 X线平片显示眼内不完整的纸夹。其形状显示清晰，优于其他成像方法，但与眼球的关系不清，可用超声显示。（Courtesy of Gwen Sterns，MD，Rochester，NY.）

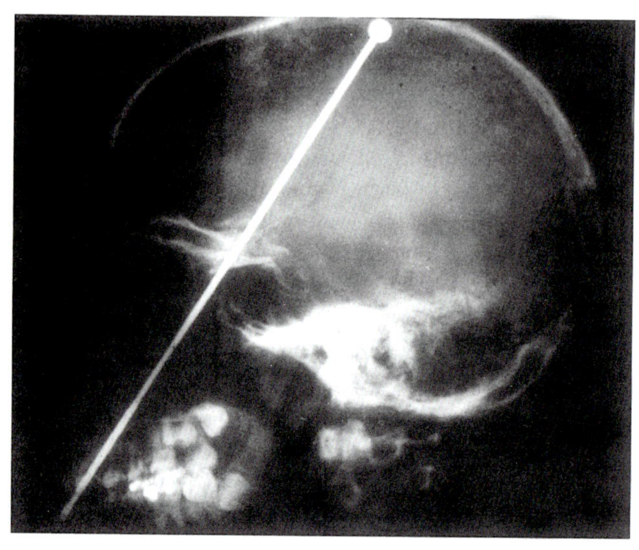

图5.7 X线平片显示卡车收音机天线穿透眼眶和头盖骨，说明X线平片显示异物形状的优越性。先于颅骨钻孔，再拔出天线的尖部。(Courtesy of Stephen Trokel, MD, New York, NY.)

诊断参数

眼眶内的超声回声图像来源于邻近组织不同的声阻抗。Buschmann[4]测量并报告了眼眶组织的声学特性，它们具有不同声速：脂肪是1462m/s，视神经是1615m/s，肌肉是1631m/s。因为不同组织的声速不同导致声阻抗不匹配，从而在超声波通过组织界面时产生部分反射。

在不均质组织中，如球后脂肪，是由许多更小的组织成分组成，包括血管、神经和脂肪小叶，其间还有许多纤维间隔。这些多种组织界面都会产生各自的回声，这些回声的总汇，形成近乎一致的脂肪垫。视神经和眼外肌具有相对一致和规则的组织结构，组织内部明显缺乏声阻抗差异，使组织内部只产生低幅回声。此外，视神经和眼外肌的组织结构规则而且平行于超声束，从而使探测到的回声较低。同样原理适用于肿瘤和其他眼眶病变，并作为鉴别组织类型的主要标准。A型超声显示的因不同声阻抗产生的波幅不是绝对可靠的。

诊断信息类型

临床医生长期依赖放射影像技术诊断眼眶疾病。平片和CT可很好地揭示骨异常，如骨折，骨侵蚀或增生。造影剂的应用可显示动、静脉病变及颅内异常引起的眼球突出。一些眼眶软组织病变也可用这些方法进行诊断，但结果通常并不十分确定[5]。虽然眶内直接注射造影剂已在应用，但因其不健全及诊断的不可靠性而不具优越性。目前最常用的影像诊断方法有放射平片、CT、MRI和超声。其他的检查还包括血管造影和静脉造影，MR血管造影(MRA)，彩色多普勒(CDI)和泪囊造影。放射性方法和CT易使患者受到已知辐射的危害。MRI对于铁质异物有禁忌。CT和MR可提供相似的眼眶软组织影像。CT可更清晰地显示骨组织，对钙斑非常敏感。MR可更好地显示眼球轮廓，眼内组织结构及视神经。

MR能最全面显示眶内异常的情况。其清晰度和分辨率都是最好的，但价格要比超声贵很多。

对比来说，超声是一种价格不高、可靠且容易重复的技术，对眼眶肿瘤和炎性病变可提供高分辨率的信息。虽然软组织一般能很好地显示，但不能很好地揭示骨性改变及血管异常。超声是对常规放射检查、CT和MR的重要补充，因为高度敏感及高分辨率，超声通常可以发现其他检查不能发现的异常。

超声检查可以在很大程度上协助内外科的治疗，如炎性假瘤可通过超声中表现的炎性特征来监测服用皮质类固醇的疗效。外科治疗肿瘤，如敷贴疗法，需要利用对肿瘤的位置，大小，范围，组织成分，边界及是否具有侵袭性等全面的知识来设计治疗方案。一般来说超声应该作为检查眼眶疾病的首选方法，接着是与之相对的MR或CT检查。超声是一种敏感的检查方法，很少漏掉重要的眼眶异常。其固有的敏感性有时会发生误导(炎性组织很像新生物)，所以通过超声检查提示病理性改变时需要进一步做MR或CT检查。

眼眶超声的适应证

眼眶超声的适应证见表5.1。超声在临床上应用广

表 5.1 眼超声检查适应证

单侧或双侧眼球突出
视网膜皮纹
不能解释的视神经萎缩
无明确原因的视乳头水肿
可疑眼眶异物

泛，可以发现许多病变，如肌炎，Graves病或视神经病变。总之，眼眶可疑有病变时需做超声检查。超声检查可帮助诊断和治疗眼眶病变，特别是炎性病变。

B型超声

经视神经的水平扫描层面

当超声扫描平面通过视神经时，正常的球后回声模式是W形，为声学不透明区域(白色)(图5.8)。这个不透明W形区域的前界是眼球，后部凹陷呈声学的空切迹(黑色)并向眶尖部逐渐增宽。这个切迹或三角是由视神经和相关结构形成。

如何形成的W形球后回声模式尚不清楚。Purnell[6]假设眶内脂肪小叶是这些回声的主要来源，他的观点被普遍接受。在通过这种具有分隔的组织如胞内脂滴与细胞膜之间，细胞膜与疏松结缔组织间隔之间，超声波出现不连续性。实验中发现细孔的硅胶海绵也产生类似的回声类型。眼眶的M型超声可显示明显波动的血管腔，肌锥内血管网也使声波不连续，从而出现这种回声特点。

所有正常眼眶，视神经在球后脂肪垫中始终呈现无回声或弱回声三角区。视神经呈现弱回声是因为其内部结构均一，神经纤维，间隔及脑膜均与超声扫描平面平行而无反射形成。视神经的前角小于90°(约在40°~70°之间)。这个角度增大或变圆钝提示视神经或其鞘膜病理性增粗。

视神经上或下层面的水平扫描

当超声于视神经上或下体层水平扫描眼眶时，则视神经形成的黑色三角区不存在。球后呈现均匀新月回声区(白色)(图5.9)。当探及眼眶中部时，这个新月形逐渐增宽。

垂直和子午线扫描层面

虽然通常采用水平扫描，眼眶的垂直和子午线扫描也很重要。因为有的病变在水平系列扫描中被遗漏，而垂直和子午线扫描可很容易发现。垂直扫描与水平扫描非常类似，轴扫可显示视神经，眼眶结构可通过患者注视不同方向得以显示。

注视方向不同引起的改变

眼睛向前注视时正常球后脂肪图像已描述过。眼睛极度向左或右注视使球后脂肪缩短（厚度减小），视神经朝注视方向弯曲(在DVD上显示动态的)。视神经随眼睛转动的运动具有诊断意义。如果眶内发现占位病变，当患者眼睛运动时做快速扇扫可以揭示肿物与运动着的视神经的关系。

超声与年龄

年龄对眼眶超声一般没有影响。对婴儿当然球后

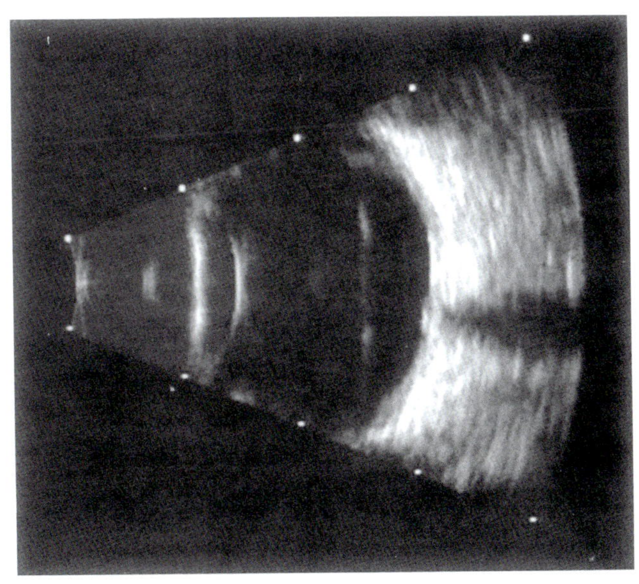

图5.8 典型10MHz眼和眼眶水平B型扫描，扫描通过晶体和视神经呈现典型眼眶W形脂肪垫。

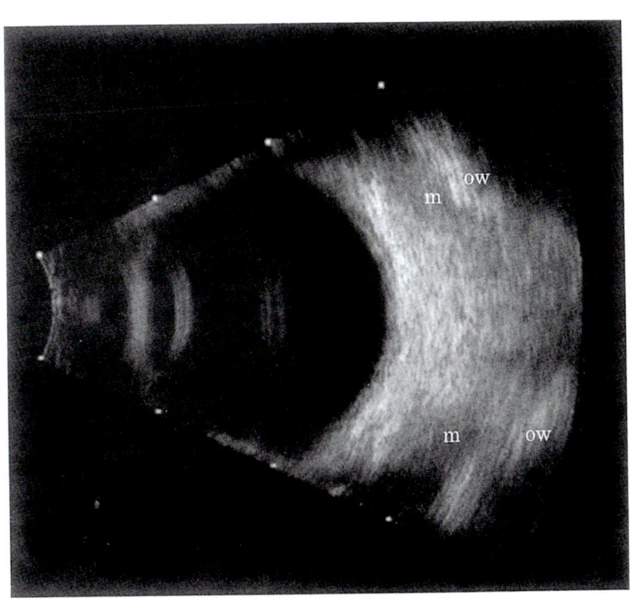

图5.9 视神经上方水平10MHzB型扫描，呈现典型杯形眶脂肪轮廓。眶壁(OW)可以显示，但所需的高增益使肌肉(m)边界模糊。

脂肪比成人少,但形状是一样的。我们的感觉是婴儿和儿童的球后脂肪更致密,呈现更加均匀一致的白色,可能是他们的脂肪以更小的颗粒分布。

眼外肌和眶壁

声学不透明(白色)区域W形球后超声图像的边界是由直肌和肌间隔形成的。B型超声可进行准确的水平子午线扫描，通常可以看到肌肉轮廓并顺着眼球探测到肌肉止点。

在不同水平扫描平面眶壁所形成的超声图像见图5.10。

一般超声图像中可见到小部分眶壁，通常是更垂直的可接近的外侧壁。但当大部分骨壁或内外侧骨壁均可见到时,提示眼外肌或眶周组织水肿和炎症。临床超声很难探测到眶尖，但沿着视神经和直肌或眶壁回声可能看到他们的连接处。

用超声显示眶壁是不可靠的,但可以根据换能器的频率作为一种特性观察（低频换能器如5MHz更有可能看到),频率决定超声束的穿透深度,例如换能器的聚焦范围,以及接收器的增益。下面的做法是必要的:(a)用特定的仪器获得正常眼眶的眶壁,(b)用特定的换能器,(c)在得出结论之前校准接收器的增益,考虑到可能异常的一侧或双侧眶壁异常突出部分。

与频率相关的改变

选择不同频率的换能器所获得的眼眶超声图像是不同的。图5.11展示了用10和20MHz换能器得到的正常眼眶的图像对比。一般的,换能器的频率越低,它的眼眶穿透力越强。

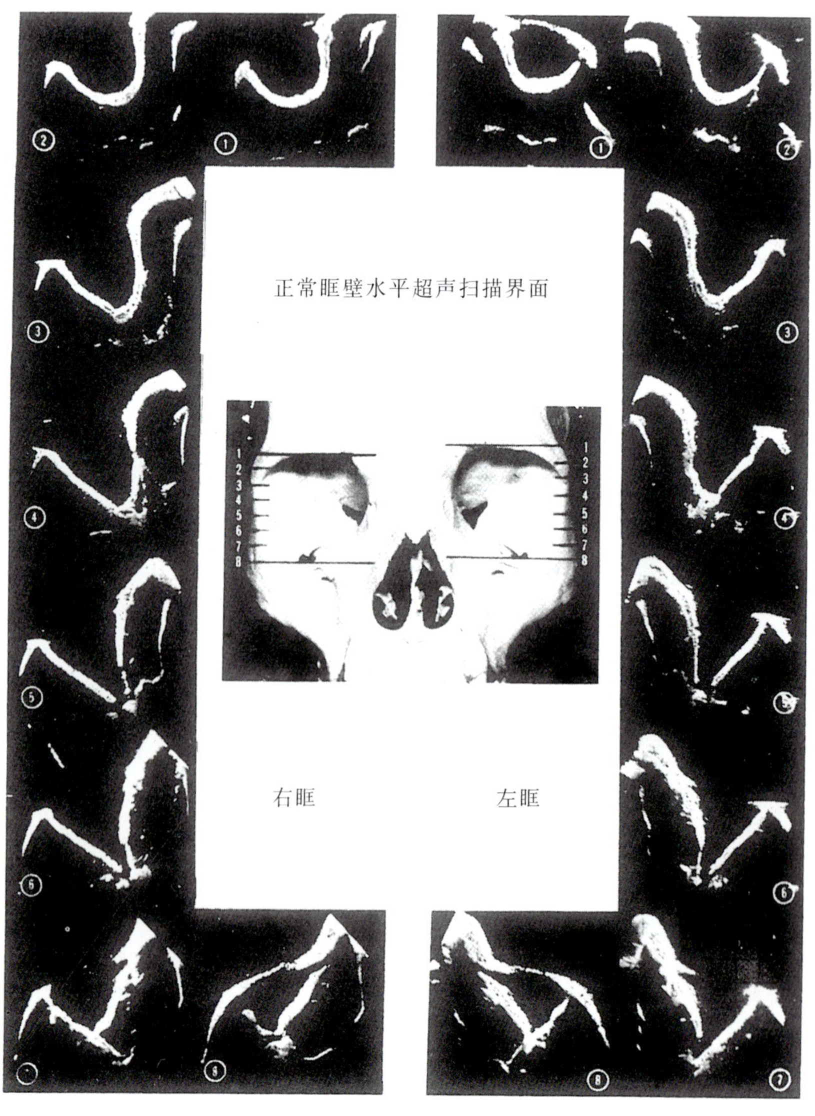

图5.10 超声水平扇扫示范头骨,展示典型眶壁的声学特点。

眼眶超声检查出现的伪影

眼眶超声检查可遇到许多伪影，了解它们的特性可避免错误解释超声图像。如在第3章中所述将这些伪影分为2组：(a)重复伪影，(b)吸收缺失伪影。

重复伪影

这些伪影回声(也称轴向多重回声)通常出现在眶中部沿角膜晶体轴的视神经三角区内。它们表现为回声的二次反射，前缘位于角膜表面。金属开睑器也经常引起重复伪影，特别是利用浸入超声检查时。通过移动换能器使之靠近或远离眼球与真正回声相鉴别。这样做引起重复回声相对组织运动，从而容易被识别（图5.11）。在CDI中，金属异物或具有强反射性表面的物质会产生所谓的闪烁伪影，在这个区域可见假性血流[7]。

吸收缺失伪影

超声的能量被位于眼前和眼内的结构吸收会产生眼眶异常超声。因为这些吸收缺失或“声影”在球后脂肪中会被误认是肿瘤，所以人们必须意识到这一点。眼内肿瘤(图5.12)或致密钙化的晶体(第3章图3.23)也会在眶内形成声影。

当眼眶超声出现异常时，上述伪影应考虑到。做仔细的A超可帮助识别，也可以允许许多电子伪影探测，如果可疑重复回声，还可朝向或背离眼球移动换能器，分析可能在眼眶引起吸收缺失伪影的眼内超声改变。

眶内病变的分类

从超声角度对眶内病变进行分类，可分为结构性异常，肿物，炎性或充血性病变及异物。每一项分类还分为几个更细的亚类。Ossoinig[8]、Byrne and Green[1]已充分描述了眼眶病理改变的A型超声特点。Purnell[6]对B型超声类型进行分类，并由Coleman等[9-16]详细阐述过。Coleman设计的流程图[17](表5.13)对遇到眼眶未知疾病时非常有用。

假性眼球突出可考虑是因为眼球大或眼眶浅（图5.14）。A超测量眼球直径可发现两眼明显的不同。B型超声可界定后部葡萄肿。对于进展的眼球突出，即使有单侧大眼球病史也要进行彻底的眼眶超声检查以发现有可能并发的疾病。

肿物

超声显示的任何异常轮廓使球后脂肪、视神经和眼外肌变形均提示眶内有肿物存在。Purnell[6]首次描述了眼眶超声的特点，使我们重新将临床诊断肿物性病

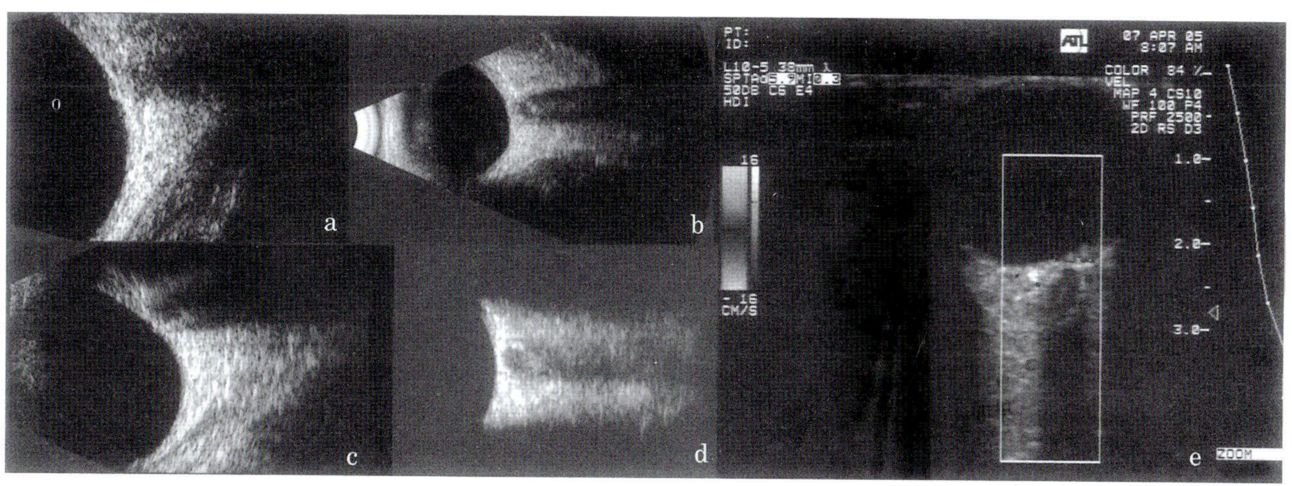

图5.11 换能器中心频率扫描眶脂肪图形比较 。A：20MHz扫描正常眼眶，具高分辨率，但穿透力降低。B和C：10MHz扫描正常眼眶，显示好的分辨率和穿透力。D：7.5MHz线阵探头扫描正常眼眶显示差的分辨率，但具极高的穿透力。右侧为7.5MHz的CDI扫描显示视网膜和视神经的血流(见彩图)。

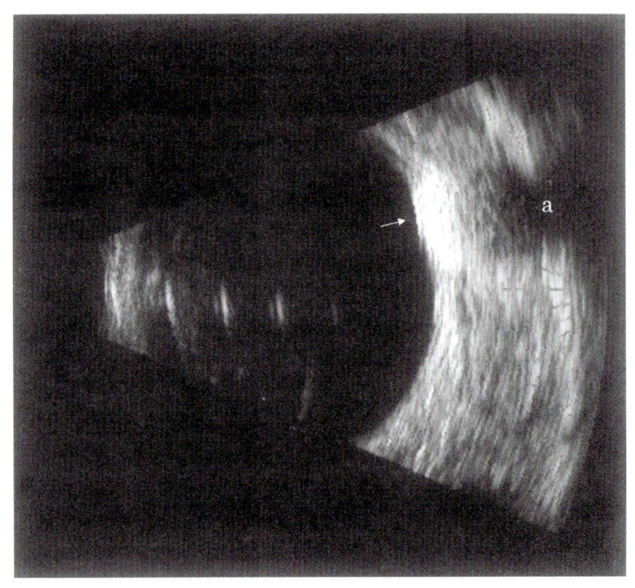

图5.12 用10MHzB型超声探测脉络膜骨瘤(箭头),钙斑反射造成眶内声影或伪影(A)。

变分为4类,与超声的特点相吻合:囊性,实性,血管性和浸润性(图5.15)。异常区域的几种特点可用于病变分类,包括形状,声传导,内部回声及位置(图5.16)。肿物性病变的超声图像与病变的形态,组织学特征具有密切相关性。

举例,眼眶肿瘤的形状可以是光滑圆形,边界清楚,压迫邻近正常组织。如果病变声传导好,它的后界也清晰可见。内部情况可以是缺乏回声的,说明病变内缺乏明显组织界面。这些是充满液体的囊性病变的特点,如黏液性或皮样肿瘤。

另例,一个肿物性病变可以有类似囊性病变的外形,然而它的后界不清楚,因为病变的声传导性差,提示是一种实体性肿瘤。肿瘤内部为低幅回声,提示组织界面少,是均一的实体肿瘤的特点。这些发现提示边界清楚的实体肿瘤,如神经源肿瘤,泪腺肿瘤和一些转移癌。病变在眼眶中的位置可进一步提供诊断线索。肌锥内病变,累及视神经,很可能是一种神经源性肿瘤(胶质瘤或脑膜瘤)。类似的病变位于眼眶的颞上方则很可能是泪腺肿瘤。

形状不规则的眼眶肿瘤提示肿瘤的类型不同。血管性肿瘤呈手指状深入眶脂肪,后部通常为大的团块。肿瘤的边界清楚或不清。血管性肿瘤内部有许多管壁和血窦形成许多致密的声学界面,所以超声显示不规则高回声区,很少伴有声衰减。这种不规则外形及内部不均质的组织结构与前述囊性或实性肿瘤明显不同。

另一种形状不规则的眼眶肿瘤更具实体肿瘤特性,提示实性浸润性肿瘤。虽然肿瘤的前边界不太光滑,但也算是锐利清楚的。像其他实性肿瘤一样,浸润性肿瘤内部回声振幅低,声衰减显著,因此使得肿瘤的后边界不清楚。这类肿瘤往往具有浸润性,特别是淋巴瘤和肉瘤。转移性肿瘤也有这些特点。

特发性肉芽肿或假瘤在临床和超声方面表现为实性浸润性肿瘤的特点。眼眶血肿有时也有类似表现,虽然它并不是肿瘤物。

外伤史有时可以误导,因为肿瘤在小的外伤后也有出血。此时需做强化MR以鉴别。血肿的患者可通过超声系列随访记录病变内部的变化。

根据我们的经验,很难用超声进行浸润性肿瘤分类,因为眼眶炎性改变也产生类似的结果,特别是当视神经或Tenon囊下间隙水肿时。眼眶手术后的瘢痕也可混淆这种分类。

前述的眼眶肿瘤分为4类并不通用于所有肿瘤,因为肿瘤并非表现都一样。但超声类型和吸收特性与

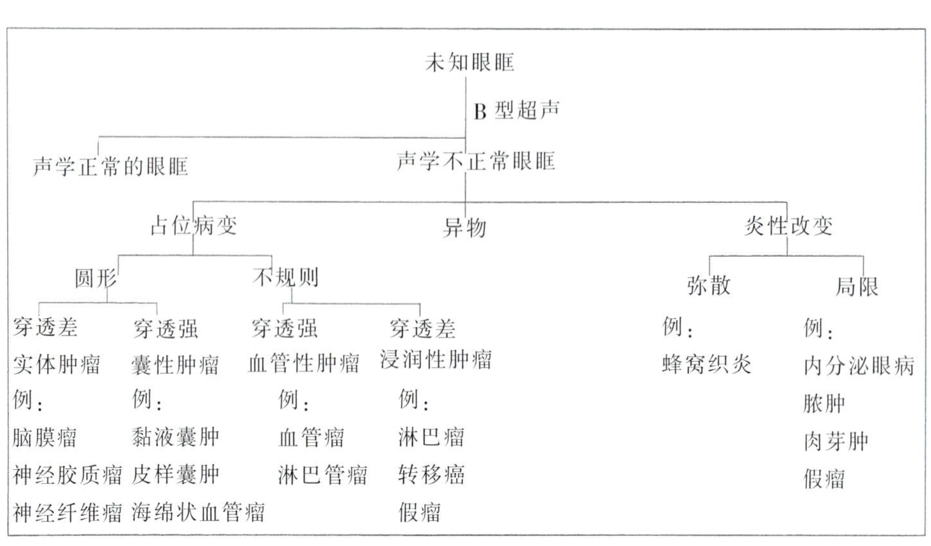

图5.13 参照眼眶检查患者的超声特点。眼眶诊断的概要流程图,根据传导和形态学标准鉴别正常和异常眼眶,肿瘤及炎性病变。

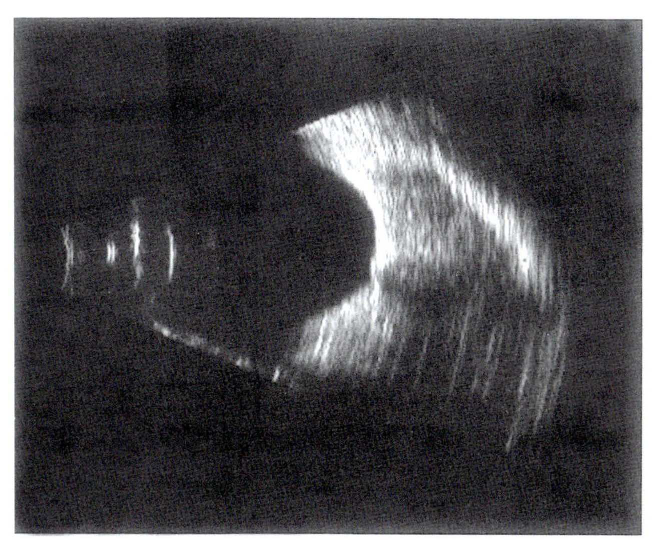

图5.14 10MHz的B型超声显示近视的眼球可造成假性眼球突出和轻度眶容积减少。眼球轮廓可见葡萄肿形成。

肿瘤的类型是相吻合的。其他的超声技术可提供更多的信息。用接触性探头置于眼上冲击触诊肿瘤，如是

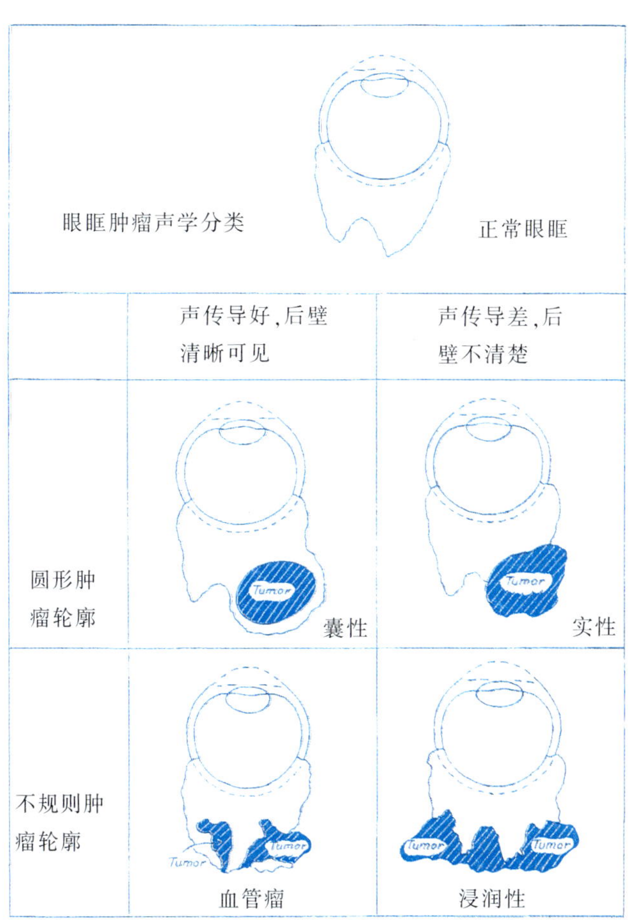

图5.15 根据肿瘤的形状和透声性质进行眼眶肿瘤分类的示意图。

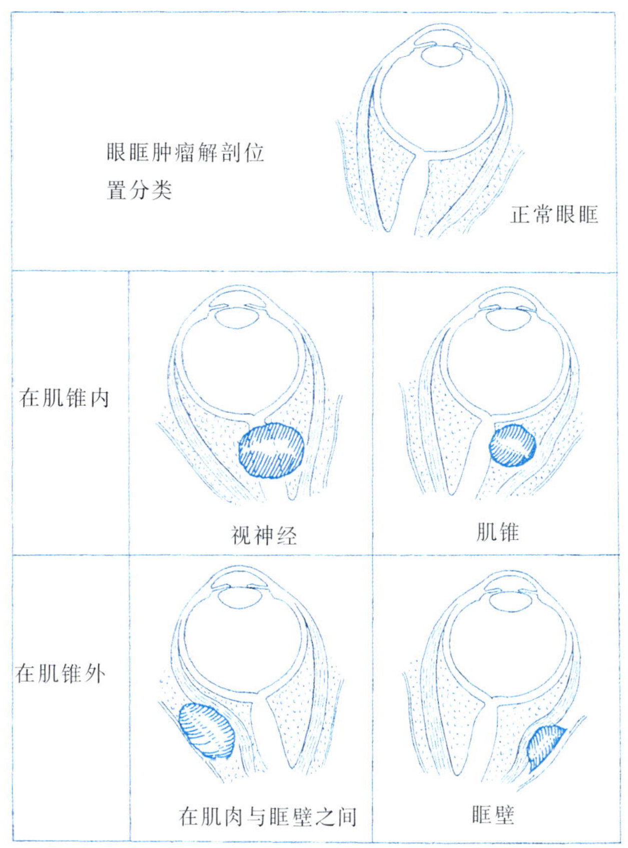

图5.16 肿瘤在眼眶中的位置对超声评价非常重要。肌锥内的肿瘤特别被超声探查到。

囊性或血管性肿瘤可被压缩，如为实体肿瘤则不可压缩。M型超声或多普勒超声可检测肿瘤内部血流情况。动态扇形扫描可显示眶内结构随眼位改变的运动，帮助病变分类。

单个的肿瘤类型，与它们相关的超声图像的变化，以及每种肿瘤类型超声诊断的可靠性将会作为独立的题目更详细地讨论。

炎性和充血性改变

与眶内占位性病变相比，炎性和充血性疾病更倾向于累及眼眶正常组织，引起轻微改变。超声可以将炎性病变分类，依据特定的炎性过程，如分为弥散的，或局限在特定区域的及眶内组织(图5.17)。

一般的，异常斑驳的眶脂肪垫提示眶内弥散性炎症，如蜂窝织炎。脂肪内回声间隙增宽而且声幅高，说明脂肪垫内异型成分多而且无边界。眼眶外伤出血也有类似超声表现。脂肪内局限性斑驳见于眼眶脓肿或肉芽肿。其他局限性炎性表现累及眶内特定结构。脂肪和眶壁之间低回声区扩大提示眼外肌肉肥大。这种情

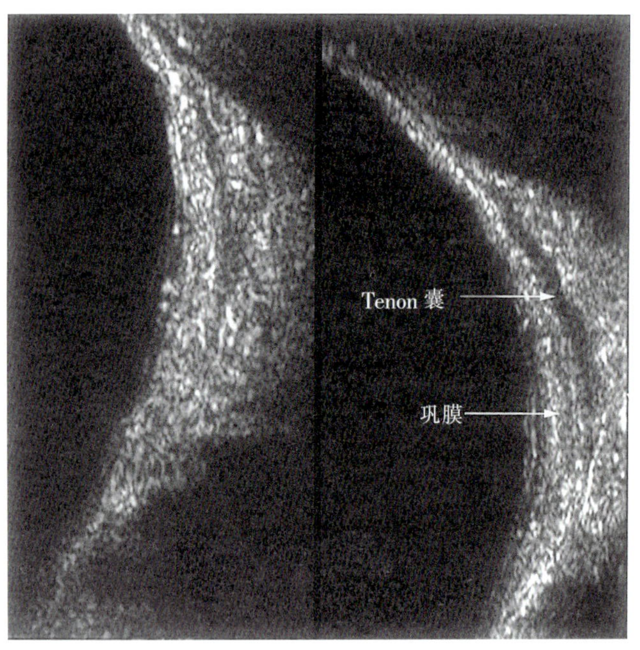

图5.17 用22MHz扫描后极部，经数字处理，使巩膜、神经和Tenon囊的边界明显，显示高频超声揭示巩膜炎的价值。

况下如眼外肌肉的超声传导特性被疾病状态改变，那么眶壁可能被强化。这种超声特点特别提示甲状腺相关眼病或内分泌性突眼，显示肌肉水肿及细胞浸润。

局限性炎症和水肿可波及视神经及邻近巩膜的Tenon囊间隙。视神经鞘回声增强而无视神经增粗提示视神经炎或水肿，与肿瘤引起的视神经增宽有显著区别。这种异常往往伴随着炎症消退的过程。虽然急性期球后视神经炎未经病理检查，超声及MRI的表现与神经周围硬脑膜鞘炎性水肿一致。在炎性假瘤(非特异性眶内炎症)，视乳头水肿或血管性病变的视神经也有类似表现。

任何类型的眼眶炎性水肿可波及到眼球周围Tenon囊下间隙。超声表现为球壁周围与视神经相连的透声区。其他的炎性体征在眶内都可出现。这种表现也可伴随一些眼眶肿瘤，特别是肉芽肿性肿瘤或淋巴瘤。Tenon囊下间隙在正常眼眶内，是一个潜在间隙，不具明显的声学特性。

眼眶肿瘤

声学囊性肿瘤

眶内声学囊性肿瘤是指那些圆形，形状规则并透声性好的肿物。再次强调透声性是相对的，它与个人使用的仪器，换能器及仔细调节接收器增益有关。

黏液囊肿

黏液囊肿是衬以副鼻窦黏膜的囊肿。因持续的分泌和内衬细胞的脱落，囊肿缓慢增长，常常因为压力使鼻窦骨壁受到侵蚀。向阻力最小的方向扩展，通常通过眶内壁和额窦底进入眼眶，使眼球向对侧移位。一般临床表现疼痛，眶周水肿，复视和眼球突出。副鼻窦的黏液囊肿侵入眼眶是引起单侧眼球突出的一个主要原因。据放射医生统计，眼眶黏液囊肿是引起单侧眼球突出的最常见原因，Zismor统计占15%[18]。眼科医生的统计并非那么常见，但也是主要原因之一。Reese统计了230例临床病例，3%单侧眼球突出源于黏液囊肿[19]。Shields等[20]发现在儿童，黏液囊肿是最常见的继发性囊肿。

根据位置和大小，超声可准确诊断眶内黏液囊肿。继发改变如球后脂肪受压，眼球后极部凹痕超声也可显示[21]。

超声显示的黏液囊肿为圆形，光滑，甚至是球形(图5.18)。它与周边正常组织界限明显。黏液囊肿边界清楚，圆形的声学前缘使球后脂肪凹陷。内部呈现缺乏回声，A超呈现少量或无回声。B型超声显示像个实体的空腔，是个透声区，像眼球一样。这些囊性结构几乎不吸收声能，超声可穿过囊肿，它的后界，眶壁眶尖都清晰可见。

虽然MR诊断眼眶黏液囊肿可靠，可CT能更好地显示骨壁侵蚀情况，特别是当副鼻窦受累时[20]。B型超声可补充眶内软组织结构的信息，协助选择外科治疗方法。

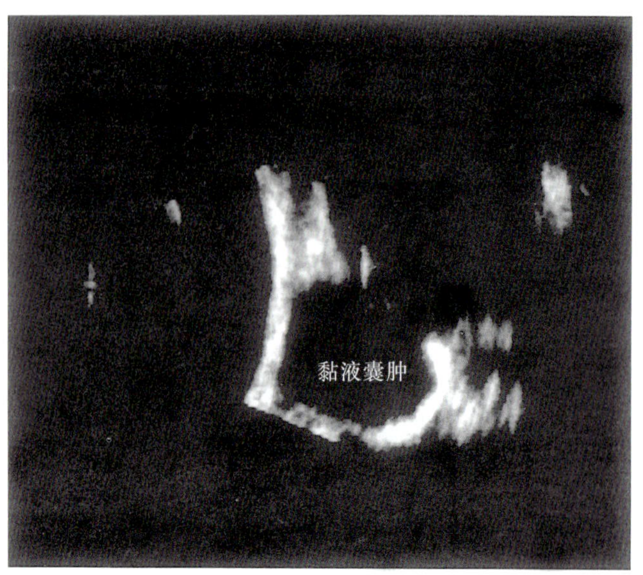

图5.18 10MHzB型超声扫描，黏液囊肿是无回声区，很像眼球。

皮样囊肿

皮样囊肿是比较常见的肿瘤，来源于异常的外胚层组织。常见于儿童[22]。当皮样囊肿或其他上皮性囊肿累及眶壁时，X线，CT和MR可以诊断[23]。然而，即使是这样，超声检查仍有必要，因为它可以显示肿物确切的边界[24,25]。在不累及骨的病变中(约占16%)，超声检查是很有价值的。

海绵状血管瘤

海绵状血管瘤是眼眶中最常见的肿瘤之一。Reese[19]总结了230例临床病例，海绵状血管瘤占眼眶肿瘤的12%，在877例病理检查中占15%。最近的一项调查显示1264例儿童患者中占6%，是在淋巴性肿瘤(11%)和假瘤(11%)之后的第三种最常见的肿瘤[27]。在成人是最常见的眼眶肌锥内肿瘤[22]。

B型超声可很好地显示海绵状血管瘤的大小和位置(图5.19)。我们所检查的海绵状血管瘤都在肌锥内。

所有海绵状血管瘤的几个声学特性包括：(a)圆形，外形规则；(b)边界清楚，前界圆形声学界面；(c)与周围组织界线明显；(d)低或中等声吸收(声传导性好)；(e)随换能器频率改变外形有变化。

球后脂肪与充满液体的肿瘤之间突然的声速转换使得海绵状血管瘤形成前缘清晰的声学界面。同样道理使得肿瘤与周围正常组织间界线明显。眼球的继发改变如后极变平也可在超声中显示。

海绵状血管瘤(图5.20)主要由充满血液的血管组成，具有好的声传导性，但可有来自血管壁的低幅的内部回声(图5.21)。海绵状血管瘤的声传导性好于具有高声吸收力的实体病变(如视神经肿瘤)，但不如完全声学空虚的病变(如黏液囊肿)。因为海绵状血管瘤声吸收少，超声的能量可以穿透，所以肿瘤的后界，眶尖及眶壁都可以显示[25,28]。

10和15MHz的超声显示海绵状血管瘤最清楚。15MHz的超声更好，可以与实性、圆形的肿瘤鉴别，如神经源性肿瘤。CDI可以显示海绵状血管瘤内点状动脉的慢速血流，但不具备诊断意义[25,29-31]。CDI和血流测量也可以探测到视网膜中央动脉(CRA)在瘤体内突然中断，肌锥内其他肿瘤也有类似现象。海绵状血管瘤在MR中表现为T1WI呈等信号，T2WI呈高信号(图5.22)。其中还可见到包膜强化。利用含钆类造影剂和脂肪抑制技术可以看到片状或全部的肿瘤充盈[32-34]。

血管外皮瘤

血管外皮瘤不是眼眶常见的血管性肿瘤。其成分主要是血管外皮细胞，而不是内皮细胞。这些肿瘤同海绵状血管瘤一样有包膜，充满血液，其超声特点也相似。

囊性淋巴管瘤

眼眶淋巴管瘤更详细的情况在血管性肿瘤章节讨论。一般临床表现是弥散的，有时是囊性的。出血进入淋巴管腔会形成血囊肿。这种情况的超声特点是眶内

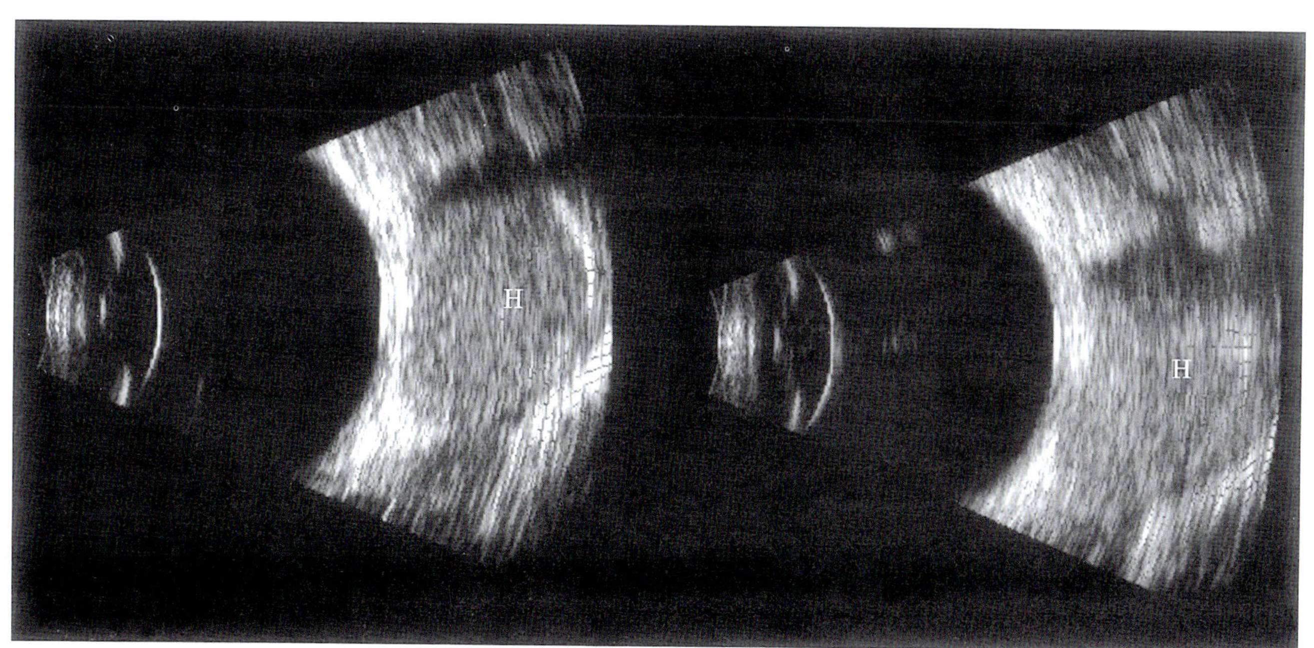

图5.19 10MHzB型超声扫描眼眶海绵状血管瘤(H)，肿瘤包膜完整，通常在肌锥内。内部A型超声回声状况和MR见图5.20~5.22。

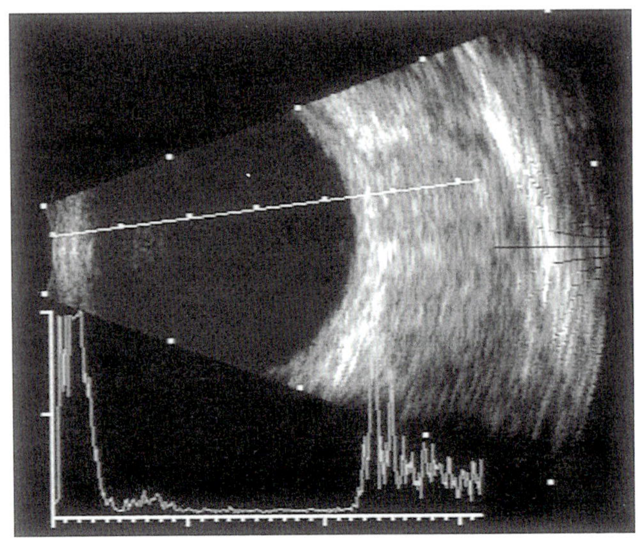

图5.20 图5.19中肿瘤的10MHzA型和B型超声图像,A超显示中等反射。

肿物,圆形,透声好,肿瘤后界显示清楚(图5.23和5.24)。

声学实体肿瘤

声学实体肿瘤同眼眶囊性肿瘤外形一样是圆形。然而声波通过肿瘤时的传导性差,内部回声多。

视神经肿瘤

神经源性肿瘤是比较常见的引起单侧眼球突出的原因。Reese[19]在临床统计230例病例中神经源性肿瘤占11%,病理统计877例中占10.6%。Silva[35]发现300例眼眶肿瘤中有32例是神经源性肿瘤,占10.9%。Shields等[27]观察1264例患者有8%神经源性肿瘤。这种肿瘤需要神经外科协助切除, 所以临床上与其他肿瘤相鉴别非常重要,而超声检查对此有所帮助。

B型超声可以显示如眼球后极部变平和视乳头水肿等继发改变(图5.25和5.26)。

这种肿瘤的声学特点是:(a)圆形;(b)前缘清楚,与周围正常组织界线明显,除非以前做过手术探查。肿瘤后部可伸展至眶尖或更远,通常超声不能达到,而需MR显示;(c)声吸收率高使眶壁显示不佳;(d)声学性质一致,内部很少回声。

在实体肿瘤内部,因为肿瘤内偶然的超声间断,存在有分散的低振幅回声(或内部反射),这些超声间断能用A型超声很好地显示(图5.27)。在肿瘤内肿瘤细胞平面, 胶原结缔组织间隔及大血管之间存在的界面为这些超声间断提供了可能的组织学基础。

视神经肿瘤常常使视神经球后前端形成光滑的凹陷。正常视神经影增粗是诊断的重要特征。正常的视神经前端锐角变圆钝或平滑凸起。

这些实体肿瘤在5、10、15和20MHz超声中的表现相近似。总之,揭示这些肿瘤10MHz的超声有最好的分辨率和穿透力。

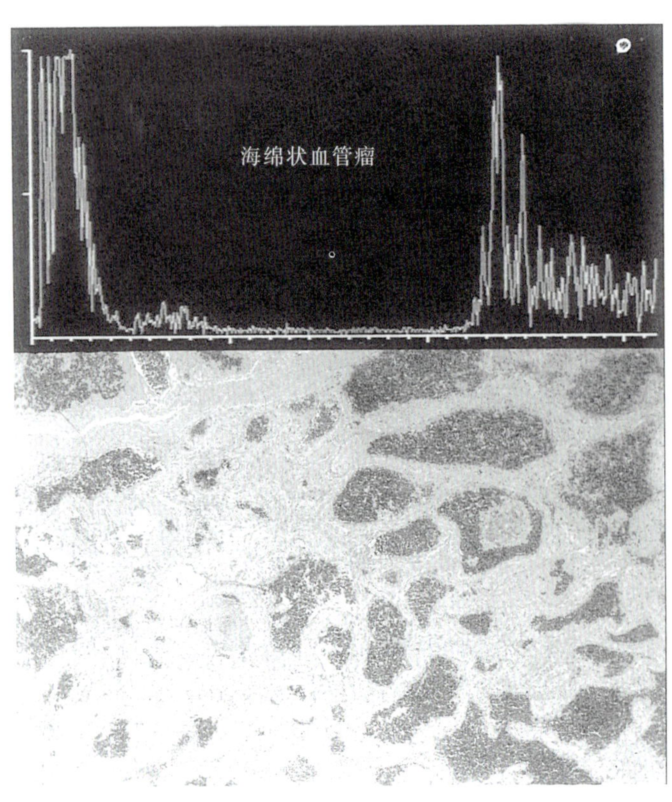

图5.21 图5.19和图5.20的详细A超图像。回声间隙示血管腔。下面的是肿瘤的组织学图像,管腔内衬大的上皮细胞。(Courtesy of Herman Schubert,MD,New York,NY.)

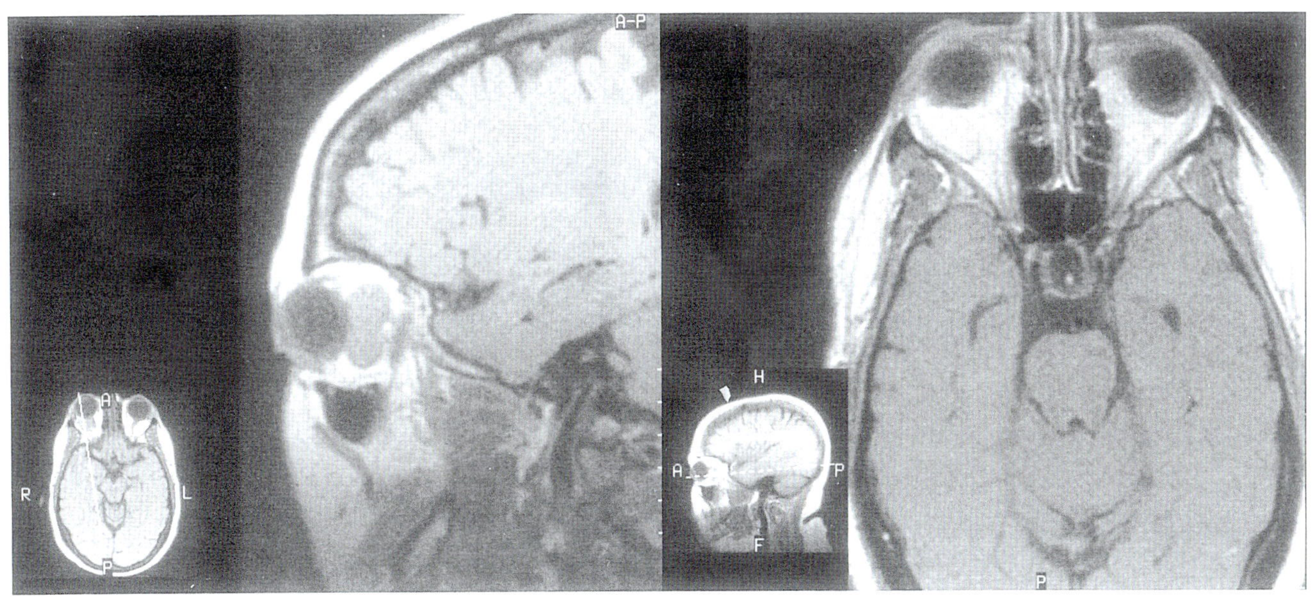

图5.22 矢状位T_1加权图像显示包膜完好的肿物，信号比脂肪低。利用造影剂的轴向MR图像显示在图5.19~5.21中的海绵状血管瘤增强。(Courtesy of Michael kasim，MD，New York，NY.)

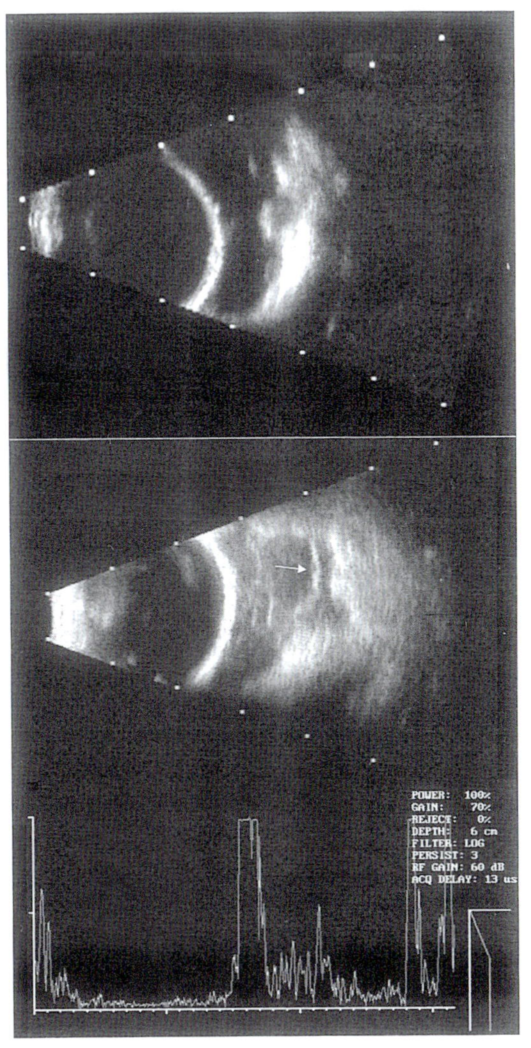

图5.23 淋巴管瘤的10MHzA和B型超声图像(底部)。病变有变化性回声的囊性成分和内部间隔(箭头)。

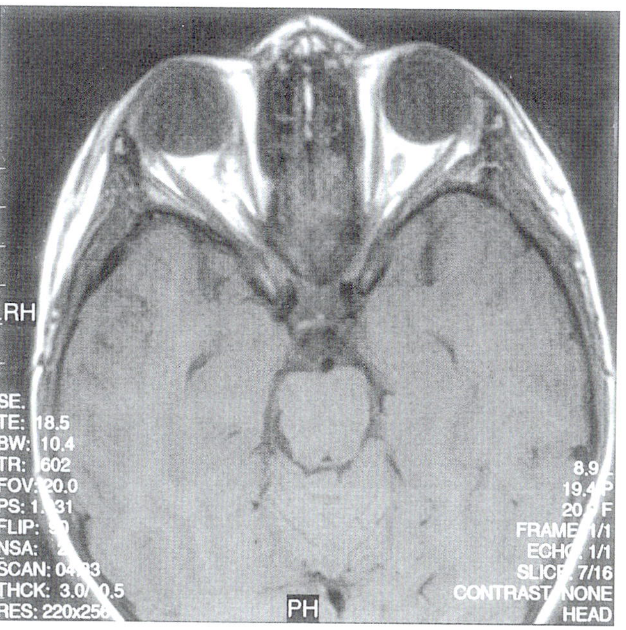

图5.24 图5.23的囊性淋巴管瘤的MR图像。没有造影剂的T_1加权图像无法像超声一样显示肿瘤特性。(Courtesy of kip Dolphin，MD，New York，NY.)

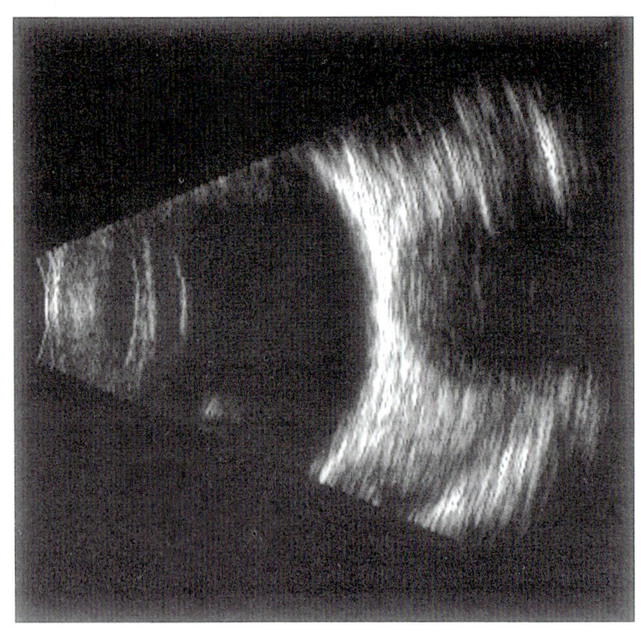

图5.25 10MHzB型超声扫描的视神经脑膜瘤，呈清晰的圆形边界病变，视神经阴影扩大。虽然这种肿瘤是实性的，但它们吸收声能，看不到肿瘤后界，除非沿着眶壁生长，见图5.26。

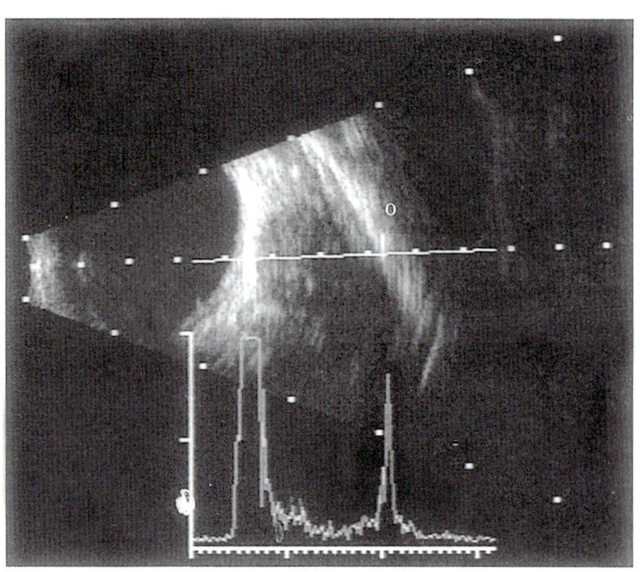

图5.26 图5.25中的肿瘤，伴A超图像。眶壁(O)显示良好。

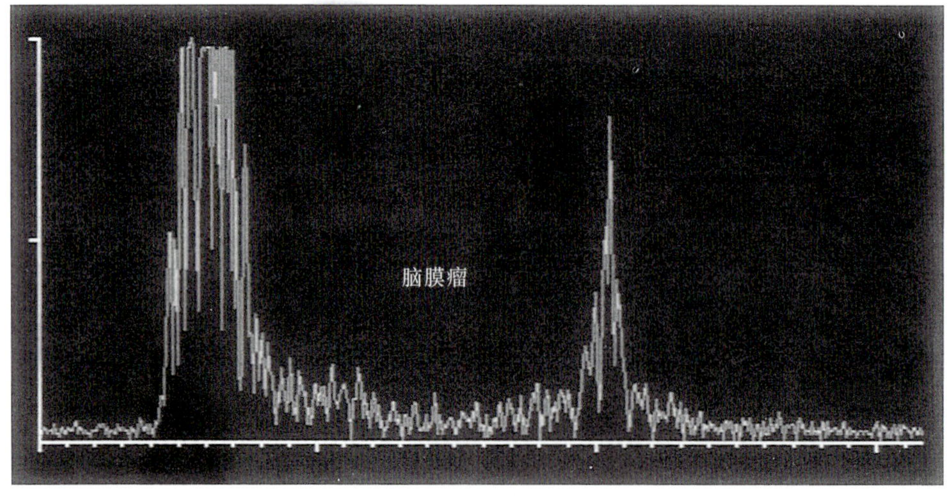

图5.27 图5.25和图5.26中的肿瘤放大的A超图像。这个肿瘤实性但均质，只能见到低振幅的回声。

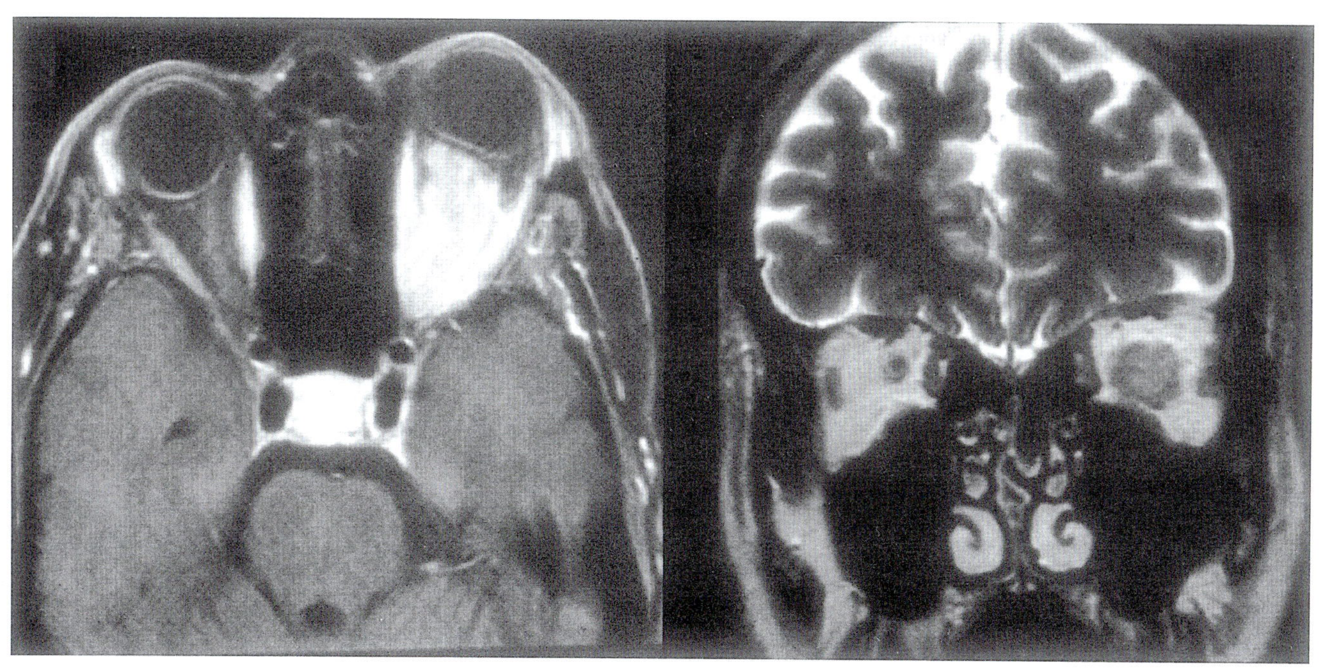

图5.28 水平扫描一巨大脑膜瘤的MR造影显示增强。冠状T_2加权图像显示一个很大的“卷圈”征。

有报道胶质瘤和脑膜瘤的CDI中视网膜中央动脉血流降低[36]。视神经胶质瘤在含有钆的脂肪抑制的MR T_1加权图像中明显增强。视神经前部的脑膜瘤在水平片中呈现“铁轨征”,冠状片呈现“卷圈征”,使周围高信号的视神经鞘与神经区分开来[37-40](图5.28)。

声学脉管性肿瘤

与以前讨论的圆形肿瘤相对比，眼眶声学脉管性肿瘤外形不规则。像囊性肿瘤一样声传导性好。

弥散的淋巴管瘤(静脉淋巴管畸形)

眼部的淋巴管瘤是不常见的[22]。Reese[19]报告的在877例病理检查中,淋巴管瘤占眼眶肿瘤的1.8%,Silva[35]统计的300例病例占1%,而Shields等[27]观察的1264例眼眶肿瘤中比例是4%。如果病变没有累及眼睑和结膜[42,43],临床上很难鉴别,需借助超声检查。

B型超声可以揭示淋巴管瘤的位置，大小和形状。所有的弥散的淋巴管瘤具有高度不规则外形，因其没有包膜,在眼眶内随意生长。超声中可见许多指状或叶状突起深入球后脂肪内。有时超声束横行穿过这些突起,脂肪内出现类似囊样外观。因为充满液体的淋巴管瘤与周围的脂肪和肌肉声学差异很大，因此这些肿瘤的声学界面清楚,与周围组织的界线明显。内部明确显示无回声。声传导性好,衰减少,所以肿瘤后界清楚。M型超声可见血管搏动。但CDI无血流显示[25]。利用钆的造影剂和脂肪抑制的MRT_1加权图像显示相当于血液和充满液体的区域为低信号区域，并伴随等信号间隔区。T_2加权图像显示伴有等信号条纹的高信号[41-43]。

声学浸润性肿瘤

眼眶内声学浸润性肿瘤具有高度不规则的外形，声传导差,与囊性和实体肿瘤相对比。许多肿瘤显示这种超声表现,有的眼眶假瘤(特发性眼眶炎症)也有类似超声表现。

淋巴瘤

恶性淋巴瘤是引起单侧眼球突出的较常见原因。Reese[19]的230例临床病例报告恶性淋巴瘤占眼眶肿瘤的10%,和877例病理报告占14%。Silva[35]统计300例眼眶肿瘤发现21例为淋巴瘤,所占的比例是7%。Shields等[27]在wills眼科医院的眼肿瘤科报告的比例是11%。这些患者在手术切除肿瘤后都进行放疗,有的施行化疗。组织活检是明确诊断的主要依据。但术前利用超声检查进行鉴别诊断在临床上也很重要，因为如果不需要切除,则可以设计微创的外科方法。

眼眶淋巴瘤的病理检查显示肿瘤无包膜，而且与周围组织分界不清。因为这些特性,通过超声可将其与圆形包膜完整的眼眶肿瘤如海绵状血管瘤及囊性病变鉴别。

淋巴瘤在眼眶内的位置不定，大多在检查发现时已经很大。像海绵状血管瘤一样，超声可以显示如眼球后极变平的继发改变。

所有淋巴瘤(无论是淋巴细胞性还是网状细胞性淋巴瘤)的眼眶声学特征包括：(a)外形不规则；(b)圆齿状或分叶状；(c)与周围组织结构有分界；(d)实性的具有高声吸收率；(e)声学一致性。

所有眼眶淋巴瘤超声表现实体肿块声学特征。声能很容易被肿块吸收，不能穿透，所以肿瘤后界，眶壁及眶尖不能显示。

这些实性肿块中无回声和内部反射。单一细胞类型的肿瘤不具声不连续性。超声频率高则声穿透力差，所以5和10MHz超声可最佳显示淋巴瘤。CDI可显示病变局部的血流[31]。用含钆的造影剂的MR脂肪抑制T_1加权图片上显示肿瘤轻度增强，在T_2加权图像上显示与脂肪呈等信号[44-50]。

转移性癌

图5.29是一个播散的乳腺癌患者的眼超声图，并已知眼眶转移。这是一个典型的转移癌的超声图像，形状不规则，内部低回声，与球后脂肪垫呈浸润状。患者表现单侧眼球凹陷，而不是眼球突出。腺癌一般表现为眼球内陷。CDI显示肿瘤内部有血流，特别是周边部[25,31]。一般的，含钆造影剂显示转移性肿瘤增强，在T_1加权图像上显示低信号，T_2加权图像显示高信号。值得一提的是，黑色素瘤转移灶的MR的信号特点正相反，因为黑色素的顺磁作用[51-53]。

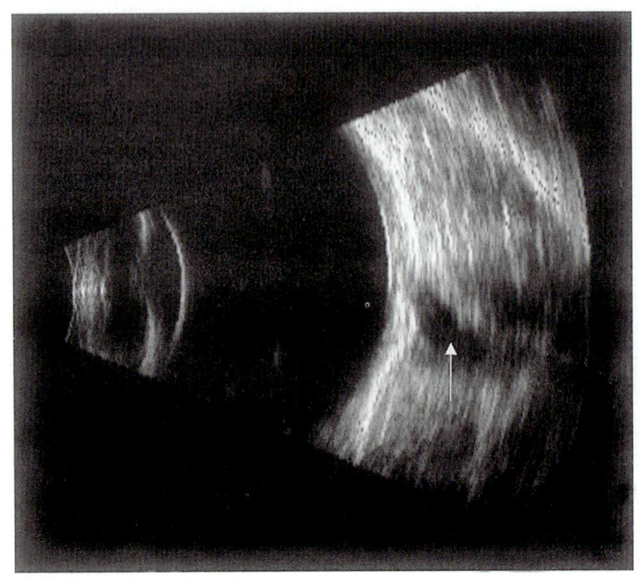

图5.29 眼眶转移性癌的B型超声图像。肿瘤压迫视神经(箭头)。

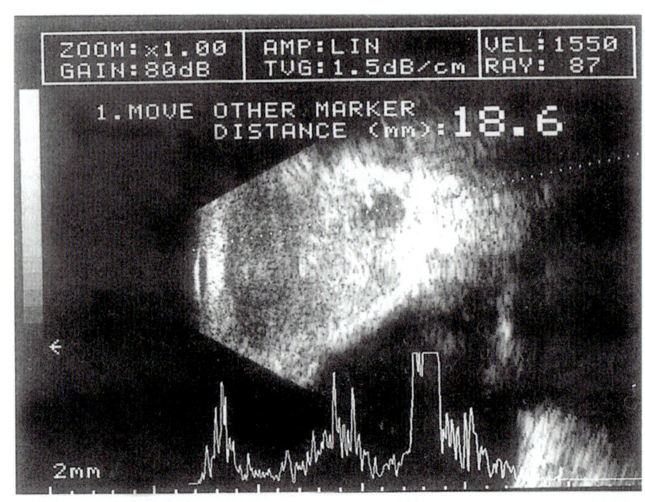

图5.30 横纹肌肉瘤显示非常小的线性排列，说明肿瘤为实性，不规则。(Courtesy of Barrett Haik, MD, Memphis, TN.)

纤维组织细胞瘤

纤维组织细胞瘤具有局部浸润性，无包膜，手术切除后容易复发。它们是眶内最常见的纤维性肿瘤。其超声特点与淋巴瘤和转移性癌相近。CDI可见血流，有时与肿瘤大小有关。MR很难把这些病变与眼眶其他纤维组织肿瘤相鉴别，虽然T2加权图像中显示更加均一和等信号影像多提示是这种肿瘤[54]。

横纹肌肉瘤

横纹肌肉瘤是眼眶最常见的来自间质组织的恶性肿瘤[19]。主要见于高加索人，10岁以前发病。这些肿瘤的超声图像与前述的浸润性肿瘤相似。表现为不规则外形，实性回声(图5.30)。横纹肌肉瘤可以长得很大，随着时间的推移，超声可以记录它的系列变化。CDI显示大范围高流量的血流[25]。MRI可有系列特征，虽然大多数病变可强化，但T1WI和T2WI可出现各种信号强度，从低信号到高信号，均质和不均质都有可能[55,56]。

假瘤(特发性眼眶炎症)

眼眶假瘤的超声与前述的浸润性肿瘤相似。利用超声不容易鉴别诊断。眼眶假瘤将在后面的眼眶炎症章节详细讨论。

泪腺肿瘤

泪腺肿瘤可以是良性或高度恶性。良性假瘤局限于泪腺，虽然炎症可累及相邻的肌肉。泪腺可以发生腺癌或鳞状细胞癌，并侵犯其他组织。因为只可以触到肿

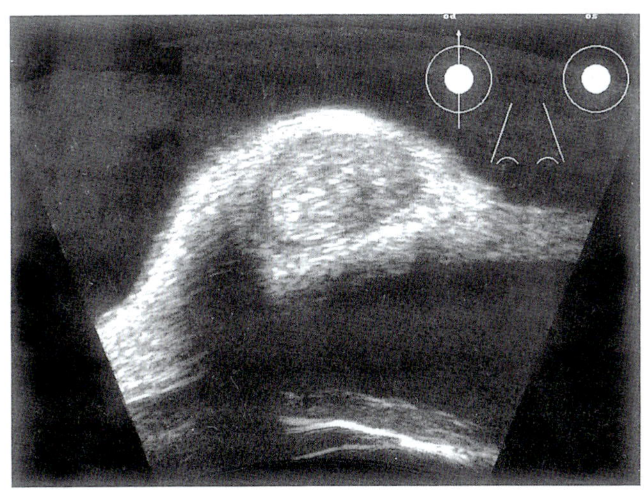

图5.31 高频B型超声示包膜完整的泪腺肿瘤。高频和20MHzB型超声可显示前部眼附属器的病变。

瘤的前缘,所以B型超声可帮助探测肿瘤的大小,范围和形状。

泪腺肿瘤一般是实体性的，边界清楚，声穿透性差,内回声少。泪腺肿瘤的大小和形状变化很大,而且骨性上眶缘遮蔽其上,B型超声不容易探测肿瘤整体的范围和形状。超声最重要的用途是揭示肿瘤的后部及外侧扩张的范围及累及周围组织的情况(图5.31)。这些特点提示恶性病变的可能。泪腺肿瘤的CDI血流多少决定于组织构成类型，其范围从血管性病变到纤维性肿瘤。CDI只能用于确定是否有可辨认的血流,来大致归类各种肿瘤。同样的,泪腺肿瘤MR图像也表现不一[57-60]。

一般来说,MRI和CT是揭示肿瘤位置,范围及是否有骨破坏的最佳方法。

眼眶炎症

超声能可靠地揭示眼外肌,视神经,Tenon囊,局部炎性病变(假瘤)及其他局限性或弥散性眼眶炎症(图5.17)。这些不同炎症超声类型可单独出现或联合出现。

很难单纯靠临床标准于术前鉴别炎症和占位性病变,超声识别炎性病变,可免去外科活检或引导活检。

眼外肌炎症(肌炎)

在正常眼眶，只有任意一侧眶壁的小部分可以看到。眼外肌通常在球后脂肪和偶有低回声眶壁之间呈现低回声或黑色区域。正常眼眶中的眼外肌呈声学清晰的,因为肌肉组织排列规律,肌纤维和组织间隔与探头呈锐角,因此没有或很少回声返回传感器。

非特异性肌炎

虽然Graves病是引起单侧眼球突出的最常见原因,但非特异性肌炎的B型超声示眶壁回声增强,其中一条肌肉局限性肥大(图5.32)。

一般的，这种局限性炎症的声学表现为肌肉后部球状或分叶状膨大,很少累及肌肉前端。顶端眶脂肪因扩大的肌肉而凹陷，超声以适当角度扫描时很像圆形肿瘤。连续地准确描绘肌肉的延伸部分可以避免一般的错误诊断。但如果是肌炎,整条肌肉肥大,如慢性肉芽肿性巩膜外层炎,超声不能与Graves病鉴别。CDI有时可见扩张的肌肉内缓慢血流，而且因活动性炎症眼动脉的流速加快[61]。肌肉结构的变化在脂肪抑制的MRT_1加权图像中清晰可见。活动性炎症的肌肉在T_2加权图像中呈高信号[62]。

Graves病(甲状腺眼眶病)

Graves病出现严重的眼部改变被描述为“进展性眼球突出”,“恶性突眼”,“甲状腺性突眼”,“甲状腺功能异常性眼病”和“内分泌性突眼”。美国甲状腺协会[22]提出“Graves病眼部改变”的名词,但一般是指甲状腺眼眶病变。甲状腺眼眶病变是最常见的引起单侧眼球突出的原因，到目前为止也是最常见的导致双侧眼球突出的疾病[19]。

甲状腺机能亢进引起的眼部改变源于眼眶组织体积增加。眼眶的基本物质结缔组织增加,肥大细胞和淋

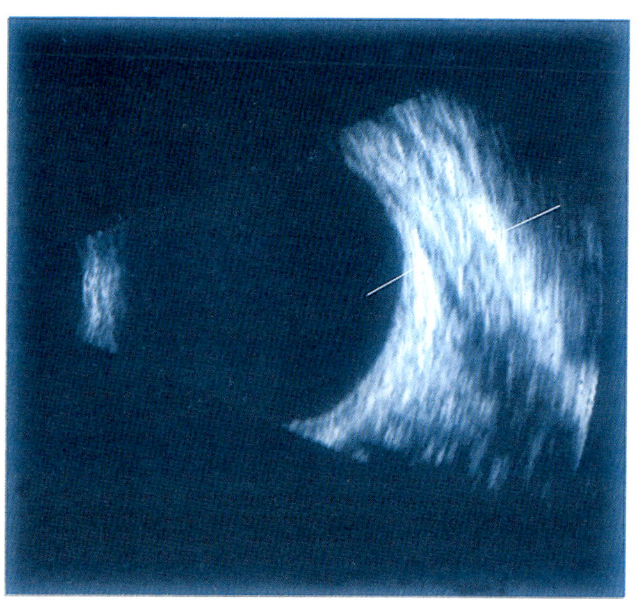

图5.32 10MHzB型超声示非特异性肌炎患者增强的眼肌肉轮廓(箭头)。

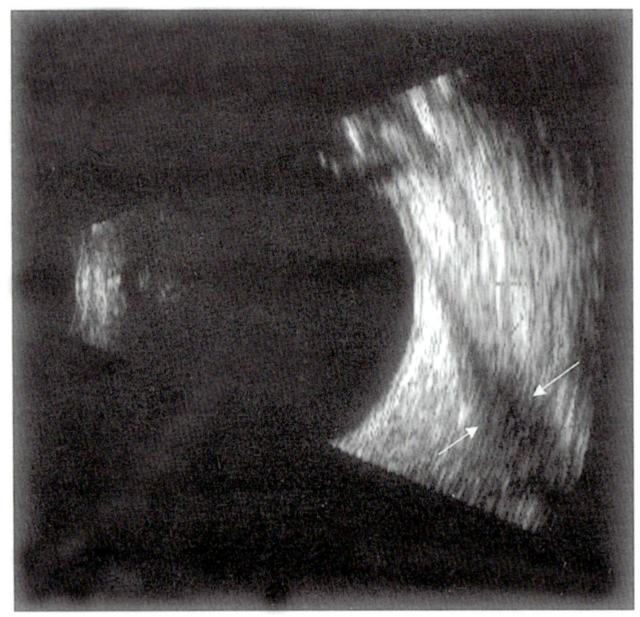

图5.33 10MHzB型超声示Graves病患者肥大发炎的外直肌(箭头)。B型超声图像无法与图5.32的肌炎相鉴别。

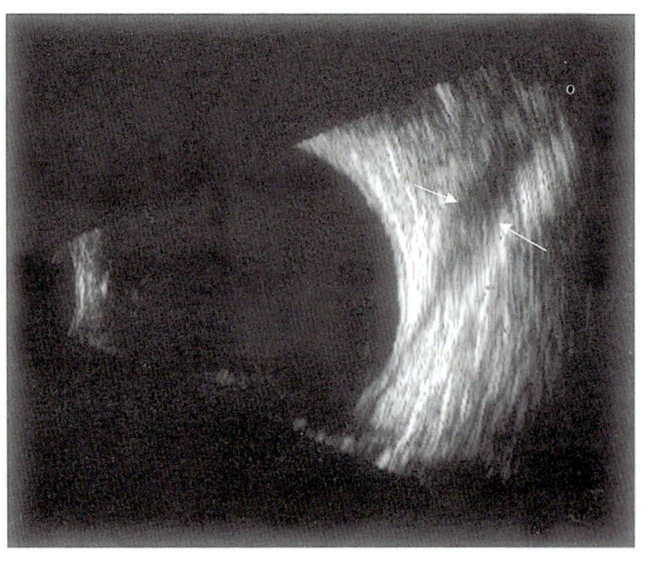

图5.34 10MHzB型超声示Graves病患者肌肉的肌腹肥大(箭头)，而肌腱正常。

巴细胞增多,眼外肌体积明显增大(最大可是正常的8倍)。电镜检查受累肌肉有明显的炎细胞浸润,间质水肿,肌纤维几乎不受累[63]。诊断性眼眶B型超声的主要作用之一是揭示Graves疾病眼眶病变活动期眶脂肪和肌肉的改变。

临床所见,Graves疾病下直肌最容易受累。然而超声最容易显示内直肌和外直肌(图5.33),因为上下眶壁遮蔽超声波,而内外眶壁则不然。在临床还没有肌肉功能障碍或其他体征时,超声即可显示肌肉水肿。

Graves病患者眼眶的眶壁大部分可被超声显示，有时甚至两壁均可显示。超声显示的眼外肌仍是清晰的，但球后脂肪与眶壁之间的空间加大，提示肌肉肥大。这种肥大可大可小,当扫描平面与肌肉最大径垂直时可在一定程度上定量测量。如果扫描平面掌握好,肌腱和肌腹可同时显示(图5.34)。

后部球后脂肪通常因肥大的肌肉压迫而出现凹陷。球后脂肪的容积无明显增加,内部回声(即声纹理)也无明显变化。

虽然MR是显示全部肌肉受累情况的最好方法,但超声可监测发病过程中肌肉肥大的状况及类固醇治疗的效果。

当病变进展时,超声可显示视神经水肿情况(图5.35)。神经鞘膜的改变在超声表现为明确的（虽然经常是模糊的)视神经轮廓线的双重回声。原发性视神经炎将在以后的章节讨论。

Graves病患者伴眼球突出不难诊断。但对单侧眼球突出的患者要考虑眼眶肿瘤，眼眶肉芽肿和动静脉瘘。

一般Graves病患者CDI因眼眶炎症显示为眼眶动脉血流增多[64]。

MRT_1加权图像显示肌肉信号增强与疾病的严重程度相关[65-67]。T_2加权图像可能显示肌肉脂肪退化为高信号病灶。虽然典型的Graves病患者的肌腱是正常的,但MRI显示某些患者的肌腱轻度受累[68]。

哥伦比亚大学的Sidney Werner博士[69]检查了大量患有各种甲状腺异常的患者，发现有一定数量的非毒性甲状腺肿和黏液水肿的患者同Graves病一样有眼外

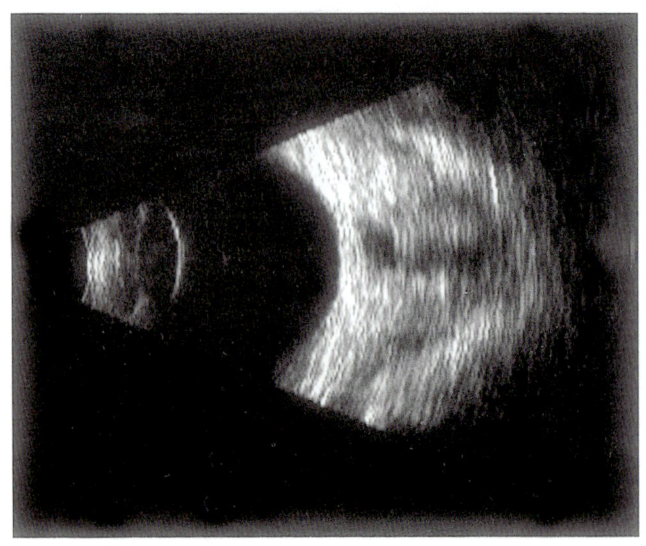

图5.35 10MHzB型超声示眶尖部肥大的外直肌和部分肥大的下直肌。垂直和子午线扫描可以显示每一条肌肉。

身抗体的作用所致。实验研究显示甲低和甲亢的动物的直肌内有大量的巨噬细胞[70]。这些结果提示各种甲功状态下存在局部炎症反应。

最后一点值得提出的是Graves病患者也可出现眼眶肿瘤。Dallow[17]在这方面有一定的经验。对于这些患者超声及神经影像学检查不可忽视，因为这样做可以发现某些随访多年的眼球突出的Graves病患者眼眶内的肿瘤。

视神经炎症

B型超声可显示视神经周围的炎症[72]。这种情况可作为一种独立疾病如视神经炎，或作为一种病理的继发改变，如眼眶炎症或大脑假瘤（特发的眼眶炎症）。

正常的视神经轮廓线是单壁的，并形成声线自然地融入球后脂肪（图3.136）。当视神经有炎症时，其轮廓线变为双层或视神经轮廓为超声重影，内部产生多种不规则回声。我们注意到有三种典型超声类型。第一种是视神经鞘重影呈线性双重回声，或外形上出现一侧或双侧的双重回声（图5.36）。第二种类型是与双重回声相似，在视神经近眼球端呈半环形，但未向后部伸展，是Tenon囊（详见后面章节）的重影，Keeney[75]称之为“T”型征（图3.79和3.153）。最后一种类型是与视神经通道垂直的，但在神经无回声区内的不规则回声。虽然这种类型开始时被认为是伪影（图5.11），但这种回声真实存在，各种扫描角度均可重复发现。

关于超声检查的敏感度的研究，Coleman和Carroll[73]发现90%临床确诊的球后视神经炎的患者的超声检查都有异常。

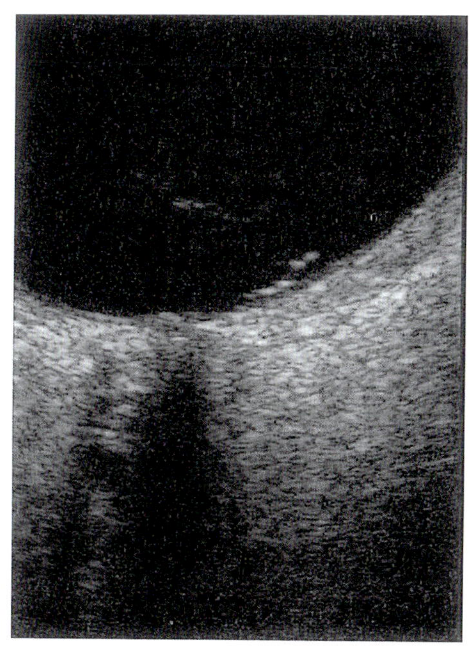

图5.36 20MHzB型超声显示增强的视神经脑膜鞘。

超声显示的视神经周围炎性或水肿样改变并非是视神经炎的特异性表现。Graves病视神经受累，炎性假瘤侵犯视神经，眼眶和视神经静脉充血及颈动脉海绵窦瘘都可以如此表现。另外，眼动脉瘤的患者超声图像也与之非常接近。

为了尽可能描述视神经炎症的这些超声重影，要改变注视方向，敏感度设定及换能器角度以便产生不同的超声图像。然而即使是正常的视神经，在向某个方向极度注视时视神经鞘极有可能与超声光柱垂直并产生超声双重影像而被误认为是病理状态。

视神经周的多余回声的确切来源尚不清楚。声学角度上看这些回声主要是脑膜间隙的炎性水肿和脑膜鞘内的液体增多引起。

眼动脉的收缩期和舒张期的血流速度较对侧眼增加符合视神经炎局部炎症的体征[74]。视神经水肿在MRI中可被强化。多发性硬化的视神经炎的视网膜中央动脉和睫状后动脉（PCA）的阻力增加[76]。小部分病例中视神经水肿在MRI[77]中被强化[78]。一般的，视神经炎的超声中轮廓的改变与相应的神经大小的改变在MR中不能显示。钆强化后所示的图像与肉眼所见病变的变化及恢复情况没有相关性[79,80]。T2加权图像可见信号增强。一些研究表明水抑制序列（FLAIR）T2加权图像可更好地描述神经的情况[81,82]。

球后脂肪和Tenon囊的炎症

眼眶组织原发性炎症有其独特的超声特点。外层巩膜炎和全眼球炎可引起Tenon囊的炎性水肿（图5.37）。超声图上弥散斑驳的眶脂肪往往提示眼眶蜂窝织炎（图5.38）。

有些眶蜂窝织炎超声表现为不连续的腔隙。可以看到几乎不变的相应的炎性改变。

假瘤（特发性眼眶炎症）

眼眶假瘤一词通常是用于描述眼眶组织不明原因的炎性病变，临床特点很像眼眶的新生物[83]。假瘤是较常见的引起单侧眼球突出的原因（Reese的病例统计占16%）[19]，并且是引起双侧眼球突出的重要原因。假瘤多见于老年人，儿童及青年少见。

眼眶炎性假瘤分为两亚类，特异性（那些已知具体原因，如肉样瘤，胶原血管病，黄色瘤病，异物）和非特异性（没有明确的病原体）。非特异性假瘤还可进一步

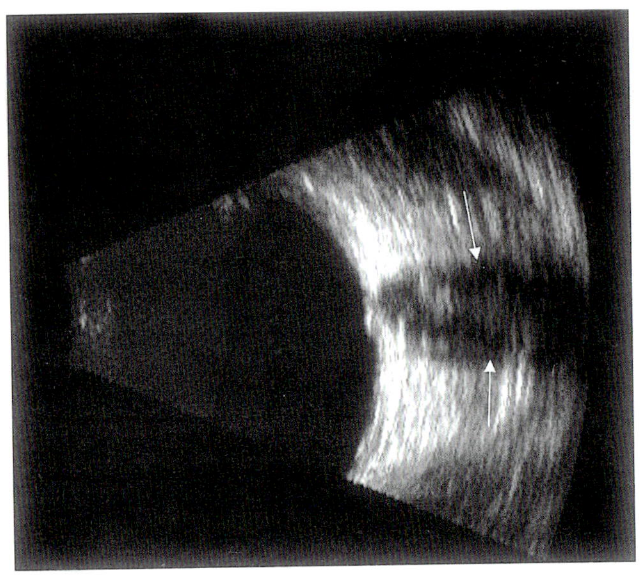

图5.37 10MHzB型超声显示视神经的炎症，视乳头水肿和神经的双重影像（箭头）。

进行病理分类，如后部巩膜炎，肌炎，血管炎，脂肪肉芽肿和泪腺炎[84]。Reese[19]将眼眶炎性假瘤一词只用于非特异性特发的眼眶炎症，并作为诊断排除那些后来知道原因的疾病如Graves'病的眼部改变。我们倾向于眼眶炎性假瘤这个词只用于指特发性眼眶炎性病变。最近，人们越来越喜欢用不明原因的眼眶炎症作为概括性诊断[51,85]。

眼球突出的病例具有以下临床特征提示假瘤：(a)发病年龄较原发肿瘤晚，(b)比原发肿瘤发病急，(c)有时是双侧发病，(d)50%眼睑和结膜水肿，疼痛，(e)皮质

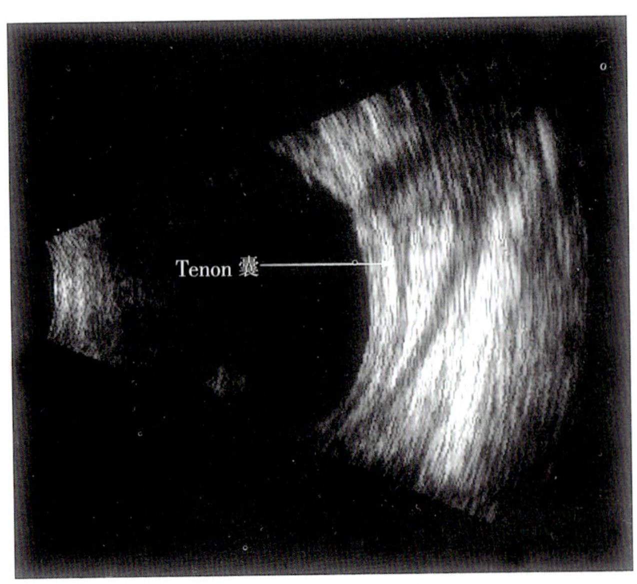

图5.38 Tenon囊间隙的重影，常见于视神经炎和外层巩膜炎。高频探头可显示Tenon囊的细微改变，而10MHzB型超声则不能显示（图3.174）。

类固醇治疗后眼球突出缓解。然而这些特征不能进行诊断，超声检查有益于医生在这种情况下进行判断[19]。

眼眶炎性假瘤的超声可显示两种类型的眼眶异常：眼眶炎性肿物和眼眶内正常组织水肿。

系列的超声截面扫描可以确定假瘤的大小和位置。眼眶假瘤的超声有许多淋巴瘤和转移性癌的特点，包括外形不规则，实性，声吸收明显。假瘤可表现为一黑色区域，由其周边侵占正常的球后脂肪。这个黑色区域经常呈现前界不规则，但有时也有圆形的边界。

假瘤也可表现为声学空虚区，黑色，弥散地侵入球后脂肪。

眶壁的盘状或偏平型炎性假瘤超声也能显示，但MR显示的效果最好。

另一种不同形态的眼眶假瘤是位于视神经周围的假瘤。应该容易与视神经肿瘤鉴别，假瘤的边缘不整齐，视神经和Tenon囊间隙水肿明显。

大多数假瘤表现为声学实性。声能被肿块高度衰减，以至于不能穿过肿瘤使后界及眶壁清晰显示。

眼眶具有不规则外形的实性肿瘤（如淋巴肉瘤和转移性癌）的声学特点与假瘤相近，很容易被误诊为假瘤。相反的，假瘤也容易被误诊为这种类型的肿瘤。声学显示的眼眶邻近组织的炎性水肿提示肿块炎性特点。超声可以发现视神经，眼外肌或Tenon囊间隙的这种变化。

假瘤是最难进行超声诊断的“肿瘤”，因为眼眶超声评价存在大量鉴别诊断的难题。

这些眼眶炎性病变具有广泛的病理类型，超声上有不同的表现。它们通常表现为实性团块，声穿透性差，引起球后脂肪不规则凹陷。这样，它们就可能被误认为是不规则实体肿瘤。淋巴增生性病变和淋巴细胞性炎性假瘤在B型超声上与淋巴瘤一致。类似的，球后脂肪弥散性炎症与转移性癌在超声上也非常接近。

根据我们的经验，B型超声不能鉴别炎性肿物与实性不规则肿瘤，除非发现声学的炎性水肿的特征。当超声发现一个不规则实性肿瘤，一定要寻找肌炎，巩膜筋膜炎和视神经炎症的体征，因为我们相信这些体征通常提示原发炎性过程。

假瘤典型的MRT_1加权图像显示与肌肉等信号，T_2加权图像为与脂肪相比等信号或中等偏低信号[86-88]。这种信号特点与肌炎和肉样瘤相似。

眼眶动静脉畸形

动静脉畸形的患者有几种临床体征。有或无眼球

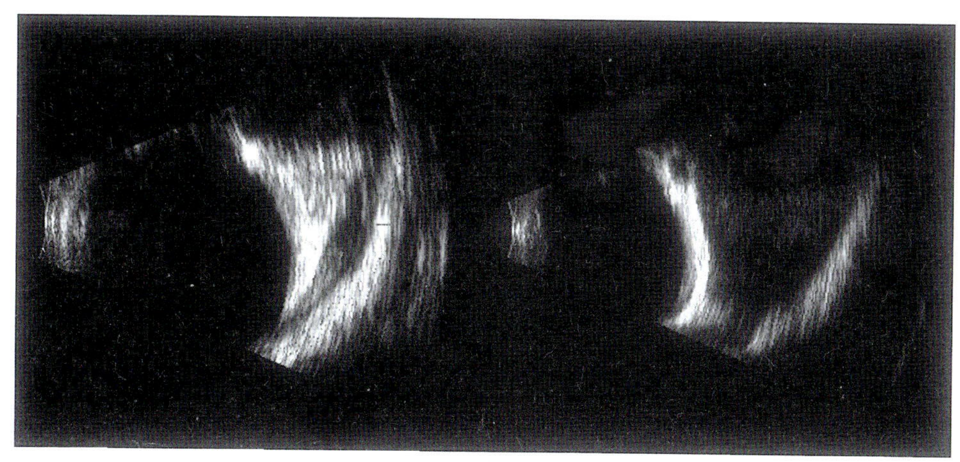

图5.39 10MHzB型超声显示动静脉畸形患者体位改变引起病变内血液充盈及血液动力学变化。右图:患者坐位时扫描。左图:患者俯卧位时扫描。

突出,如果有也是间歇性的,或因患者的体位和环境因素诱发眼球突出。有时患者会发现眼附属器的间断性或慢性明显的扩张和/或变色。患者或医生可发现局部淤血。

许多这类患者做超声检查不能发现眶内异常。但如果是大的畸形,如充血的血窦,B型超声是容易显示的,但必须与单囊性肿物相鉴别(图5.39)。用A超仔细监测血管的搏动,然后进一步由CDI定性。在某些病例做捏鼻鼓气检查可明显改变静脉流速,进而加大B型超声中勾勒的囊性区域。

大多数动静脉畸形的患者做超声检查只有细微的变化。这些病例往往是位于后部脂肪内小的畸形,可出现在任何象限。如果它们在视神经附近,则很接近视神经炎症或萎缩的状态。

血管的搏动在A或M型超声上不是很明显,因此这个有价值的鉴别诊断的方法通常不适用。如果临床怀疑是这种血管性异常,常规的水平扫描不能确定,垂直扫描有可能发现被眶缘遮挡的静脉曲张。

CDI和MR很容易显示高流速的血管畸形。CDI中表现为局部高流速区域血流紊乱或回流。MR则表现为流空现象[30-32,89,90]。CDI也可显示眶内扩张的静脉,但通常需做血管造影和MRA描绘动静脉异常情况以做全面评价[91]。

视神经病变

视神经疣具有高反射,认识它们对评价视神经疾病很有帮助(图5.40)。

黑色素细胞瘤被认为是视盘周围良性色素增多性病变。黑色素具有高反射性,因此超声呈现沿视神经鞘延伸的图像(图5.41)。

眼眶外伤

眼眶外伤可产生多种回声类型,需要仔细分析超声图像。这一章节我们将讨论眼眶异物的位置和超声特点,视神经损伤和眶内出血。后两种创伤可同时有异物,撕裂伤和挫伤存在。

眼眶异物

超声探测眶内异物,是否能穿过异物决定于异物的大小,位置,方向和相关炎性改变的存在情况。超声并非总能发现异物。如果任何大小的异物位于后部巩

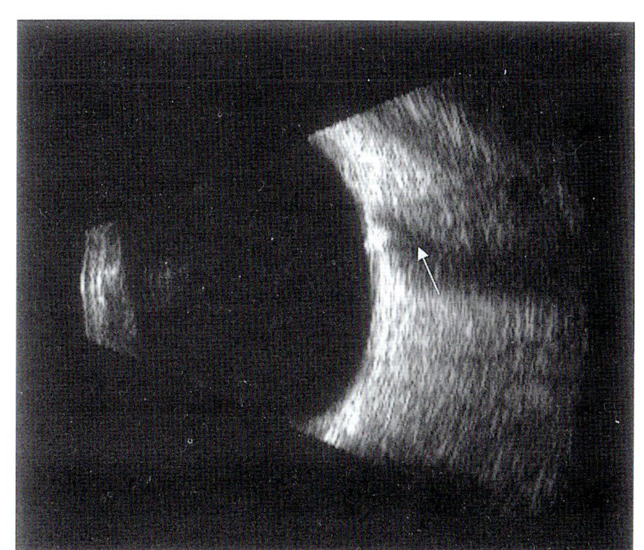

图5.40 视神经头部的疣在超声上使视神经阴影图像发生变化。图为10MHzB型超声扫描,包括局部吸收缺陷(箭头)。

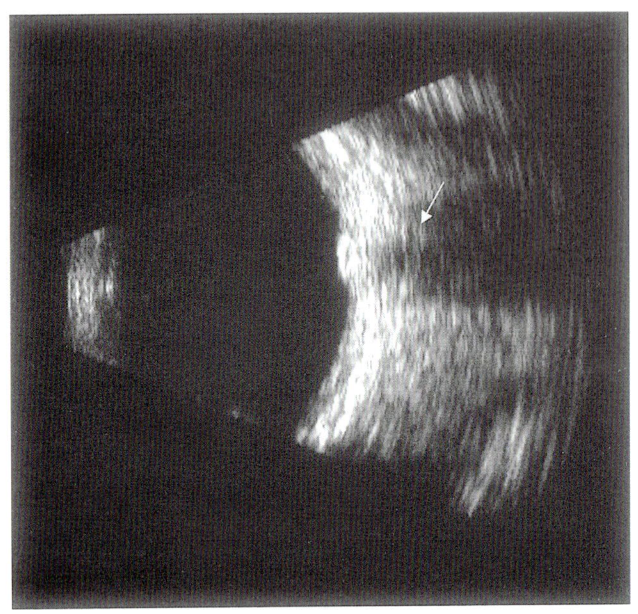

图5.41 10MHzB型超声扫描一患者的黑色素细胞瘤，图示神经鞘重影，提示病变沿神经前段伸展（箭头）。

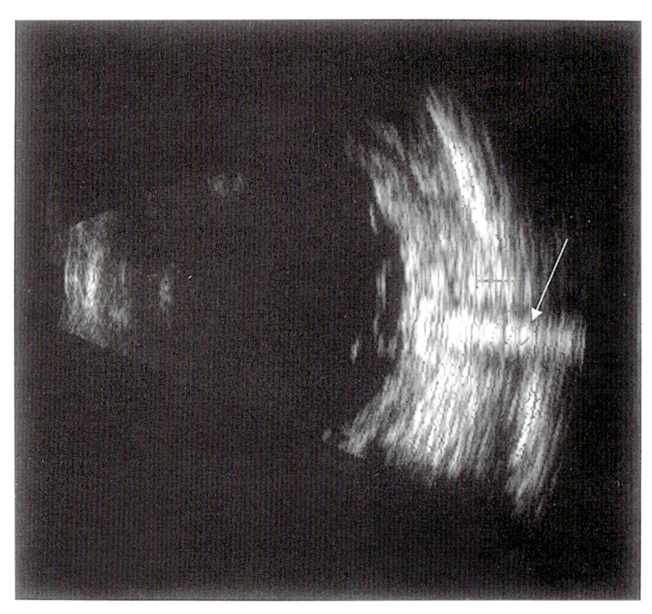

图5.43 10MHzB型超声扫描Tenon囊内的圆形异物，它产生一种多重环形回声（箭头）帮助定位。

膜或在球后脂肪内，异物产生的回声会迷失在球后回声中。目前的超声技术很难发现很小的眶内异物。

一些金属性异物可以通过选择性降低增益（图5.42）和发现高幅刺状或环形回声（图5.43）类型加以定位。如已做过放射定位检查，小的金属异物可用更精细的超声技术进行检测。

另一方面，植物性异物通常产生较低幅回声，在脂肪回声内不易识别。但如果植物性异物被出血、水肿或脓肿包裹，这个囊性区域的外界回声增强。

我们喜欢在做超声检查之前先做螺旋CT确定异物数量和大体位置[92-94]。有可疑异物时在CT检查排除金属异物之前不要做MR检查。

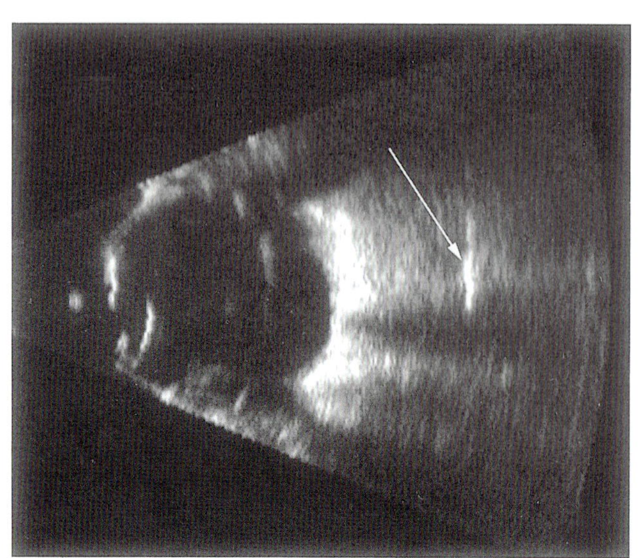

图5.42 10MHzB型超声扫描眶内视神经旁异物（箭头）。降低增益可使异物显示更清楚。

眼眶出血

超声所揭示的无论是外伤性或术后的眶内出血大致分为两种。最常见的一种超声表现为眶内肿物，很像实体的肿瘤。这种类型的超声很像脓肿，有低回声区域取代眶脂肪（图5.44）。它的外形可以是规则的或不规则，与周围组织界线清楚，声传导中等。儿童单侧

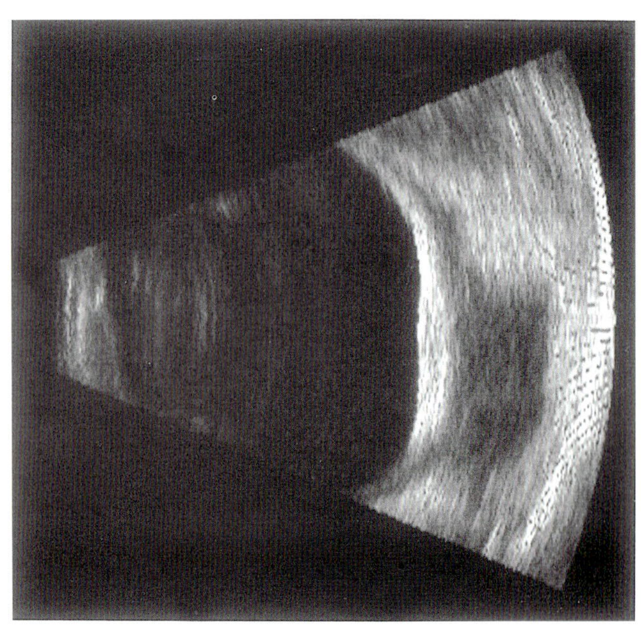

图5.44 10MHzB型超声扫描一眶内脓肿，沿Tenon囊间隙和后极部伸展的不规则液体重影。

眼球突出并有外伤史，超声上很难鉴别是横纹肌肉瘤还是大的眶内出血，因为它们的超声图像很相像。这种情况下，CDI可显示横纹肌肉瘤内部有血流，也可做MR检查。短期随访并重复超声检查也可提供正确诊断，因为出血会溶解吸收，而横纹肌肉瘤则增长迅速。CDI也可用于识别眶动静脉畸形（AVM）继发出血。

另外一种眶内出血的超声类型是“弥散炎性疾病型”，如眶蜂窝织炎和炎性假瘤中超声所见。根据我们的经验，这种类型较前述的实性病变型少见。如果出血位于眶前部，血液会渗入Tenon囊，与炎症相似。小的出血的超声会表现为后部脂肪轻微不规则图像。

MR图像取决于出血的不同时期。急性出血在一般T1加权图像呈现低信号，T2加权图像为高信号。亚急性出血，T1加权图像为高信号，T2加权图像为低信号。当血细胞溶解后，局部区域T2加权图像亦为高信号。慢性出血的T1加权图像和T2加权图像均为低信号[95,96]。

视神经损伤

我们曾试图确定超声是否能揭示外伤致视神经撕裂引起的眼眶的改变。在这种病例的检查中，随眼睛注视方向改变在球后脂肪的视神经的V形影像随之移动，声学上无任何变化，除非同时伴有眶内出血。当视神经出现撕裂时，脑膜和周围脂肪仍使之保持正常位置，所以超声扫描时可获得正常图像。

眼眶超声的实用性，可靠性和局限性

眼眶超声是揭示软组织异常的敏感而可靠的诊断技术。本章节评述一下通过水囊的高分辨率的B型超声技术。

只要是孤立的，不连续的，宽度大于2mm的眶内占位都可以被超声发现。更大的肿物通常很容易识别，眶尖部肿瘤不易被发现，一方面因为声衰减，另外超声不能将汇合的视神经和肌肉分开。起源于眶壁或沿眶壁生长肿瘤，形似盘状或扁平，如脑膜瘤，骨瘤或炎性假瘤不存在与超声垂直的反射界面，因而不能产生明显的回声。局限性球后脂肪与眶壁之间间距增加提示肿瘤存在，但不可能完全揭示。

一般炎症和充血的超声特征是非特异的，它往往可能是几种类型的疾病过程，包括蜂窝织炎，炎性假瘤和动静脉畸形引起的被动静脉充血。局限于一种组织的炎性病变的超声特征更具特异性，如视神经炎，局限性肉芽肿或眼眶肌炎。浸润性肿瘤和炎性假瘤在眼眶超声中的表现大部分重叠，使之成为最难诊断的肿瘤。

当眶底骨折，手术所致眶壁缺失和骨增生，超声检查是不可靠的，需要行CT或MR检查补充超声所示的软组织的信息。

B型超声可以准确地，可靠地诊断许多眶内软组织异常。CT和MR可更准确提供眼眶疾病伴随的解剖学细节的变化。但超声可早期发现炎性改变引起的组织形态的变化。超声可提示病变的位置，大小，范围和基本组织类型，当与CT和MR联合使用时，超声是一种有价值的辅助眼眶诊断和外科治疗的方法。

参考文献

1. Byrne SF, Green RL. *Ultrasound of the Eye and Orbit*. 2nd ed. St. Louis: Mosby; 2002.
2. Dibernardo C, Schachat AP, Fekrat S. *Ophthalmic Ultrasound: A Diagnostic Atlas*. 1st ed. New York: Thieme Medical Publishers; 1998:143.
3. Ossoinig K. Clinical echo-ophthalmography. In: Blodi FC, ed. *Current Concepts in Ophthalmology*. St. Louis: Mosby; 1972:101–130.
4. Buschmann W, Voss M, Kemmerling S. Acoustic properties of normal human orbit tissues. *Ophthalmol Res* 1970;1: 354–364.
5. Trokel SL. Radiology and ultrasonography in the diagnosis of orbital lesions. *Trans Pa Acad Ophthalmol Otolaryngol* 1974;27:10–14.
6. Purnell E. Ultrasonic interpretation of orbital disease. In: Gitter K, Kenney AH, Sarin LK, eds. *Ophthalmic Ultrasound*. St. Louis: Mosby; 1969:249–255.
7. Ustymowicz A, Krejza J, Mariak Z. Twinkling artifact in color Doppler imaging of the orbit. *J Ultrasound Med* 2002;21(5):559–563.
8. Ossoinig K, Till P. A ten-year study of clinical echography in orbital disease. In: Francois J, Goes F, eds. *Ultrasonography in Ophthalmology*. Basel, Switzerland: Karger; 1975: 200–216.
9. Coleman DJ, Jack HL, Franzen LA. High resolution B-scan ultrasonography of the orbit. Part I: the normal orbit. *Arch Ophthalmol* 1972;88:358–367.
10. Coleman DJ, Jack RL, Franzen LA. High resolution B-scan ultrasonography of the orbit. Part II: hemangiomas of the orbit. *Arch Ophthalmol* 1972;88:368–374.
11. Coleman DJ, Jack RL, Franzen LA. High resolution B-scan ultrasonography of the orbit. Part III: lymphomas of the orbit. *Arch Ophthalmol* 1972;88:375–379.
12. Coleman DJ, Jack RL, Franzen LA. High resolution B-scan ultrasonography of the orbit. Part IV: neurogenic tumors of the orbit. *Arch Ophthalmol* 1972;88:380–384.
13. Coleman DJ, Jack RL, Franzen LA, et al. High resolution B-scan ultrasonography of the orbit. Part V: eye changes of Graves' disease. *Arch Ophthalmol* 1972;88:465–471.
14. Coleman DJ, Jack RL, Jones IS, et al. High resolution B-scan ultrasonography of the orbit. Part VI: pseudotumors of the orbit. *Arch Ophthalmol* 1972;88:472–480.
15. Coleman DJ, Jack RL, Franzen LA. B-scan ultrasonography of orbital lymphangiomas. *Br J Ophthalmol* 1973;57: 193–198.
16. Coleman DJ, Jack RL, Franzen LA. B-scan ultrasonography of orbital mucoceles. *Eye Ear Nose Throat Mon* 1972;51:207–211.

17. Coleman DJ. Reliability of ocular and orbital diagnosis with B-scan ultrasound. 2. Orbital diagnosis. *Am J Ophthalmol* 1972;74:704–718.
18. Zismor J, Fasano C, Smith B, et al. Roentgenographic diagnosis of unilateral exophthalmos. *JAMA* 1966;197: 343–346.
19. Reese A. *Tumors of the Eye*. 2nd ed. New York: Harper & Row; 1963:532–537.
20. Shields J, Shields C. Orbital cysts of childhood—classification, clinical features, and management. *Surv Ophthalmol* 2004;49(3):281–299.
21. Motaref B, Lorenz B. [Value of 10 MHz ultrasound in diagnosis and follow-up of retrobulbar mucocele]. *Ultraschall Med* 2001;22(2):100–103.
22. Ohtsuka K, Hashimoto M, Suzuki Y. A review of 244 orbital tumors in Japanese patients during a 21-year period: origins and locations. *Jpn J Ophthalmol* 2005;49(1): 49–55.
23. Abou-Rayyah Y, Rose G, Konrad H, et al. Clinical, radiological and pathological examination of periocular dermoid cysts: evidence of inflammation from an early age. *Eye* 2002;16(5):507–512.
24. Junwu G, Jun W. B-ultrasound and computed tomography scan diagnosis of 32 cases of intraorbital dermoid cysts. *Trop Doct* 2001;31(1):49–50.
25. Neudorfer M, Leibovitch I, Stolovitch C, et al. Intraorbital and periorbital tumors in children—value of ultrasound and color Doppler imaging in the differential diagnosis. *Am J Ophthalmol* 2004;137(6): 1065–1072.
26. Chawda S, Moseley I. Computed tomography of orbital dermoids: a 20-year review. *Clin Radiol* 1999;54(12): 821–825.
27. Shields J, Shields C, Scartozzi R. Survey of 1264 patients with orbital tumors and simulating lesions. *Ophthalmology* 2004;111(5):997–1008.
28. Yan J, Wu Z. Cavernous hemangioma of the orbit: analysis of 214 cases. *Orbit* 2004;23(1):33–40.
29. Pichot O, Gonzalvez B, Franco A, et al. [Color Doppler ultrasonography in the study of orbital and ocular vascular diseases]. *J Fr Ophtalmol* 1996;19(1):19–31.
30. Lieb W. Color Doppler imaging of the eye and orbit. *Radiol Clin North Am* 1998;36(6):1059–1071.
31. Hatton M, Remulla H, Tolentino MJ, et al. Clinical applications of color Doppler imaging in the management of orbital lesions. *Ophthal Plast Reconstr Surg* 2002:18(6): 462–465.
32. Schick U, Dott U, Hassler W. Surgical treatment of orbital cavernomas. *Surg Neurol* 2003;60(3):234–244; discussion 244.
33. Puca A, Colosimo C, Tirpakova B, et al. Cavernous hemangioma extending to extracranial, intracranial, and orbital regions. Case report. *J Neurosurg* 2004;101(6): 1057–1060.
34. Scheuerle A, Steiner H, Kolling G, et al. Treatment and long-term outcome of patients with orbital cavernomas. *Am J Ophthalmol* 2004;138(2):237–244.
35. Silva D. Orbital tumors. *Am J Ophthalmol* 1968;65: 318–339.
36. Zhang W, Zhao H, Song G. [The value of color Doppler imaging ultrasound in diagnosis of orbital diseases]. *Chung-Hua Yen Ko Tsa Chih* [Chinese Journal of Ophthalmology] 2001;37(6):447–450.
37. Chateil JF, Soussotte C, Pedespan JM, et al. MRI and clinical differences between optic pathway tumours in children with and without neurofibromatosis. *Br J Radiol* 2001;74(877):24–31.
38. Parsa CF, Hoyt CS, Lesser RL, et al. Spontaneous regression of optic gliomas: thirteen cases documented by serial neuroimaging. *Arch Ophthalmol* 2001;119(4):516–529.
39. Liu J, Forman S, Hershewe GL, et al. Optic nerve sheath meningiomas: visual improvement after stereotactic radiotherapy. *Neurosurgery* 2002;50(5):950–955; discussion 955–957.
40. Jackson A, Patankar T, Laitt RD. Intracanalicular optic nerve meningioma: a serious diagnostic pitfall. *Am J Neuroradiol* 2003;24(6):1167–1170.
41. Zucker J, Assaad M, Levine MR. Orbital lymphangioma with intracranial extension. *Ophthal Plast Reconstr Surg* 1995;11(1):22–26.
42. Gurelik M, Ozum U, Erdogan H, et al. Orbital lymphangioma and its association with intracranial venous angioma. *Br J Neurosurg* 2004;18(2):168–170.
43. Lemke A, Kazi I, Landeck LM, et al. [Differential diagnosis of intraconal orbital masses using high-resolution MRI with surface coils in 78 patients]. *Rofo* 2004;176(10): 1436–1446.
44. Cytryn A, Putterman A, Schneck GL, et al. Predictability of magnetic resonance imaging in differentiation of orbital lymphoma from orbital inflammatory syndrome. *Ophthal Plast Reconstr Surg* 1997;13(2):129–134.
45. Gufler H, Laubenberger J, Gerling J, et al. MRI of lymphomas of the orbits and the paranasal sinuses. *J Comput Assist Tomogr* 1997;21(6):887–891.
46. Buescu A, Teixeira P, Coelho S, et al. Orbital lymphoma misdiagnosed as Graves' ophthalmopathy. *Endocr Pract* 2001;7(2):110–112.
47. Dorey S, Clark B, Christopoulos VA, et al. Orbital lymphoma misdiagnosed as scleritis. *Ophthalmology* 2002; 109(12):2347–2350.
48. Billing K, Malhotra R, Selva D, et al. Orbital myositis in Churg-Strauss syndrome. *Arch Ophthalmol* 2004;122(3): 393–396.
49. Tovilla-Canales J, Tovilla y Pomar J, Ceron JR. Lymphoproliferative disorders of the ocular adnexa. *Curr Opin Ophthalmol* 2004;15(5):401–405.
50. Yan J, Wu Z, Li Y. The differentiation of idiopathic inflammatory pseudotumor from lymphoid tumors of orbit: analysis of 319 cases. *Orbit* 2004;23(4):245–254.
51. Scott IU, Murray TG, Feuer WJ, et al. External beam radiotherapy in retinoblastoma: tumor control and comparison of 2 techniques. *Arch Ophthalmol* 1999;117(6): 766–770.
52. Gotwald TF, Zinreich SJ, Schocke M, et al. CT and MR imaging of orbital metastasis from islet cell carcinoma of the pancreas. *Am J Roentgenol* 2000;175(2):475–476.
53. Mori H, Maekawa N, Satoda N, et al. [A case of primary lung cancer with initial symptoms due to orbital metastases]. *Nihon Kokyuki Gakkai Zasshi* 2003;41(1):19–24.
54. Dalley RW. Fibrous histiocytoma and fibrous tissue tumors of the orbit. *Radiol Clin North Am* 1999;37(1): 185–194.
55. Shields CL, Shields JA, Honavar SG, et al. Clinical spectrum of primary ophthalmic rhabdomyosarcoma [See comment]. *Ophthalmology* 2001;108(12):2284–2292.
56. Shields CL, Shields JA, Honavar SG, et al. Primary ophthalmic rhabdomyosarcoma in 33 patients. *Trans Am Ophthalmol Soc* 2001;99:133–142; discussion 142–143.
57. Bajaj M, Pushker N, Kashyap S, et al. Cystadenoma of the lacrimal gland. *Orbit* 2002;21(4):301–305.
58. Gunduz K, Shields C, Gunalp I, et al. Magnetic resonance imaging of unilateral lacrimal gland lesions. *Graefes Arch Clin Exp Ophthalmol* 2003;241(11): 907–913.

59. Scheschonka A, Mosch M, Krieglsteiner S, et al. Pre- and posttreatment MR imaging in AIDS-related Kaposi sarcoma of the conjunctiva and lacrimal gland. *Am J Neuroradiol* 2003;24(7):1327–1329.
60. Looi A, Gascoyne R, Chhanabhai M, et al. Mantle cell lymphoma in the ocular adnexal region. *Ophthalmology* 2005;112(1):114–119.
61. Boonman Z, De Keizer R, Graniewski-Wijnands HS, et al. Orbital myositis in scleritis. *Br J Ophthalmol* 2003;87(1): 38–42.
62. Fatterpekar G, Gottesman R, Sacher M, et al. Orbital lyme disease: MR imaging before and after treatment: case report. *Am J Neuroradiol* 2002;23(4):657–659.
63. Werner S. Classification of the eye changes of Graves' disease. *J Clin Endocrinol Metab* 1969;29:982.
64. Alp M, Ozgen A, Can I, et al. Colour Doppler imaging of the orbital vasculature in Graves' disease with computed tomographic correlation. *Br J Ophthalmol* 2000;84(9): 1027–1030.
65. Antoniazzi F, Zamboni G, Cerini R, et al. Graves' ophthalmopathy·evolution studied by MRI during childhood and adolescence. *J Pediatr* 2004;144(4):527–531.
66. Cakirer S, Cakirer D, Basak M, et al. Evaluation of extraocular muscles in the edematous phase of Graves Ophthalmopathy on contrast-enhanced fat-suppressed magnetic resonance imaging. *J Comput Assist Tomogr* 2004;28(1):80–86.
67. Taoka T, Sakamoto M, Nakagawa H, et al. Evaluation of extraocular muscles using dynamic contrast enhanced MRI in patients with chronic thyroid orbitopathy. *J Comput Assist Tomogr* 2005;29(1):115–120.
68. Ben Simon G, Syed H, Douglas R, et al. Extraocular muscle enlargement with tendon involvement in thyroid associated orbitopathy. *Am J Ophthalmol* 2004;137(6): 1145–1147.
69. Werner SC, Coleman DJ, Franzen LA. Ultrasonographic evidence of a consistent orbital involvement in Graves' disease. *N Engl J Med* 1974;290:1447–1450.
70. Schmidt E, van Hogerwou G, van der Gaag R, et al. Site dependent effects of experimental hypo- and hyperthyroidism on resident macrophages in extra-ocular muscles of rats: a quantitative immunohistochemical study. *J Endocrinol* 1992;135(3):485–493.
71. Dallow R. Evaluation of unilateral exophthalmos with ultrasonography: analysis of 258 consecutive cases. *Laryngoscope* 1975;85:1905–1919.
72. Coleman DJ, Carroll FD. A new technique for evaluation of optic neuropathy. *Am J Ophthalmol* 1972;74: 915–920.
73. Coleman DJ, Carroll FD. A new technique for evaluation of optic neuropathy. *Trans Am Ophthalmol Soc* 1972; 70:154–163.
74. Karaali K, Senol U, Aydin H, et al. Optic neuritis: evaluation with orbital Doppler sonography. *Radiology* 2003; 226(2):355–358.
75. Kenney AH. Ultrasound in clinical ophthalmological diagnosis. *Trans Pac Coast Otoophthalmol Soc* 1967;48:89.
76. Akarsu C, Tan FU, Kendi T. Color Doppler imaging in optic neuritis with multiple sclerosis. *Graefes Arch Clin Exp Ophthalmol* 2004;242(12):990–994.
77. Rizzo JF III, Andreoli CM, Rabinov JD. Use of magnetic resonance imaging to differentiate optic neuritis and nonarteritic anterior ischemic optic neuropathy [See comment]. *Ophthalmology* 2002;109(9):1679–1684.
78. Cornblath WT, Quint DJ. MRI of optic nerve enlargement in optic neuritis. *Neurology* 1997;48(4):821.
79. Kupersmith MJ, Alban T, Zeiffer B, et al. Contrast-enhanced MRI in acute optic neuritis: relationship to visual performance. *Brain* 2002;125(Pt 4):812–822.
80. Fazzone HE, Lefton DR, Kupersmith MJ. Optic neuritis: correlation of pain and magnetic resonance imaging. *Ophthalmology* 2003;110(8):1646–1649.
81. Jackson A, Sheppard S, Johnson AC, et al. Combined fat- and water-suppressed MR imaging of orbital tumors. *Am J Neuroradiol* 1999;20(10):1963–1969.
82. Hickman SJ, Brierley CM, Brex PA, et al. Continuing optic nerve atrophy following optic neuritis: a serial MRI study. *Mult Scler* 2002;8(4):339–342.
83. Blodi F, Gass J. Inflammatory pseudotumors of the orbit. *Trans Am Acad Ophthalmol Otolaryngol* 1967;71: 303–323.
84. Hogan M, Zimmerman L. *Ophthalmic Pathology* Philadelphia: WB Saunders; 1962:763.
85. Rootman J. Why "orbital pseudotumour" is no longer a useful concept. *Br J Ophthalmol* 1998;82(4):339–340.
86. Atlas S, Grossman R, Savino PJ, et al. Surface-coil MR of orbital pseudotumor. *Am J Roentgenol* 1987;148(4): 803–808.
87. Hardman J, Halpin S, Mars S, et al. MRI of idiopathic orbital inflammatory syndrome using fat saturation and Gd-DTPA. *Neuroradiology* 1995;37(6):475–478.
88. Asao C, Korogi Y, Hotta A, et al. Orbital pseudotumors: value of short inversion time inversion-recovery MR imaging. *Radiology* 1997;202(1):55–59.
89. Secil M, Soylev M, Ada E, et al. Orbital varices: imaging findings and the role of color Doppler sonography in the diagnosis. *Comput Med Imaging Graph* 2001;25(3): 243–247.
90. Yoshimoto M, Matsumoto S. Orbital varix rupture during cataract surgery. *J Cataract Refract Surg* 2004;30(3): 722–725.
91. Huna-Baron R, Setton A, Kupersmith MJ, et al. Orbital arteriovenous malformation mimicking cavernous sinus dural arteriovenous malformation. *Br J Ophthalmol* 2000;84(7):771–774.
92. Lakits A, Prokesch R, Scholda C, et al. Helical and conventional CT in the imaging of metallic foreign bodies in the orbit. *Acta Ophthalmol Scand* 2000;78(1):79–83.
93. Boncoeur-Martel M, Adenis J, Rulfi JY, et al. CT appearances of chronically retained wooden intraorbital foreign bodies. *Neuroradiology* 2001;43(2):165–168.
94. Papadopoulos A, Fotinos A, Maniatis V, et al. Assessment of intraocular foreign bodies by helical-CT multiplanar imaging. *Eur Radiol* 2001;11(8):1502–1505.
95. Moin M, Kersten R, Bernardini F, et al. Spontaneous hemorrhage in an intraorbital arteriovenous malformation. *Ophthalmology* 2000;107(12):2215–2219.
96. Atalla M, McNab A, Sullivan TJ, et al. Nontraumatic subperiosteal orbital hemorrhage. *Ophthalmology* 2001; 108(1):183–189.

附录

附录A:组织中的超声速度

Jansson和Oksala曾描述过组织中固有声传导速度的测量技术。我们已经发现的一种可靠方法是应用声音在盐水中的速度来计算组织速度。盐水浴中固定一个换能器,测定声束穿过已知厚度组织的时间(图A.1)。利用这种技术测定声音从换能器到组织前表面的传递时间(T1),组织前表面到水槽后表面的时间为(T2)。当组织被去除,测量换能器到水槽后表面的声音传递时间(T3)。总的时间(T3)减去换能器到组织前表面的时间(T1),获得了代替组织的液体总的厚度。利用盐水中的声速和传递时间的比率$(T_3-T_1)/T_2$,那么很容易获得声音在未知组织中的速度。利用三组测量数据计算出组织中的声速(速率和声速通常可以互换,但是在技术上,速率是一个向量,而声速更能准确定量)。

眼内肿瘤的识别和定位在诊断上是最重要的,因此,许多肿瘤开始时只需要粗略估计体积大小。然而,超声能够提供可重复的以及高精确度的肿瘤测量。利用超声可加强观察眼内肿瘤的生长或退变情况。另外,计算最佳肿瘤照射剂量及选择适宜的外照射钴斑,需要利用超声精确测量肿瘤的高度以及横切面。

利用A型超声或B型超声可以准确测量肿瘤的高度。获得准确测量会遇到两个主要问题:(a)调整探头角度以测量肿瘤的最大高度,(b)利用声学特征分辨出肿瘤和其下的脉络膜或巩膜。

必须仔细地调整换能器的位置以显示肿瘤的最高部位,并保持正常方向或与巩膜基底垂直的方向。在扫描过程中检查者进行这种视觉上的调整。B型扫描要用灰阶照相以分辨肿瘤和巩膜的组织界面。A型超声通常可以探测到这一巩膜界面显示为整齐的高振幅波峰,但有时A型扫描也难以区分。

在巩膜外放置钴60敷贴器,测量肿瘤高度误差在0.5mm之内是可以接受的,所以对于肿瘤组织声速通常不需要矫正。然而,为了确定肿瘤生长或消退,声通过肿瘤的相对时间是主要因素,而换算成毫米测量是多余的。然而利用速度常数可计算出组织厚度。现在我们利用1650m/s的速度常数代表脉络膜恶性黑色素瘤。

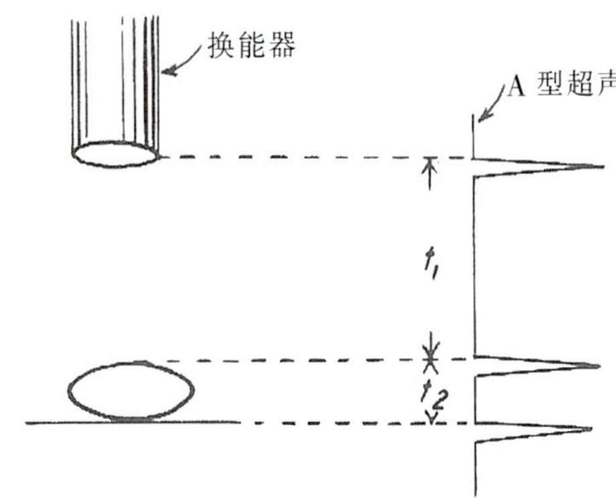

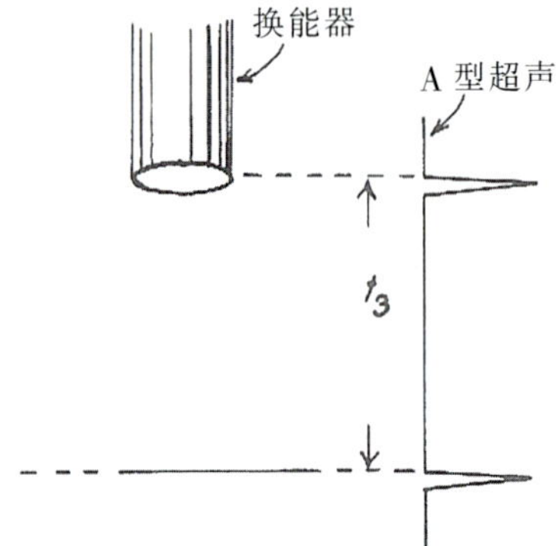

t_2 = 通过晶体时间

$t_3 - t_1$ = 通过原晶体所在空间内的盐水的时间(ts)

$$\frac{t_s}{t_2} = \frac{\text{晶体内声速}}{\text{盐水内声速}}$$

图A.1

附录B:眼内人工晶体轴长的测量

由于大多数选择眼内晶体植入手术的患者没有好的中心视力,因此通常不能确定视轴,但是必须测量光轴。在测量过程中遇到的一些特殊问题在这里应该强调一下。

首先,适当的回声选择需要经验和技术。换能器必须调整以使晶体前后回声幅度最大,并且从角膜到玻璃体视网膜界面的峰值也最大。在检查过程中要绝对避免压迫眼球。

第二,由于晶状体的厚度非常关键,因此应该通过扩大瞳孔来避免由虹膜产生的假的明显的晶体状前表面的回声,而真正的晶状体前部回声在示波器或照片上要仔细鉴别。

计算白内障患者的眼轴长度时应用的晶体速度是1629m/s,因为我们发现白内障患者的晶状体都比正常晶状体密度要低。如果在测量过程中发现晶状体薄,也就是测量的晶状体厚度小于3.5mm,那么可以提示一种不常见的临床情况如高密度晶状体或晶状体硬化,其内部声速高达1660m/s。在这种情况下,我们建议提供两个轴长度的测量,分别记录为“正常白内障”,速度估算用1629m/s。而“高密白内障”,速度估算用1660m/s。如果眼内晶状体屈光度的选择受不同的计算方法的影响,那么由医生在检查后行白内障手术时决定植入哪种晶体更适合。

第三,术后角膜可以比手术前更平坦。依靠手术技术在选择晶体屈光度时,提示这是一种矫正因素。

一旦获得了眼轴长度,那么利用Worst发表的角膜散光测量方法和计算图就可以确定眼内晶体的屈光度,或者利用眼内晶体的屈光力的计算公式,例如Hoffer的SRK公式。这一最初的计算眼内晶体屈光度的Binkhorst公式需要提供一个已知的正视眼的数据。

$$D=\frac{1336(4r-a)}{(a-d)(4r-d)}$$

D=眼内晶状体在房水或玻璃体中屈光度(屈光指数1.336)

R=角膜前表面的曲率半径(mm)

A=眼轴长度(mm)

D=角膜前顶点和眼内晶体之间的距离(mm)

一个程序化的人工计算器,利用一个或多个公式很快获得正视眼及所需要的近视或远视眼的晶体屈光度。

附录C:扫描报告

写超声报告类似其他的诊断报告,例如放射报告。有一个模板是非常有用的,或者说至少是一个普通报告的总结概括。我们将要展示的报告格式作为一个指南,是很有帮助的。

必须认识到,写报告并且解释扫描结果需要有丰富的经验。另外,最重要的是不能靠单一检查作出最后的诊断和解释。放射科医生应该用一种非常有用的描述性的方法表示不确定性,一般用这样一些词语"符合但不能诊断"或者"提示""似乎是"以及"不能排除"。我们很少用病理医生"能确定诊断的"的词汇。虽然,有一些变化如视网膜脱离,晶状体脱位,或异物的回声描述可以使用这些词语。

我们在这一页纸的上方,患者人口统计学信息和检查数据的下方列出了暂定的或参考的诊断。开始要对眼部有一个概括性的描述,如形状、大小以及是否有正常的轮廓。然后我们描述角膜和前房(较高频率),以及有无晶体或眼内植入晶体。然后描述玻璃体的透明度以及可能出现的视网膜或脉络膜的隆起。作为眼部超声征象解释的一部分,特别描述病理学上与上述参照病因相关的情况。如果检查一个眼内肿瘤,那么它的高度,横切面以及在B型扫描和A型扫描上的声学特征要用与某种具体类型的肿瘤"大致符合"的词汇来描述。

如果出现的问题与视网膜脱离或出血有关,或患者先前有环扎手术或青光眼瓣膜手术或外伤史,那么在解剖上一定会有变化,包括那些改变的位置和范围等细节问题。尽量多用测量和子午线定位是非常重要的。

在眼部的描述完成以后,要描述球后的区域。描述视神经阴影,球后脂肪,眼外肌以及眶壁。特异性的病理改变包括视神经的炎症改变,巩膜-Tenon囊边界或肌肉都应列举和描述。通常眶尖部病变最难解释。而肌锥内病变可以按照它们的密度一致性、形状以及内部特征来描述。描述后应简要总结重要的病理特征,并把这些发现和相关的提示诊断联系起来。我们的报告上通常包括一个典型的B型超声扫描图。

下面两页是两个有代表性的扫描报告。

ROBERTM. ELLSWORTH
眼科影像和肿瘤中心
纽约老年病医院 - WEILL CORNELL 医学中心
525 东 68 街,纽约,NY10021,K810
(212)746 - 2495;Fax(212)746 - 8921

超声研究室　　USG#:12345

日期:10 - 5 - 05

姓名　　视网膜脱离　　病史#:

地址

D. O. B.:

报告者:Coleman 医生

病史:右眼:玻璃体出血 R/O 视网膜脱离

超声描述:

右眼的 A 超和 B 超揭示了一个有晶体眼,眼球总的轮廓和直径正常。虹膜和晶体后囊可以分辨;然而由于眼睑回声的干扰,眼前节的其他特征不能评价。玻璃体内充满低幅度的回声并且回声在运动扫描时也随之运动,这与玻璃体出血碎屑这一临床印象相一致。在视神经前部有一个高反射性界面向前延伸并且在运动扫描时衰减,这与全视网膜脱离是一致的。球后回声在正常范围内,并且有止常的视神经阴影和正常脂肪轮廓。

印象:全视网膜脱离,右眼。大量的玻璃体出血。

D. Jackson Coleman, M. D.

ROBERTM. ELLSWORTH
眼科影像和肿瘤中心
纽约老年病医院 - WEILL CORNELL 医学中心
525 东 68 街,纽约,NY10021,K810
(212)746 - 2495;Fax(212)746 - 8921

超声研究室 USG#:12345

日期:10 - 5 - 05

姓名 黑色素瘤 病史#:

地址

D. O. B. :

报告者:Coleman 医生

病史:右眼:隆起性病变

超声描述:

右眼的 A 超和 B 超揭示了一个有晶体眼,眼球总的轮廓和直径正常。虹膜和晶体后囊可以分辨;然而由于眼睑回声的干扰,眼前节的其他特征不能评价。玻璃体内有分散的低反射回声,并且在运动扫描时也随之运动,这与玻璃体后脱离伴有轻度碎屑是一致的。

在后极部颞下方有一个隆起的病变,测量高径是 5.02mm。水平扫描基底 13mm,垂直扫描基底 10mm。病变为实体性,在 B 型和 A 型扫描显示衰减外观,边缘高幅度而达基底部很快衰减为内部低反射,声学上和黑色素瘤一致。视网膜看上去在位,球后回声在正常范围内,并有正常视神经阴影和正常的脂肪轮廓。

印象:右眼后极部颞下方隆起病变,声学上与黑色素瘤一致。玻璃体后脱离伴有轻微碎屑。视网膜看起来在位。

D. Jackson Coleman, M. D.

附录D:超声检查技术

眼的超声检查可以利用直接接触也可以利用浸渍技术。直接接触方法是最简单的最直接的观察眼部的方法。用接触法时,A超或B超的探头直接放在闭合的眼睑上,用甲基纤维素凝胶提供一个声学耦合,系统地检查眼球(图D.1;参见DVD)。用丙氧苯卡因滴眼剂麻醉眼球表面,直接把探头放在眼球表面可提高分辨率。更完全的评估要应用浸渍方法,并且检查眼前节时也需要浸渍系统。除了用的设备,水浴技术是检查的一部分。

对近期眼外伤的患者任何操作都应该保持无菌。我们虽然不消毒探头,但是在扫描前用酒精清洁或浸在抗生素洗涤剂中。另一种方法是在探头底部放一个无菌的乳胶套。我们通常在乳胶鞘内放盐水,盐水位于探头和鞘之间,目的是提供一个缓冲系统使得探头放在眼球上没有任何压力。并且有一个好处是在接触B型扫描时有一个支撑(图D.2;参见DVD)。这种方法也可用于婴儿的检查,没有必要使用麻醉剂。

对患者描述这种技术可以减轻他们的恐惧并且鼓励其合作。解释工作是这样做的:

这种实验被称作超声波图。我们利用和我们声音非常相似的但是是高频的声波提供一种眼内组织的回声,非常像用声呐绘制海底图。这种检查是无痛的。你感觉不到声音,而且也不会引起组织的损伤。我们将水浴置于眼周,使之传导声音,水为无菌盐溶液,感觉非常像睁着眼睛在水里游泳。我们在你的眼睛里滴入麻醉剂,因此你没有不舒服的感觉,我们可以使你睁着眼睛而你不需要做任何努力。

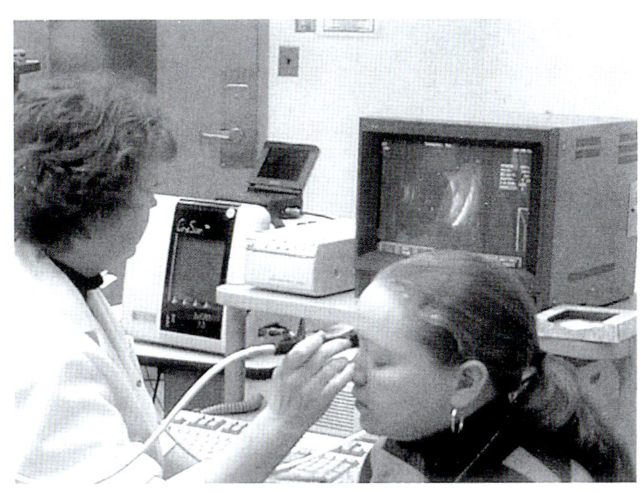

图D.1 接触法超声检查。甲基纤维素凝胶提供一个声学的耦合,并把探头轻轻地放在眼球上(参见DVD)。

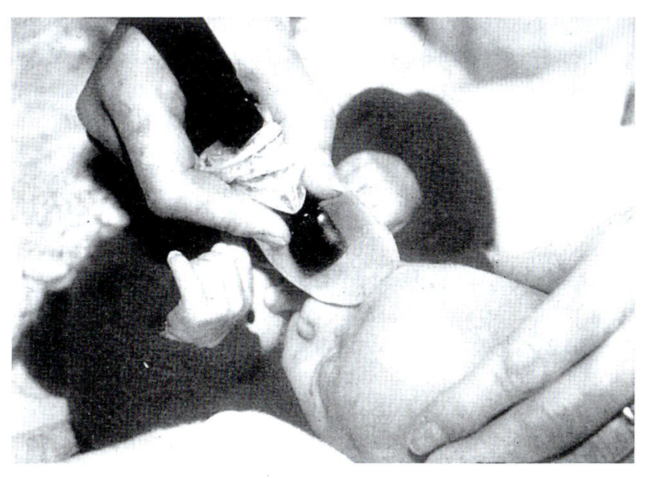

图D.2 用一个充满盐水的无菌的乳胶鞘在对婴儿或严重外伤的眼检查时可以提供一个理想的支撑。能用于A超或接触型B型超声设备(参见DVD)。

患者仰卧于检查台上,我们在其眼周放一个无菌塑料袋形成一个水浴容器。无菌袋的中央有一个开口,这样探头和眼睛之间是没有塑料的。这种塑料袋可以直接放在皮肤上,但我们发现出汗的,油性的皮肤或者着浓妆的皮肤水密性差。因此,我们常规在患者眼睛周围涂一圈火棉胶。有时盐水漏到鼻唇沟或两个眉毛之间,因此至少要用0.25英寸的塑料材料仔细遮盖这些区域。如果患者睁着眼睛,这种火棉胶不能直接通过,因此要格外小心,告诉患者闭上眼睛。

一旦这种塑料袋在位,那么患者眼睛中央就会有一个金属环,这种袋子的边缘可以通过这个环出来,但这个环没有被卡紧。在患者眼睛里点一滴麻药轻轻放一个Barraquer扩张器撑开眼睑。在检查过程中偶尔会移动头部,那么如果这种袋子被夹紧,就可能被撕开。

放置扩张器后,夹子就会固定塑料袋的边缘,那么无菌的温盐水就会注入袋子的边缘而不直接到眼睛里。我们要先加热盐水到体温,减少患者的不适感。对于有经验的检查者,这种开始的准备工作通常需要2分钟。

换能器在眼上来回运动(图D.3;参见DVD),并且恰好浸在水面下,然后做眼部水平扫描,观察成像。对一些选择病例还要用垂直扫描以便更好地定位病变。示波器上二维图像提供了实时的检查过程。检查者连续观察A超和B超情况以便得到最大量的声学信息。

变换换能器的频率可能获得较高的分辨率(较高频率的和/或聚焦换能器)或较高的敏感性(低敏感度

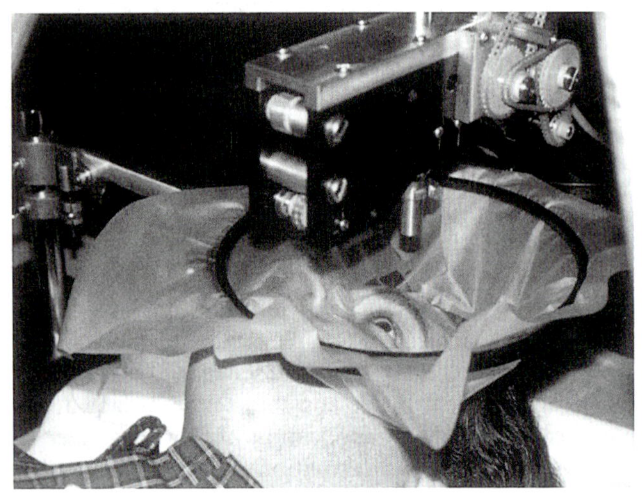

图D.3 这种无菌的塑料布水浴系统是由Coleman发明的用于常规的浸渍扫描检查。眼周放置一个无菌塑料布,大约400cc的盐溶液很容易观察到眼和眼眶的声学特征。探头放在患者的眼睛上(参见DVD)。

和/或不聚焦换能器)。

全部的检查时间随病例的难易程度不同。一个简单的白内障摘除前的检查过程也就4或5分钟之短,然而用多种频率对一个肿瘤进行彻底地鉴别性检查可能需要20分钟。总的检查时间不应该超过这个期限,否则麻醉就无效了,同时患者会感觉很不舒服。

很少有患者不合作,但是,如果有这种不合作的病例, 那么行接触性A超或B超检查就要通过眼睑进行。对于在5岁前儿童的检查我们更喜欢用麻醉剂。对于5~8岁的儿童在检查前1小时用安定10mg。

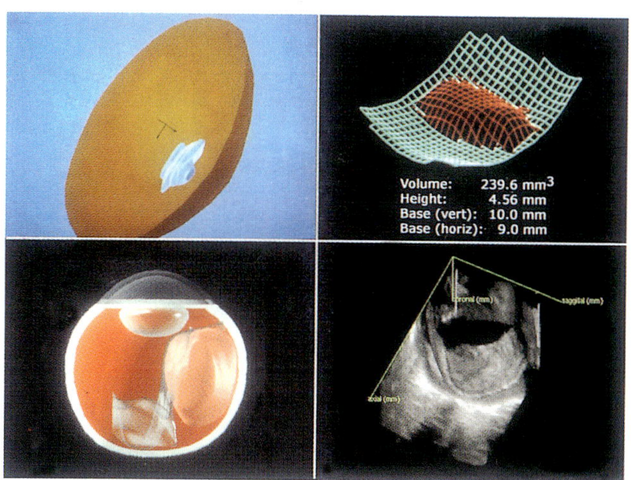

彩图2.22

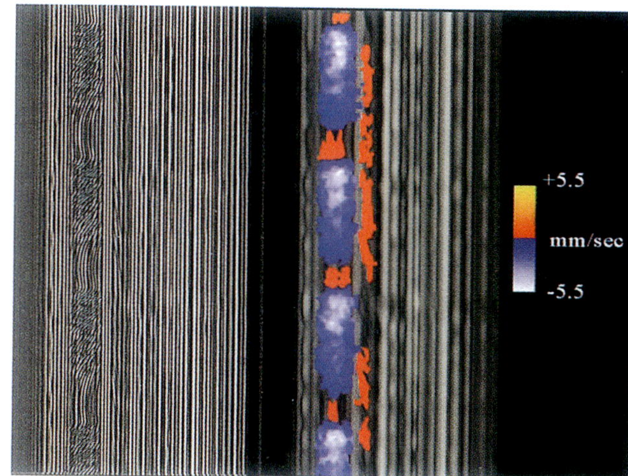

彩图2.23

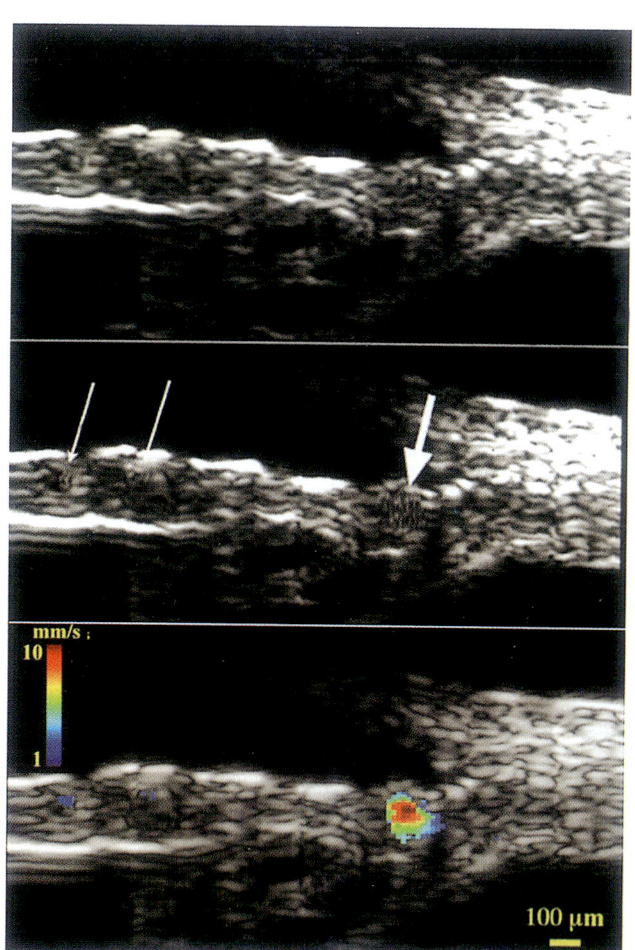

彩图2.24

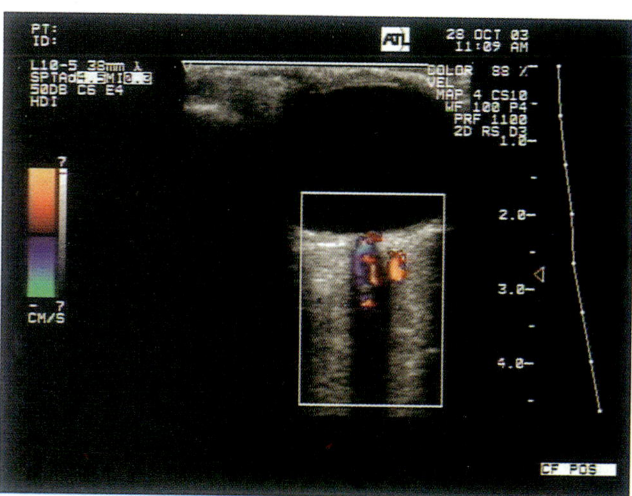

彩图2.26

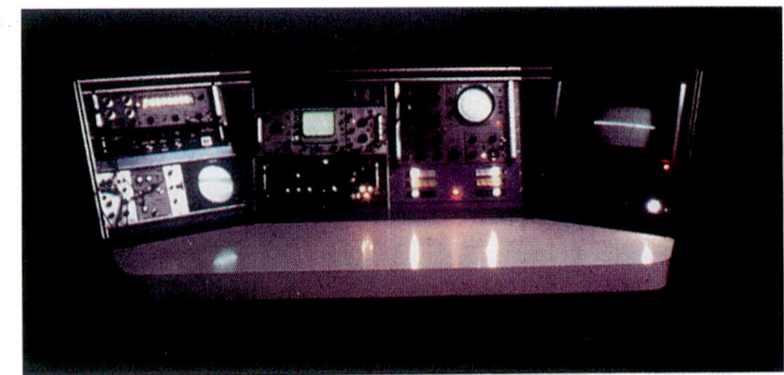

彩图3.4

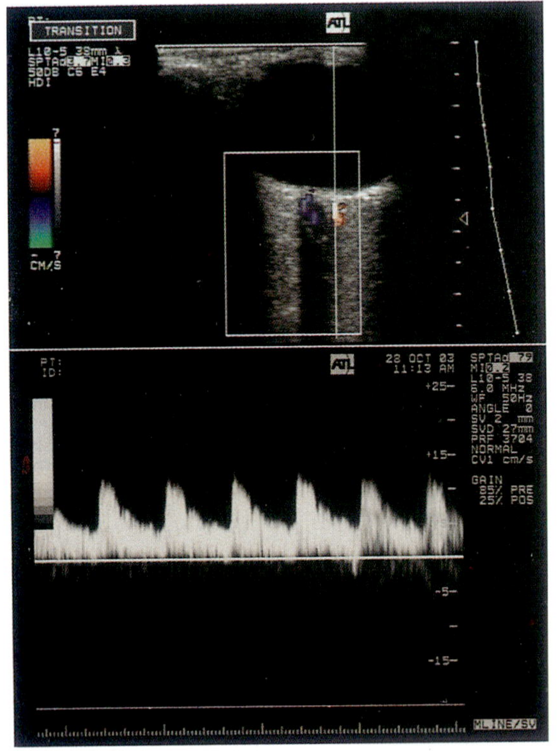

彩图2.27

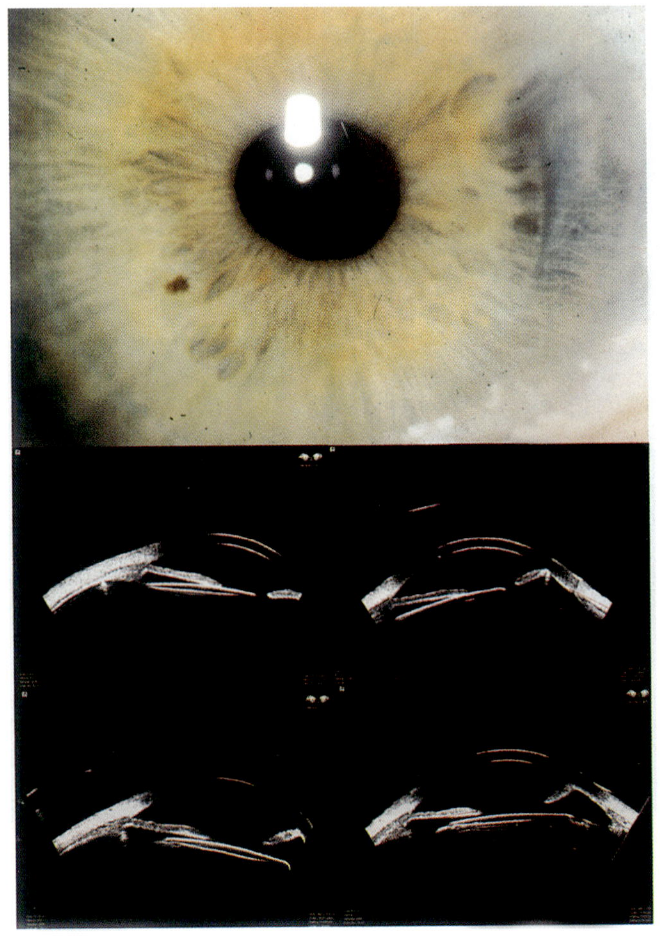

彩图3.38

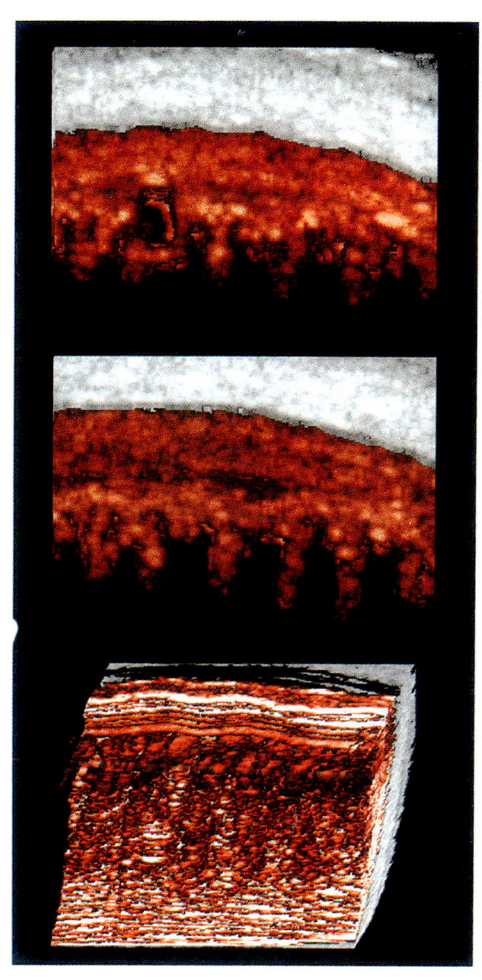

彩图3.41

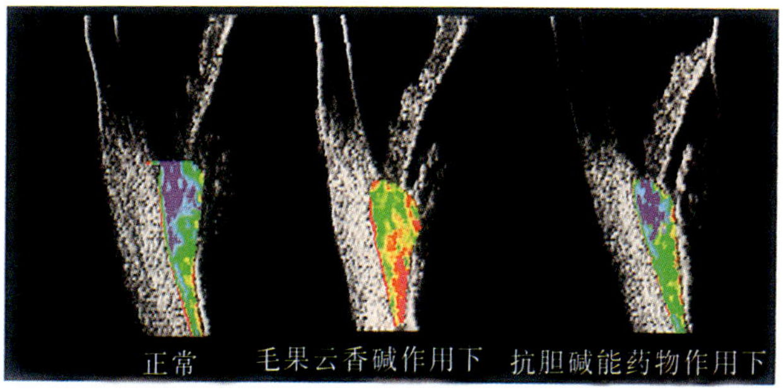

正常 毛果云香碱作用下 抗胆碱能药物作用下

彩图3.51

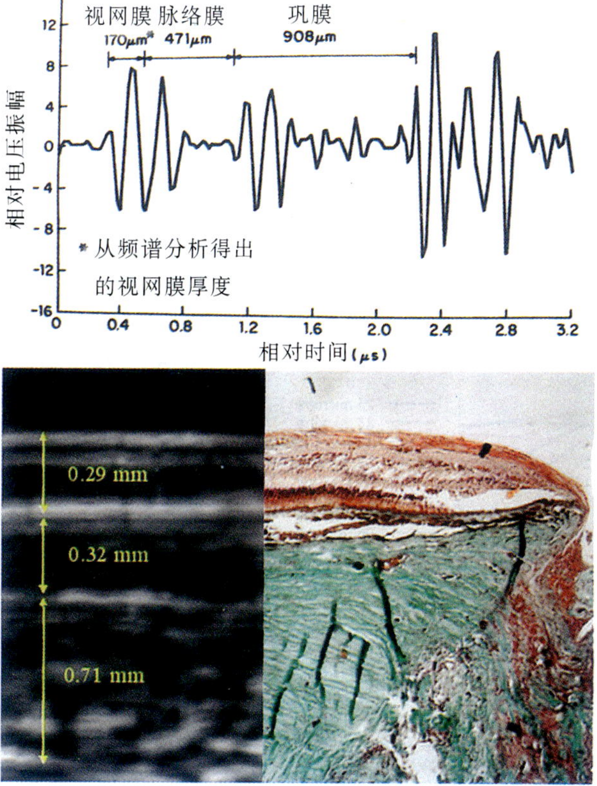

彩图3.87

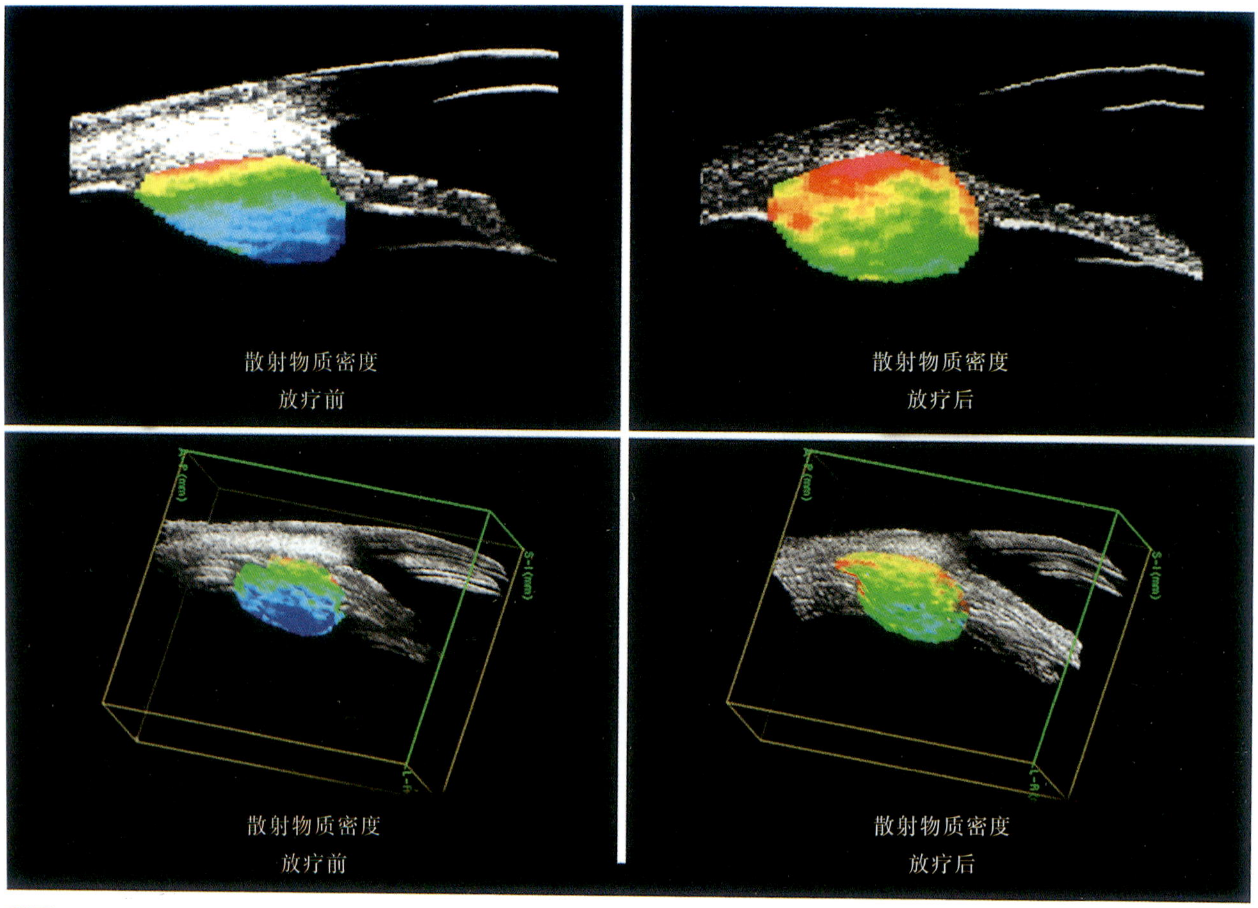

散射物质密度
放疗前

散射物质密度
放疗后

散射物质密度
放疗前

散射物质密度
放疗后

彩图3.107

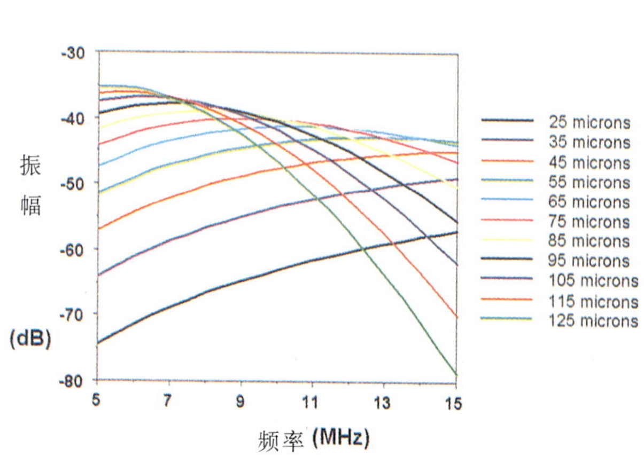

彩图3.118

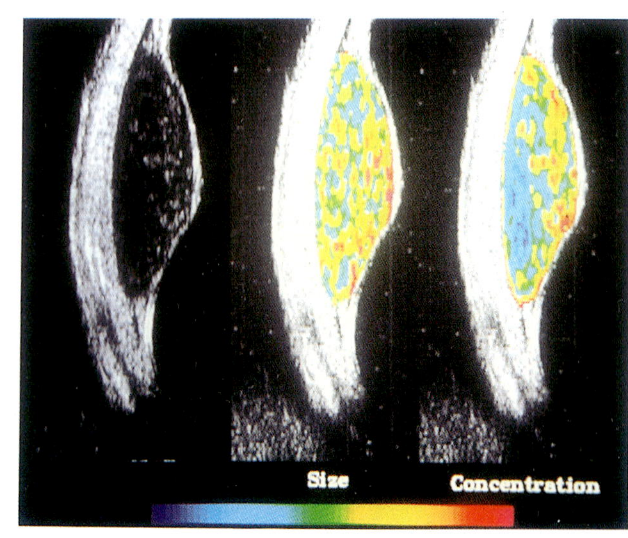

彩图3.119

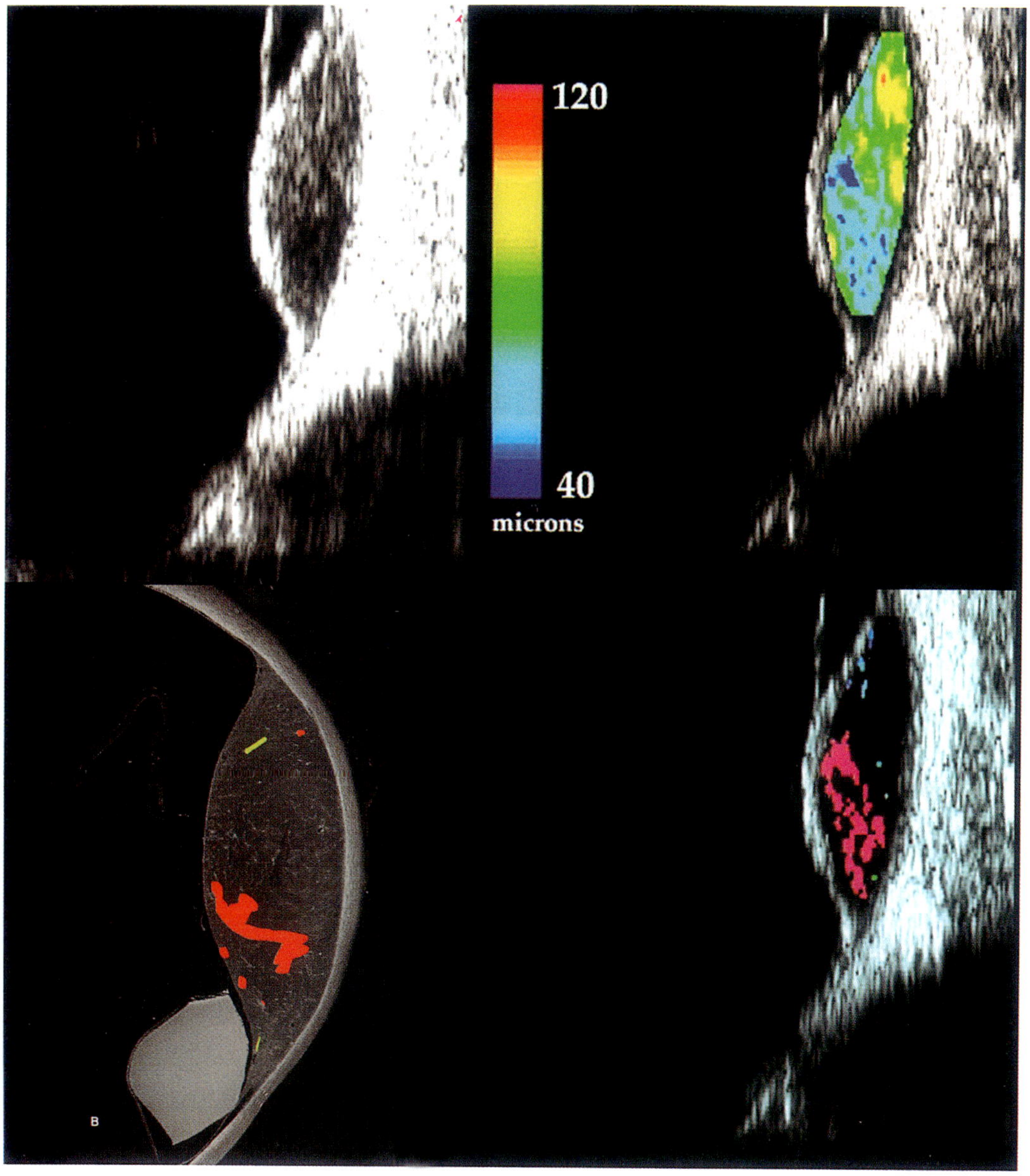

彩图3.120

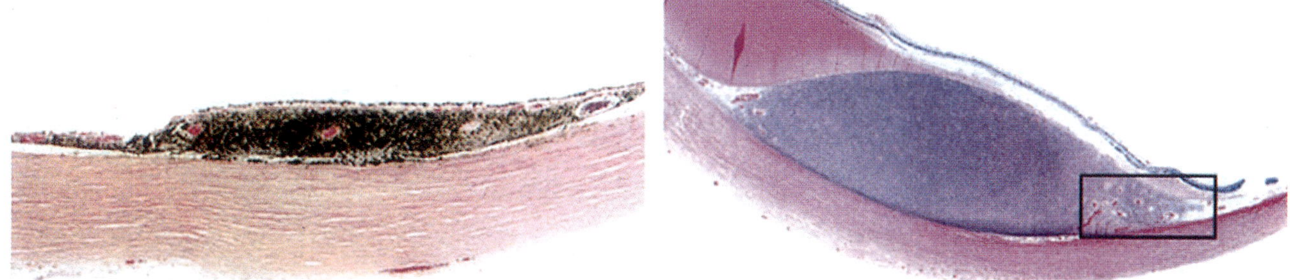

彩图3.122

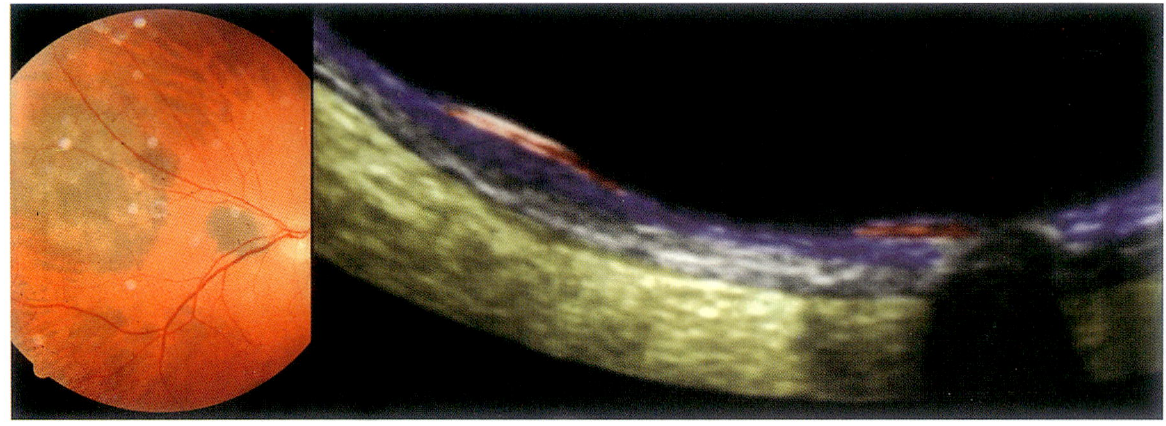
彩图3.123

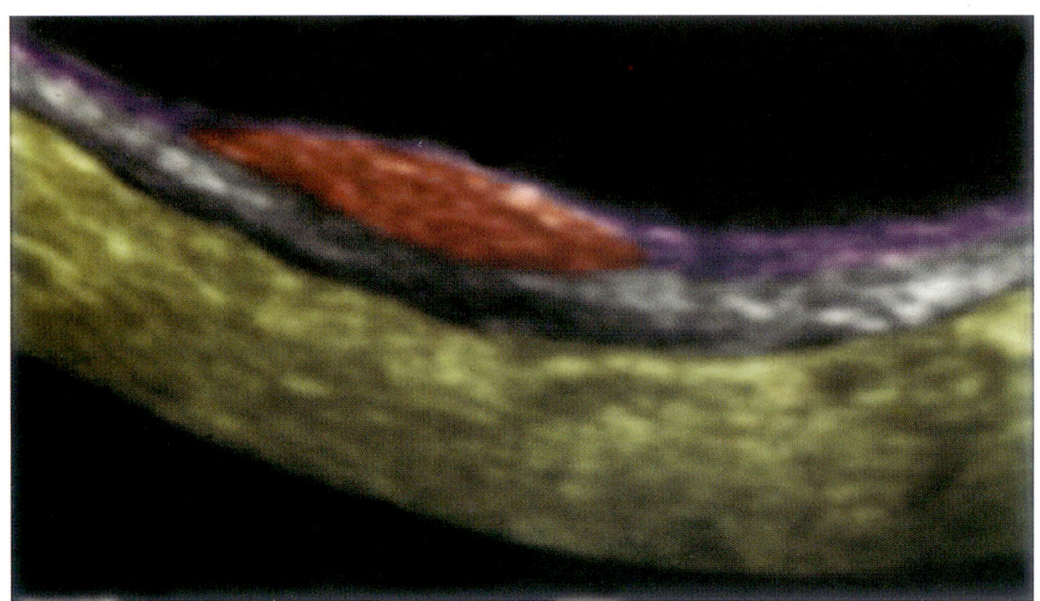
彩图3.124

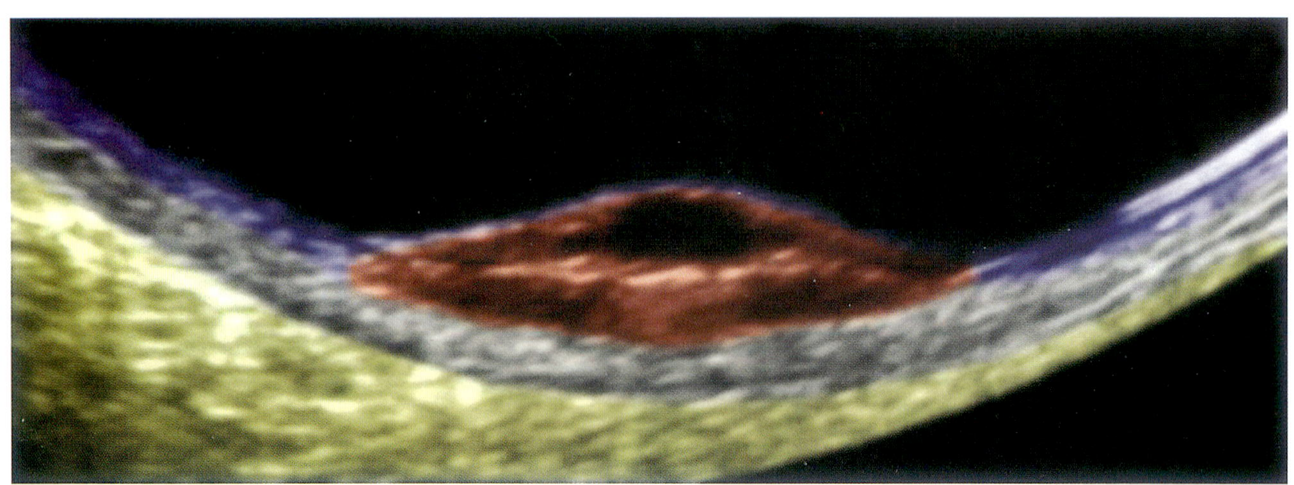
彩图3.125

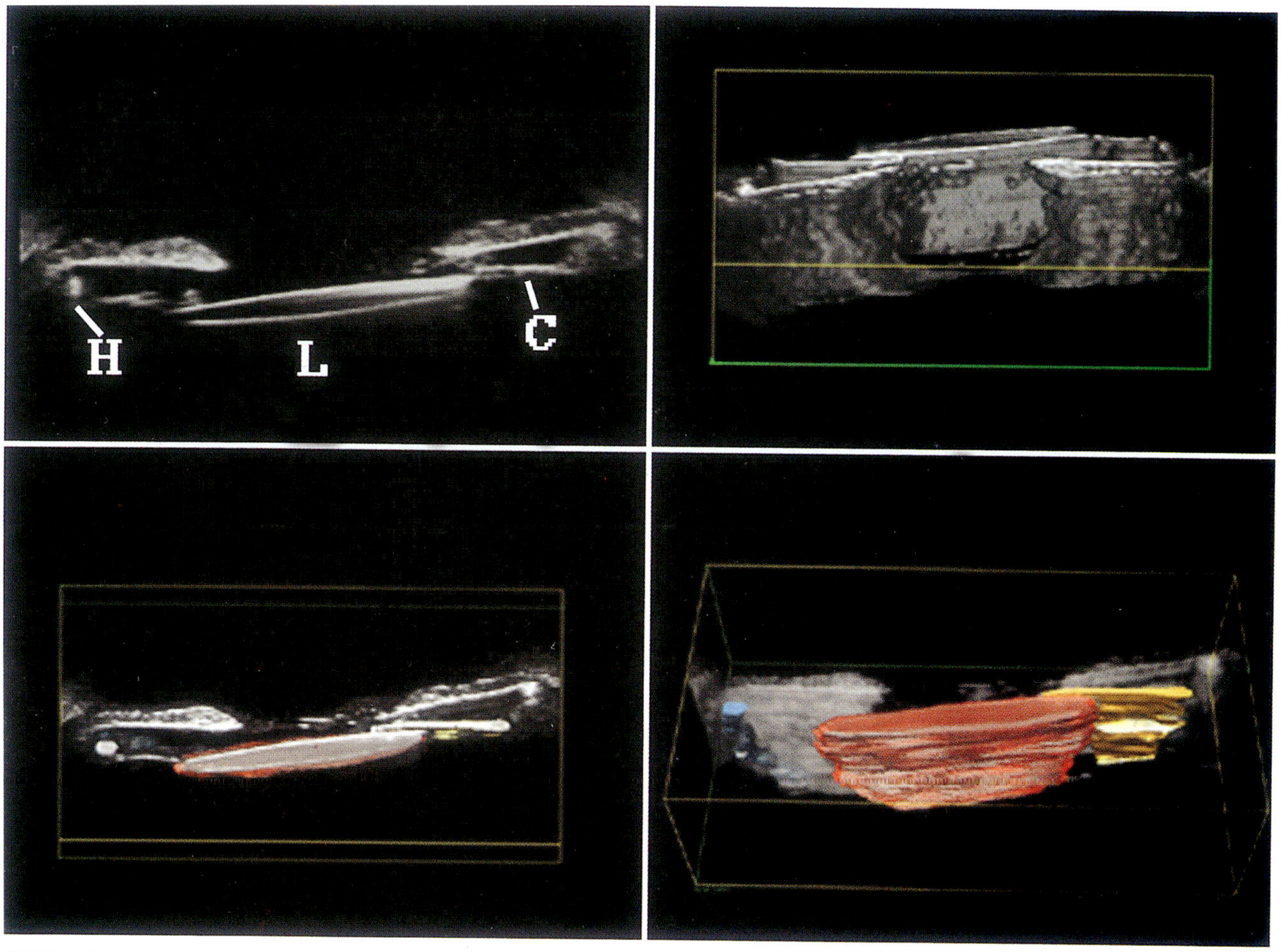

彩图3.157

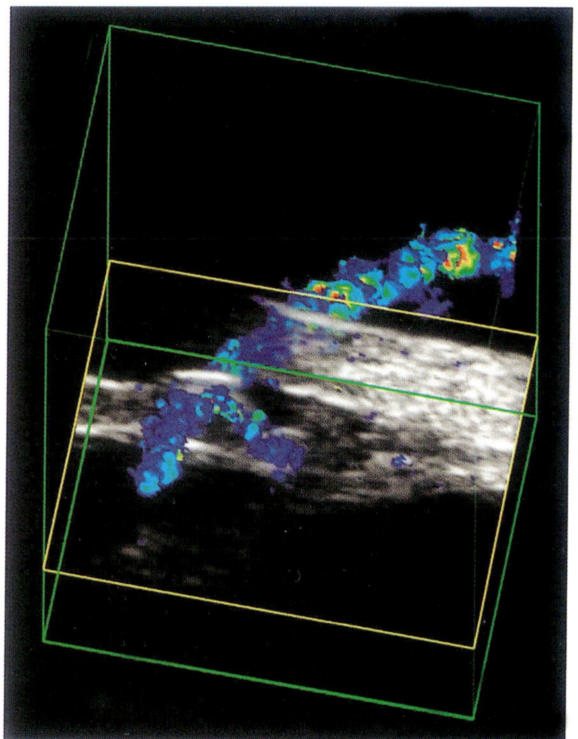

彩图3.159

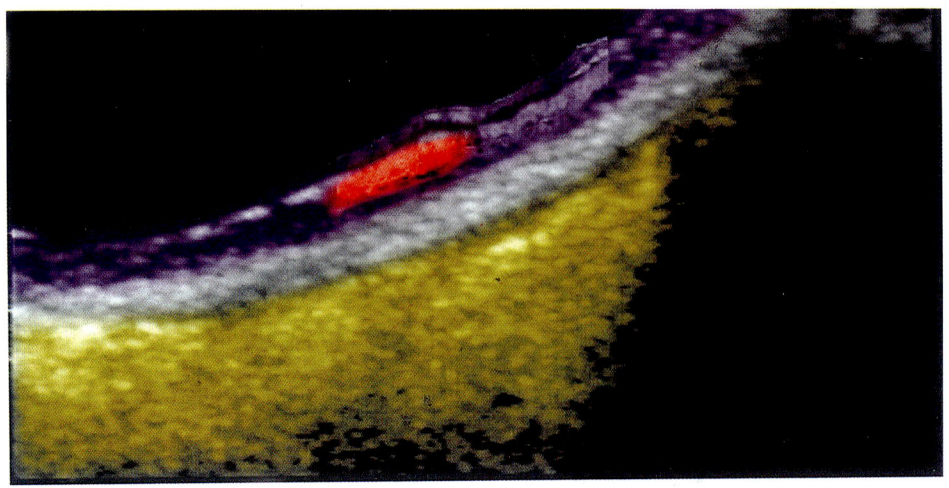

彩图3.160

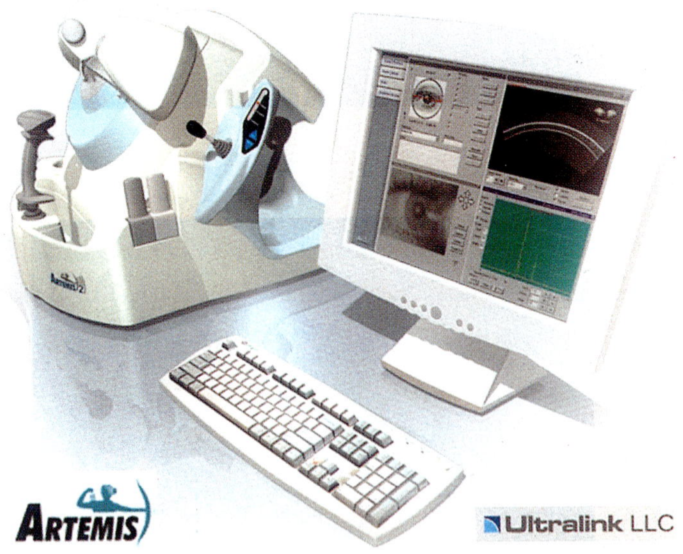

彩图4.1

Setup
Capture
Center
Target On
Exam
Scan: 10
Vector: 65
Width: 60
Sound
Aqueous
Cornea
Tumour
AScan
97.0 microns
Gain: 1.0
Offset: 0
Delay: 12
History
Step
8.2 us
6.3 mm
BScan 10
Scan# 10 of 10
Angle: 90
Presets
Scan
Test
Stop
Diagnosis:
16DaysPostUL
Keyword:
Notes:
Resume
Save
BScan Imaging 10/23/00 11:24
Select Scan:
10
Intensity:
7.0 x
Forward
Sector
Lamina
Focus
Restore

彩图4.2

1 mm -> 9.37 mm to eq.
C
2 mm -> 8.45 mm to eq.
4.89 mm
植片缘
赤道
0.5 mm
植入点
1.60 mm
(1/3 角膜厚度)
0.714 mm
巩膜厚度

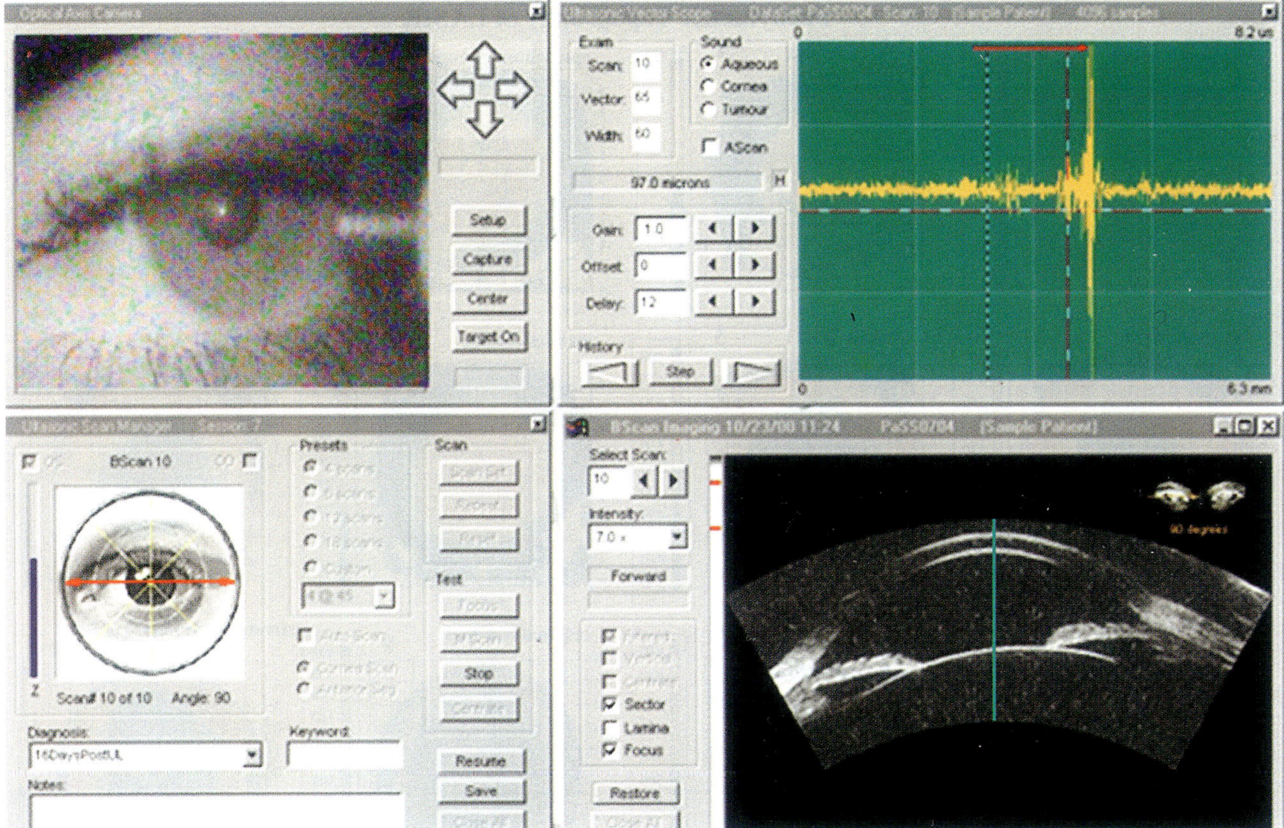

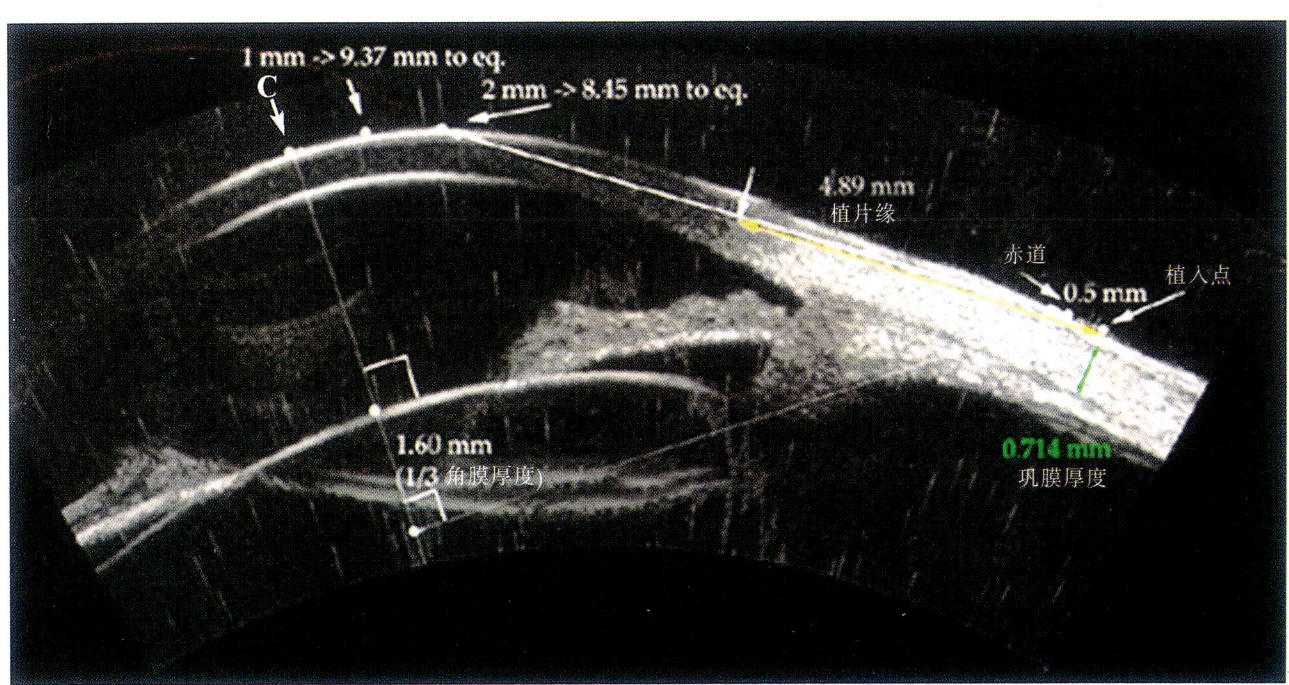

彩图4.3

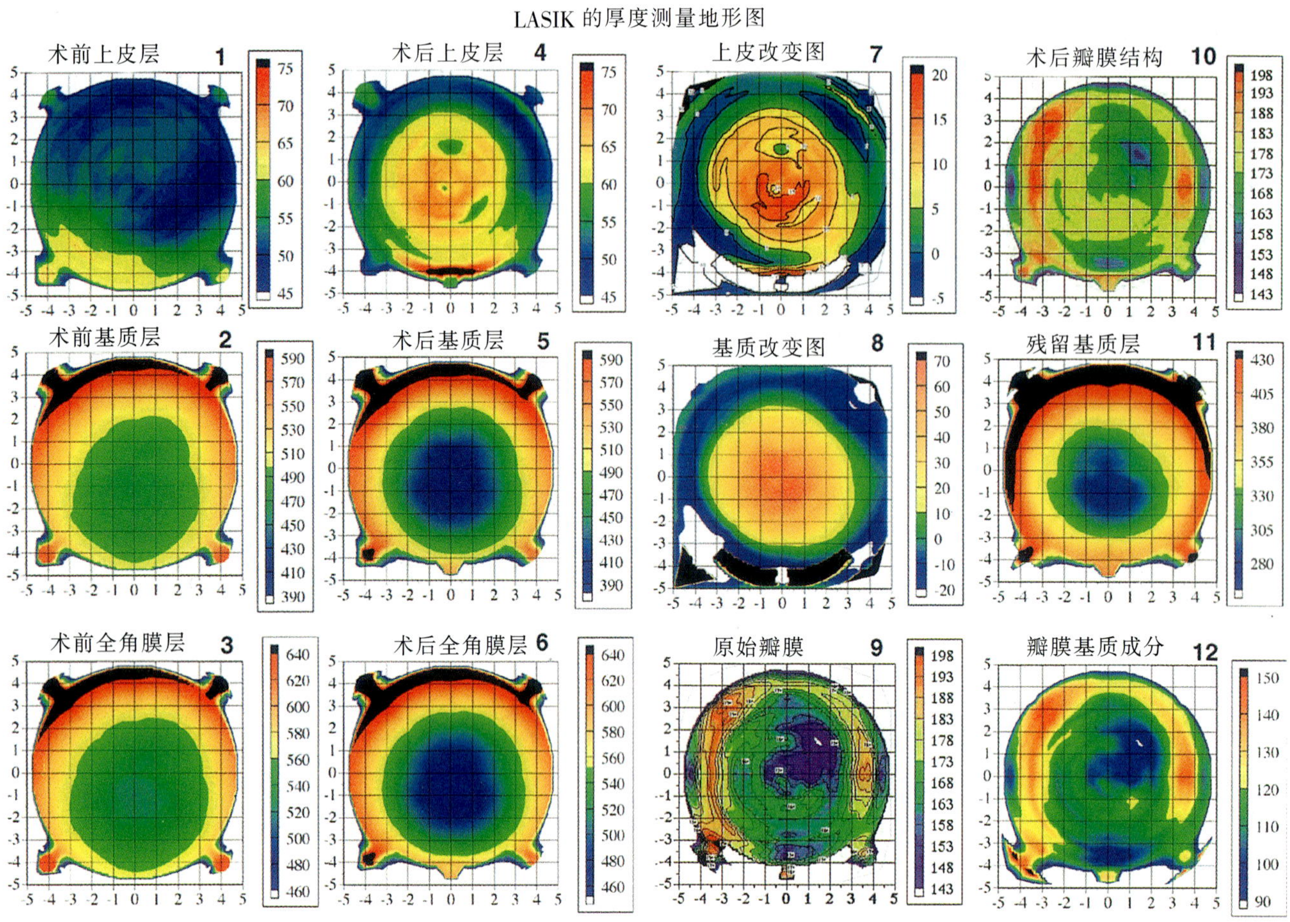

LASIK 的厚度测量地形图

术前上皮层 1
术后上皮层 4
上皮改变图 7
术后瓣膜结构 10
术前基质层 2
术后基质层 5
基质改变图 8
残留基质层 11
术前全角膜层 3
术后全角膜层 6
原始瓣膜 9
瓣膜基质成分 12

彩图4.6

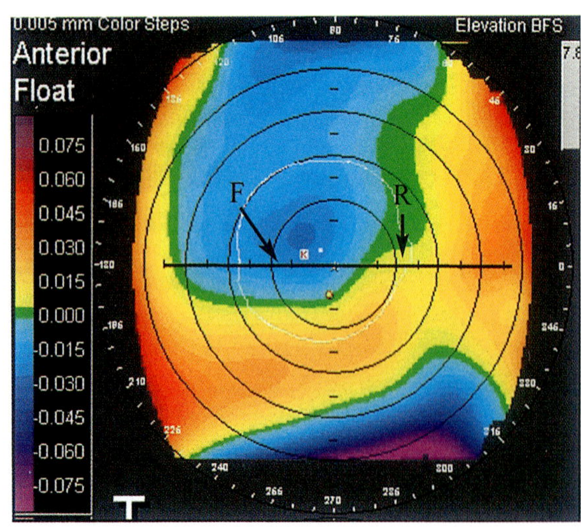

彩图4.11

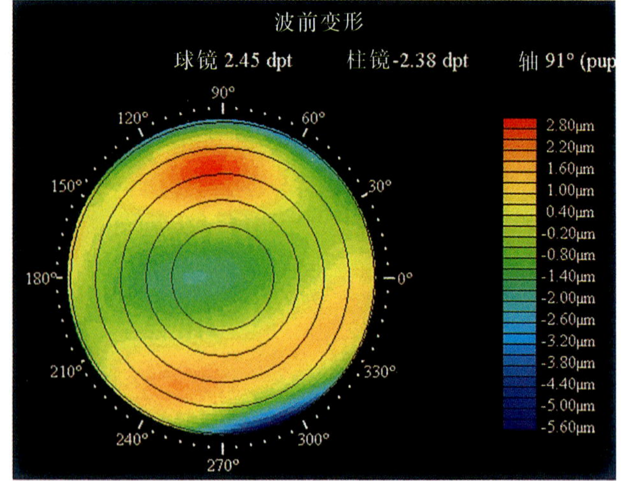

彩图4.12

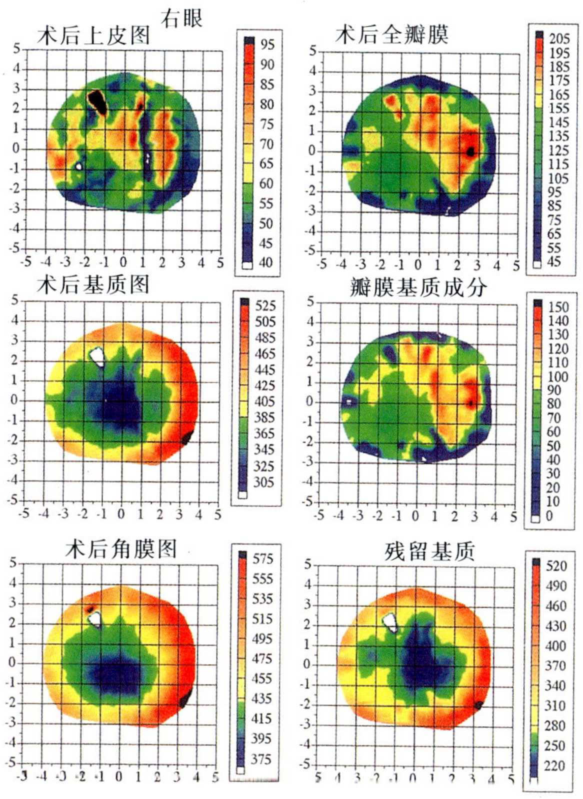

彩图4.14

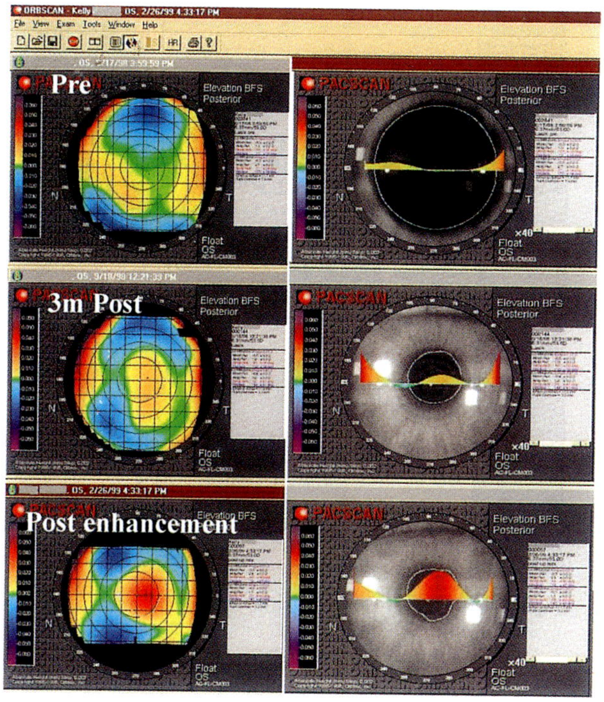

Pre
3m Post
Post enhancement

彩图4.16

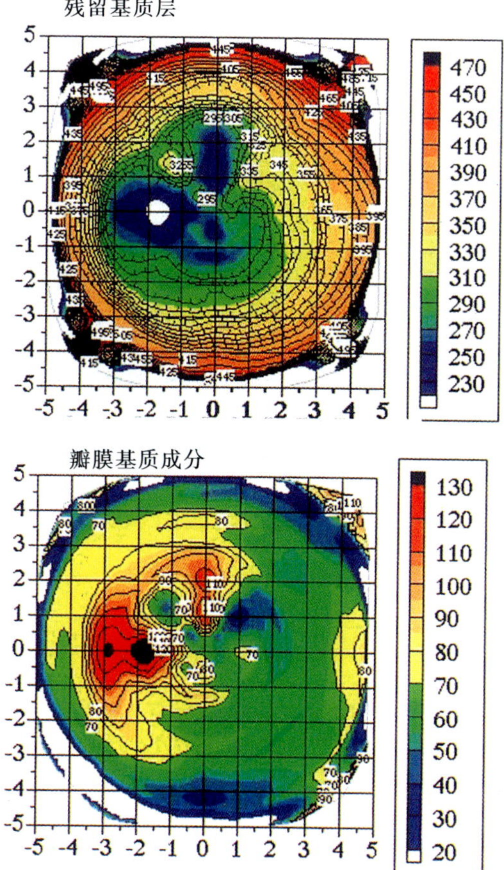

彩图4.17

RST 厚度测量地形图

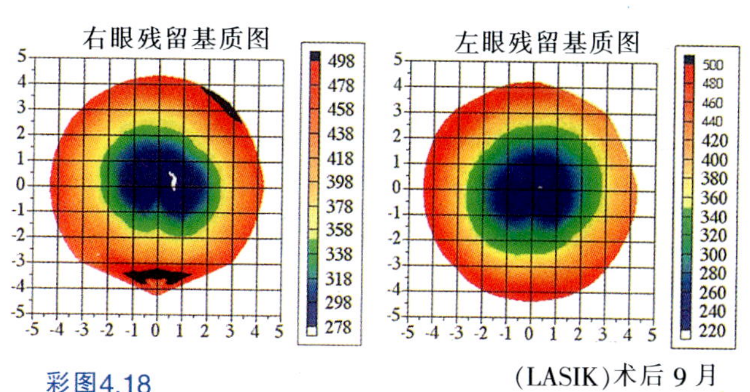

彩图4.18

(LASIK)术后 9 月

Select Patient
Exam Setup
Scan
Exit
Patient:
Operator:
Anterior Segment
Transducer
Water Temperature:
History
Focus
A-Mode
Notes
Active Scan Set
Z
P

彩图4.20

a
b
c
d
e
ZOOM

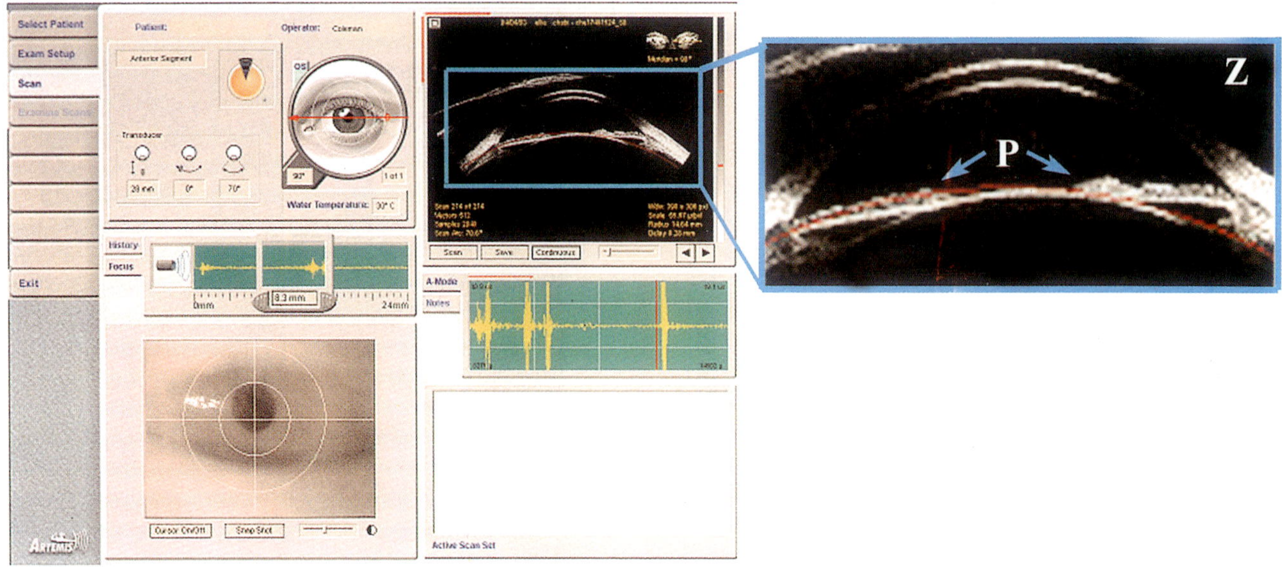

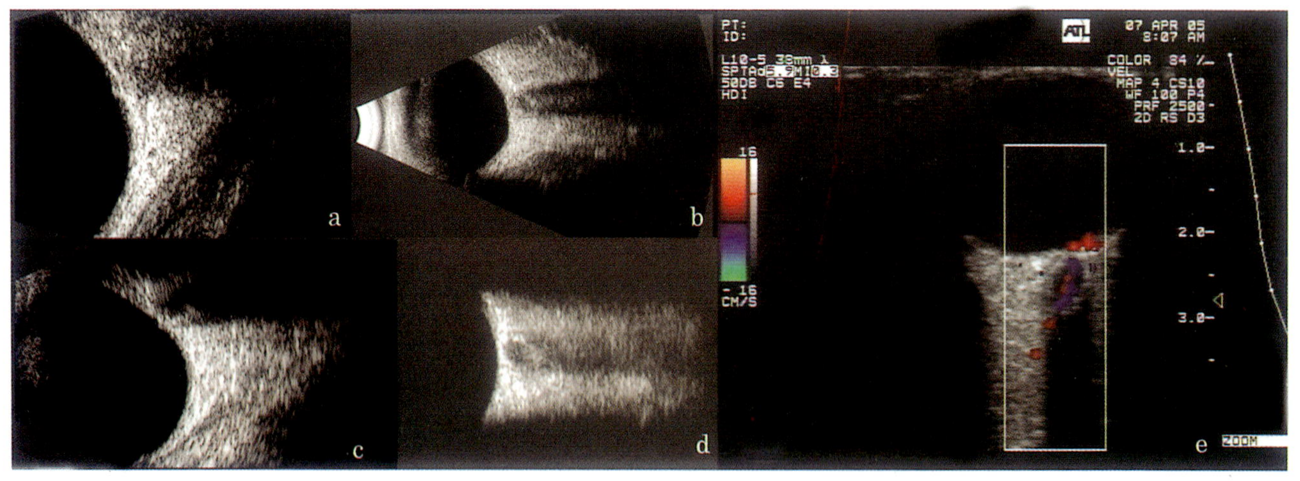

彩图5.11